新世紀叢書

當代重要思潮・人文心靈・宗教・社會文化關懷

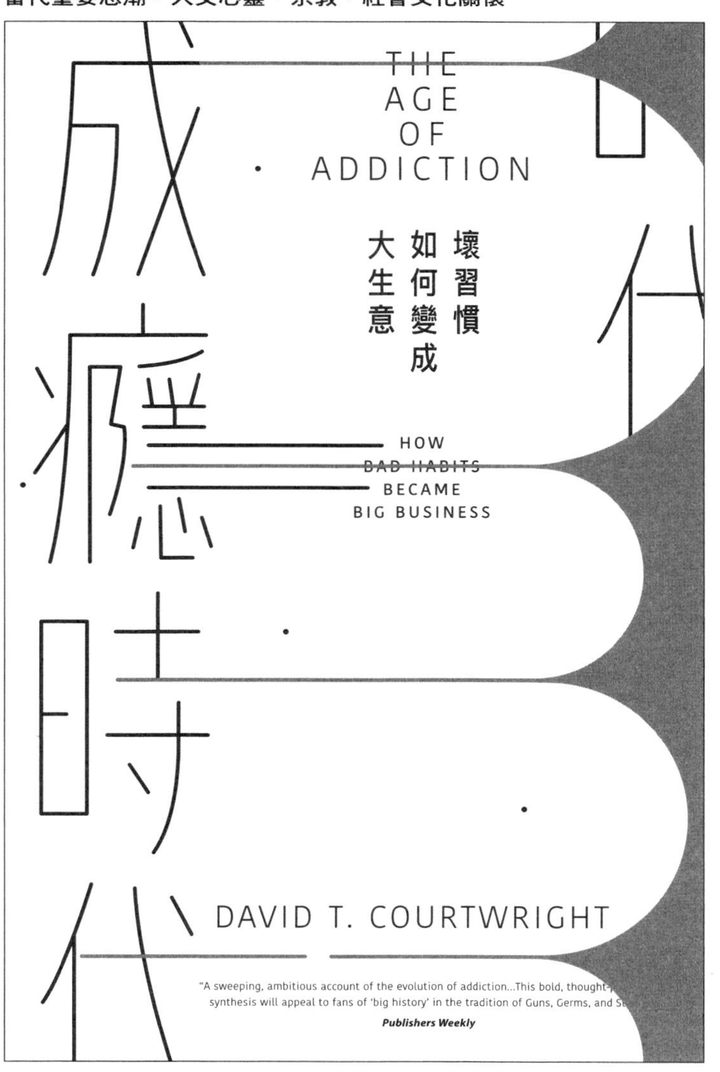

大衛・柯特萊特 David T. Courtwright◎著

蔡明燁◎譯

獻給雪碧・米勒（Shelby Miller），書裡的每件事對他都不成立；
也獻給約翰・波爾南姆（John Burnham），書中的樁樁件件對他都成立，
而且他會對此笑話感到會心。

成癮時代：壞習慣如何變成大生意

【目錄】本書總頁數376頁

我們有缺陷，因為我們想要更多。
我們受到毀滅，因為獲得了這些東西之後，我們又祈求曾經擁有過的。

——唐・德雷柏（Don Draper），電視影集《廣告狂人》（*Mad Men*）

前言

二〇一〇年某個夏日，我在給劍橋大學基督學院（Christ's College, Cambridge）演講完之後，有個來自瑞典、名叫丹尼爾．伯格（Daniel Berg）的碩士班學生來找我。演講時，我曾不經意地提到網路上癮，伯格告訴我，我其實點出了一個比我想像中更巨大的事實。他在斯德哥爾摩大學（Stockholm University）裡的許多男同學都已經輟學了，棲身在臨時住處，欲罷不能地玩著《魔獸世界》（*World of Warcraft*）。這些人說的英文行話多於瑞典文，永遠在突襲，永遠如此。

「他們對自己的情況有何感想呢？」我問。

「他們覺得很焦慮。」伯格說。

「但他們還繼續玩下去？」

「是，他們繼續玩下去。」

這種行為確實像是上癮，帶有強迫性，充滿懊悔地追求一種短暫的、對個人及社會有害的嗜好。瑞典男性在電玩遊戲上所付出的個人代價是最高的，誠如伯格所坦承：「在我們經濟史的碩士班裡，我現在是唯一的男生了。」①

回到佛羅里達州，我發現數位娛樂對學業注意力的分散，比較沒有性別的區隔，例如在課堂上持智慧手機者，幾乎男女平等，不過當我跟學生們分享伯格告訴我的事時，他們馬上就能認出那一類型的人。有個學生自承，他因為強迫性電腦遊戲，喪失了一年的光陰，他也說自己正在復原當中——只不過從他的學業成績來判斷，恐怕仍岌岌可危。另外有個學生說，他認識的玩家會在電腦旁擺個罐子，這樣可以避免中斷遊戲去上廁所。

於是對我來說，電腦旁的罐子，成為「上癮」定義之改變的一種象徵。直到一九七〇年代以前，「上癮」這個詞很少用在強迫性藥物使用外的情境，然而一九七〇年代以後的四十年間，「癮」的概念卻已不斷擴大，許多回憶錄作者們都承認自己曾對博奕、性、購物，乃至碳水化合物的各種成癮。德國性治療師把網路色情稱為「誘導性毒品」（gateway drug），誘捕了無數的年輕人。《紐約時報》有篇社論指稱，糖是可以讓人上癮的，「就跟毒品一模一樣」。有位年輕的紐西蘭媽媽，每天要喝上十公升的可樂，牙齒都掉光了，最後當她死於心律不整時，上了頭條新聞。還有一名中國江蘇省的十九歲曠課生，為了治癒對網路的沉迷，砍斷自己的左手，因此見了報。據官方估計，中國有一四％像江蘇這名學生一樣的青少年，都面臨著類似的困境，從而設立了網路成癮康復營，南韓和日本也隨之跟進。台灣的立法委員通過提案，要對放任孩子超時上網的父母們處以罰款，並更新一條禁止未成年人抽菸、喝酒、吸毒、嚼食檳榔的法律條文。這些行為當中，除了最後一項可能對美國人沒有吸引力之外，在二〇〇〇年代初期的每一年間，都有四七%的美國人，對其中至少一項行為或藥物呈現上癮或失調的現象。②

通常他們會出現一項以上的徵兆。醫學研究人員發現，藥物和行為上癮的人都會出現雷同的自然病史，也就是說，他們的大腦會有相似的改變，相似的忍受模式，相似的渴求、嗜醉，以及退縮經驗。而且對於相似的性格失調與強迫症，他們也會顯示出相似的基因傾向。躁狂的賭徒和習慣在賭場夜夜買醉的人，差不多就是同一種人。精神病學聖經《心理失調診斷與統計手冊：DSM-5》（*Diagnostic and Statistical Manual of Mental Disorders: DSM-5*）二〇一三年的版本中，對於賭博失調與藥物上癮的描述文字，幾乎難以區分，編輯們將「網路遊戲失調」（internet gaming disorder）一詞列入觀察名單中，指認其為「有待進一步研究的病情」，同時在二〇一八年，世界衛生組織（簡稱 WHO）也將「電玩失調」（gaming disorder）正式納入了新版《國際疾病分類》（*International Classification of Diseases*）之中。③

但不是每個人都認同有關成癮的討論，臨床專家就極力避免這樣的字眼，擔心會讓病人受挫或污名化；自由主義者認為這不過是缺乏自律的藉口；社會學家認為此一說法有如醫學帝國主義；哲學家嗅出了箇中的模稜兩可，認為用同一個詞彙形容不同的事物會有誤導之嫌。我樂於聆聽所有的批評，但在現階段，我還是選擇用「成癮」的字眼，因為這個詞彙提供了簡明有用、且一般都能理解的方式，來指涉一種強迫性的、有條件的、很容易再犯的、有害的行為模式。本書很重要的目的之一，是要解釋為什麼此一有害的行為模式，會隨著時間而變本加厲且多樣化起來。

首先，我們可以從對成癮的了解做個回顧。一個癮的形成，有如一趟旅途的開始，往往是不經意的，在消費的光譜中走向有害的終點。這個旅途的過程可能很快，可能很慢，也可能斷斷續續。偶爾的耽溺，即使是像海洛因這種毒品，並不一定都會導致成癮；一旦成癮了，成癮的狀態也不一定就是永久的。上癮的人可以戒掉，或者永遠戒掉，或者戒掉很長一段時間。並非所有的過量使用都必然導致上癮；有些人可能賭博賭得很多很大，但不一定就是強迫性賭徒，就像有些人可能吃得特別多，對體重計造成龐大負擔，但不表示他們就一定是食物成癮。但是──非常重要的一點──經常性的、大量的使用，很容易逐漸導向成癮的結果，好比一個固定的飲酒者，當他對喝酒的慾望加強時，就很容易爆發成一個十足的酒鬼。上癮，就是一個習慣變成了一個很壞的習慣，對個人及他人都變成一種很強烈的、專注的、有害的行為模式。至於是什麼樣的傷害，則端視上癮的藥物及行為本身。強迫性賭徒可能毀了自己學業與婚姻的前景，然而，它們並不會損壞肝臟或肺臟。

上癮的過程是社會性的，也是生理性的。壓力跟同儕的行為，都有可能把一個人推向成癮的深淵，雖然這個過程最終都會顯現在他們的大腦裡面。經常喝酒、吸毒，以及有吸毒般效果的行徑，都會導致神經元的變化，包括改變基因的表現，日積月累，這些改變會出現在中樞神經系統較多且較大的區域，猶如幾滴染料在繃緊的床單上暈散開來。這種改變具有持久性，尤其是仍在發育中的大腦。兒童與青少年越早經驗到成癮物質或嗜好，就越可能保存此一行為所曾經帶給他們快感的強烈記憶，即使曾加以勒戒也難以消除。④

成癮的本質——更確切地說，誘惑——對銷售習慣性產物的企業有很大的影響。他們需要鼓勵人們及早且經常消費。從前的酒吧老闆們便深知一個道理：好好招待小男孩，將來他們長大了，口袋裡的鈔票就會進到你的收銀機裡；他們喝得越多，你的利潤就越高。迄今為止，八〇%的酒精飲品銷售，都是賣給二〇%重度消費的顧客群，此一模式可適用於各種以大腦獎勵為目標的企業。超過一半以上的大麻，全進到了那些醒著時有一半以上時間都處於麻醉狀態者的肺裡和胃裡。無論是對大麻或對其他物質的上癮，格外容易在窮人、邊緣化群體，或基因脆弱者之間發展起來，它們是不平等、不公義，以及疾病的淵藪之一。然而成癮以及它們的前兆——重度消費——則始終是一系列全球化企業的利潤中心。⑤

在成癮研究與公共衛生群體中，這些都是再明白不過的事實，比較少人了解的，是我們怎麼會走到這步田地，而且每況愈下，無論那些群體再怎麼努力防止。我認為問題的核心，在於我所謂的「邊緣資本主義」（limbic capitalism）。邊緣資本主義指的是一種技術先進、但社會退化的企業體系，在此體系中，全球性工業在狼狽為奸的政府與犯罪集團協助之下，不斷鼓勵過度的消費與成癮。他們以大腦邊緣系統（limbic system）為目標，也就是大腦結構裡主司情緒和快速反應的部分，明顯有別於冷靜思考。邊緣系統的網狀神經元通路有多種功能，例如歡樂、動力、長期記憶，以及其他許多和求生相關的情緒感知。弔詭的是，一旦企業將天然演化的結果用來為自己牟利時，這些神經迴路就變成了企業透過「反求生」活動而藉以致富的工具。

邊緣資本主義是一種文化演化的結果，是一種漫長的歷史演化的最近期發展，隨著新奇的趣味，以及惡習與成癮的雙重陪伴加速蔓延開來。與邊緣資本主義最明顯相關的樂趣、惡習、成癮，莫過於各種吸毒與令人麻醉的事業。龐大的私人利潤與國家稅收，鼓勵著酒精及藥物的濫用，直到不斷上升的社會成本迫使政府不得不限制或禁止至少某些藥品的使用。我在《上癮五百年》（*Forces of Habit*）——二〇〇一年出版，一本講述飲酒與藥品歷史的書籍——也曾做過類似的陳述，但我發現此論述不只適用於一般精神活躍的案例，還可適用在更廣的範疇，包括跟新興邊緣資本主義體系盤根錯節的各種娛樂、惡習、成癮在內。⑥

這並非一個全新的概念。維多利亞時代的改革者們便曾認為飲酒和使用非醫療藥物，是助長各種惡癮的一部分。誠然，所謂惡癮是一個極不精確的分類。過去的中國人曾認為嗅聞、吮女人奇形怪狀的小腳，是一種充滿愛慾的正常行為，直到傳教士和現代化禁止了纏足的陋習。不過，即使惡習具有各種文化的可塑性，維多利亞時代便已認清了兩件非常重要的事情：其一，壞習慣已經變成了大生意；其二，不同的壞習慣彼此牽連。君不見妓院裡很少不賣酒的？鴉片菸館附近也很少不開賭場的？同時，維多利亞時代業已懷疑，惡癮與神經學息息相關，那些受到遺傳影響，或神經系統有瑕疵的人，特別容易染上不良習慣。⑦

維多利亞時代的最後這項推測是正確的，一個世紀之後，神經學家和基因學家便開始在細胞和分子層面，為這些連結尋找定位。他們發現，不同的藥物與活動，會刺激大腦產生類似的獎勵與渴望。他們指出，成癮的大腦相類似，會對藥物及行為的成癮通路啟動獎勵的訊號。研究者開始用「病態學習」（pathological learning）這個詞彙，來描述當成癮藥物或行為，增加神經傳遞物質多巴胺的釋放，使原來有益的步驟變成病態的過程。多巴胺具有獎勵的作用，調節中腦邊緣系統及附近的路徑，亦即調整情緒、歡愉、痛苦的關鍵區域。快感的效果，部分取決於多巴胺釋放訊號進入突觸之後的強度。神經元跟生活一樣，第一印象很重要。人們會重複做著大腦告訴他們具有高度獎勵性的事，即使早已超過了仍覺得快樂或者有益處的程度。成癮者「想要」那個什麼，即使他們已經不再「喜歡」那件事情，甚至他們也知道那件事帶來的傷害。「我痛恨這個垃圾，」有位瑞典的海洛因上癮者告訴他的醫生：「而且它再也不能帶給我高潮，可是不知道為什麼，我就是沒辦法沒有它。」⑧

研究人員也指出普遍的危險因素：遺傳變異和生活環境——壓力、社會挫折、在大腦發展的重要階段被忽略或遭凌虐——讓某些人比其他人更容易受到成癮的誘惑。他們覺得不自在或很沮喪，直到他們發現酒精、藥物、糖、博弈、電玩遊戲，或者其他令人興奮的行為，可以暫時讓他們拋開煩惱。而經常採用這些物品或行為，會進一步損害他們的神經控制系統，多半還會傷及他們大惱的其他部位。維多利亞時代所指稱的惡癮，真的是一種惡性循環。自我毀滅的習慣是跟健康息息相關的，每況愈下的，而且是具有社會擴張性的。在惡習的群星中，不斷有新的星星在閃耀。⑨

「成癮是一種記憶，是一種反射作用。」精神科醫師查爾斯．歐布里恩（Charles P. O'Brien）簡要地說：「是訓練你的大腦去做對你有害的事。」或者應該說，讓你的大腦「被訓練」。更深層的真相是，我們活在一個不斷追求進步、健康、長壽的世界，但事實上，我們卻被鼓勵著去做不進步、不健康，甚且可能要命的消費。要了解這個弔詭——亦即本書的題旨——我們有必要超越神經科學，超越失調的神經元和有缺陷的基因，我們需要去了解新奇趣味的歷史，商業化的惡習，大眾成癮，以及邊緣資本主義對於形塑我們的習慣和慾望不斷擴張的力量。⑩

這段歷史，大致跟應用技術史一樣，是在很長一段時間中的加速變遷。邊緣資本主義並非突然以成熟的姿態跳到了現代史的檯面上，相反地，它是從相當原始的狀態衍生出來，是源自於人類不斷擴展娛樂選項的努力。人類對娛樂的追求起於文明之前，而我企圖呈現此一追求所扎下的根基。

文明對於娛樂有很多不同的後果，對某些人來說，他們能夠追求學習、音樂藝術、戲劇、技藝性的遊戲，如下棋等高尚娛樂；但對成千上萬的人來說，一旦讓醉生夢死變成值得渴望，讓壞習慣變成充滿誘惑，讓成癮變得更加容易，卻可能使這些人生病、沉迷、徹底被征服。文明也是孕育科技的溫床，加速對娛樂的全球化追尋。其中最重要的，是農業的改善與蔓延；遠程貿易的擴張及貨幣化；城市、帝國與工業的興起；然後是較近期的，數位傳播技術的爆炸。

在整個過程中，另有一些微小的突破帶來了巨大的後果，例如把嗎啡、古柯鹼等生物鹼從植物藥中分離出來；把攝影技術運用在色情產物；把糖、脂肪、鹽融合進加工食品中；以及快速（如今還可用虛擬方式）把人們從一個娛樂場所運輸到另一個場所。這些發明賦予了財團主和他們的版圖擴張並加強娛樂的啟動器，提倡惡習，增長有害消費與各種成癮的數量。

簡言之，文明的發明將娛樂產品和休閒活動武器化，讓大腦給予的獎勵越快、越強，就越可能培養病態學習和慾望，尤其是在社會性及遺傳上較脆弱的消費族群中。此外，全球化、工業化、都市化，讓這些充滿誘惑的商品及服務越來越容易取得，也越來越負擔得起，更何況這些商品和服務多是存在於特別容易脫序失範的匿名環境裡，充斥著各式各樣的廣告。可取得性、可負擔性、廣告、匿名性、無規範性，這大眾成癮的五大引擎，終於在浮動的網路世界裡，找到了它們最激進的技術表現。⑪

雖然網路為邊緣資本主義加強了力道，但它並未發明邊緣資本主義。事實上，邊緣資本主義並非任何人的發明，而是衍生於人類自古以來對探索、精緻、混合新奇趣味的追求。新的趣味帶來新的惡習，新的惡習帶來新的成癮——至少對某些人是如此。成癮的行為，鮮少是大多數的行為，但成癮行為的「危險性」，隨著企業家將之合理化而增加——也就是說，讓成癮變得更科學化且有效率——以大腦的獎勵做為貿易商品。

此一合理化的過程，就組織方式、緊密連結及其策略活躍性而言，已成為全球經濟及政治體系的一部分。到了十九世紀，企業主已不再僅是銷售偶然發現的新樂趣，而是不斷擴張可能的貿易商機，他們開始設計、製造、行銷可能成癮的產物，算計如何提高需求，將利潤極大化。他們學著在政治上採取強硬手段，運用一部分的利潤來買通對手。他們發展遊說團體及公關策略，以便在二十世紀初期的改革大浪潮中求得生存。二十世紀中期，當某些成癮行為受到允許、有些被默認、雖然也有些仍遭到禁止時，這些企業已在不同的程度上，全都興旺了起來。冷戰之後，他們的企業變得越來越多樣化、合法化、全球化，他們不僅創造了成癮時代，而且是「客製化的成癮」，既是邊緣資本主義的標誌，也是讓理性與科學被倒置成為可能的最明顯佐證。⑫

第 1 章
新興的樂趣

Newfound Pleasures

樂趣、惡習，以及成癮的歷史是互有關聯的。隨著樂趣的種類與強度不斷提高，惡習與成癮也隨之增長。並不是說所有新的樂趣都是邪惡的、會使人上癮的——其實大多數都有益處，而且對社會具有建設性。然而，在樂趣不斷拉長的影子底下，惡習和成癮也就不停孳生。所以，追隨樂趣在人類歷史長河中的擴展，是我們故事追本溯源的起點。

這是一個起步很緩慢，然後腳步加快的故事。樂趣的軌跡呈幾何圖形倍增：開始得極其緩慢且笨拙；從十七、十八世紀起加速；到了十九、二十世紀時，其攀升已達令人頭暈目眩的境地。整個過程從數千年前就開始了，那時人類探索、培養、交換、混合，以及把他們在大自然裡找到的享受——例如甘蔗裡的糖——精緻化且商品化；同時人們也會創造、散布自然界裡找不到的逸趣，例如碰運氣的遊戲等。此外，人們還會創造新的環境，通常是不為人知的都市環境，在其中他們可以用很低的花費，冒社會制裁最少的危險，去享受各種新發現的娛樂。

新樂趣的變革，和所有的變革一樣，帶有幾分偶然性。發明娛樂和消遣的集體經驗，有時腳步會放慢，有時又會加快，不需要克倫威爾（Oliver Cromwell），不需要關閉英國劇院，不需要奧古斯特．艾斯科菲耶（Auguste Escoffier），也不需要蜜桃梅爾芭（Peach Melba），因為到頭來，變革是與個人無關的，一旦當它凝聚了足夠的動能時，就能克服行經道路上的一切阻攔，彷彿鬆動的巨石帶來的雪崩。

歷史學家將這種巨石稱為「外生因素」（exogenous causes），也就是說，它們的本質和力量，跟它們所帶動的樂趣之間是彼此獨立的。本章和下一章旨在從遙遠的過去，追溯到最近幾個世紀的工業與都市革命，來探討這些外生因素。雖然這些因素之間有很多時而衝突之處，但最後卻產生了共同的效果，將尋找新樂趣這種曾經是漸進的、附加的，且多半屬於偶然的過程，變成一種快速的、加乘的，且越來越蓄意營造的模式。

發現所帶來的樂趣

世界歷史包含了長時期遷徙帶來的分歧，以及相對上短得多的時間，是以貿易為基礎帶來的整合。人類學家和基因學家一直在爭辯，什麼時候智人（*Homo sapiens*）這個物種的幾個分支開始從非洲擴散出去；什麼時候抵達了不同的地理位置，像是歐亞、大洋洲和美洲；以及他們和相近於人類的物種——如尼安德塔人（Neanderthals）——雜交到什麼程度。新的考古發現，包括比原先預期更早的、從非洲被掠奪出土的證據，都讓這些辯論持續暗流湧動，但有三點共識存在：第一、智人的遷徙已經衍生為一種至少長達五、六萬年的全球性離散；第二、數支採獵者，為了適應他們分布的新環境，造成現代人類歷經了不同的文化及生物演化；第三、這種全球性的遷徙，導致了非刻意、但卻碩大無比的動植物尋寶熱，既是為了實用性，也是為了追求愉悅感。①

根據《牛津英文字典》（*Oxford English Dictionary*）的解釋，樂趣「是一種狀態或感知，受到感覺良好或渴望的經驗或期待誘發而來；一種快樂的滿足感或享受；喜悅、滿足；與**痛苦**相

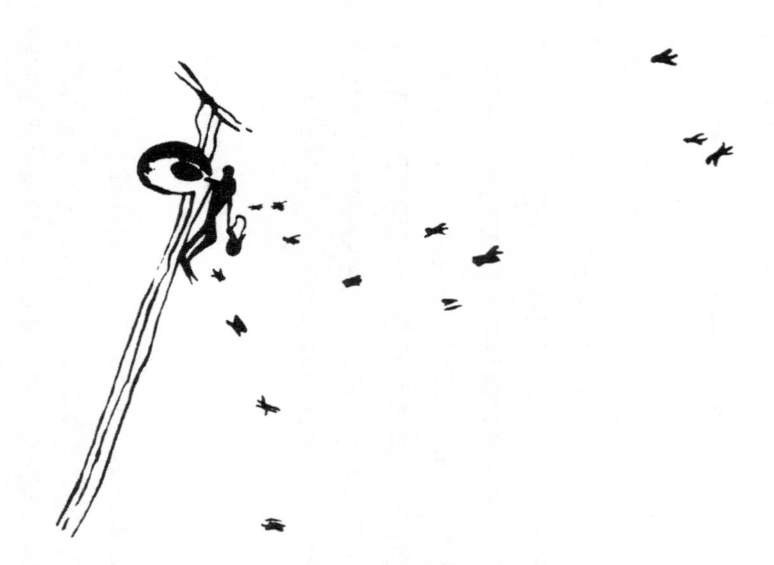

從野蜂巢採集蜂蜜——西班牙瓦倫西亞附近阿拉非亞（La Arafia）庇護所內的中石器時代（Mesolithic）岩壁畫。在人類的手上，蜂蜜跟其他的食品藥物一樣，都能變成多用途，從療傷到製作蜂蜜酒；蜂蠟可以用來點燈，做為雕刻塑像的材料，此外也正如荷馬（Homer）告訴我們的，還可以用作奧德賽（Odysseus）水手們的耳塞，抵擋海妖的歌聲。

反。」流動的人類之所以能夠發現許多新的「喜悅」和「滿足」，來自於地球地質史的遺澤。盤古大陸（Pangaea）在將近兩億年前逐漸崩裂，讓植物群和動物群有充分的時間，隨著分離的陸塊漸行漸遠，並演化出不同的屬性。②

其結果，是自然界的歡快來源令人眼花撩亂。蜜蜂（*Apis mellifera*）源自於亞洲，快速分布到非洲和歐洲，而當一群人類擴張到整個非洲，並進入亞洲和歐洲之際，他們狂熱地尋獵蜂蜜，在西班牙、南非和印度出土的岩壁畫裡，歌頌著這些冒險。但當遷移者們更向東去，進入美洲大陸之後，人們就不得不把蜜蜂置之腦後了：那些落腳於北美洲東部的人群，在糖楓的汁液裡找到了替代品；那些前進到中美洲和南美洲的人，則獲得了不同的獎勵：無刺銀蜂（Meliponinae）的群落，提供給他們蜂蜜與蜂蠟。③

約在四萬五千至六萬五千年前，當第一批人類抵達澳洲時，他們也享受到無刺蜂帶來的好處，同時還大啖狩獵動物，這可能是澳洲最大型物種滅絕的原因之一。澳洲是地球上面積最小、最平坦、最乾燥、也最荒瘠的宜居大陸，相對缺少生物多樣性，這也意味著，這些人的子孫除了蜂蜜之外，必須接受相對較少的娛樂資源，唯一的例外是尼古丁。土著居民從嚼碎的土生菸葉裡提取出來，和木頭的灰燼混在一起。儘管他們是用火的專家，但他們很少燻葉子。歐洲的日記作者們，把這些人稱為「習慣性的咀嚼者」，很像東印度人嚼檳榔那樣。另外一群發現菸草的中石器時代人類是美洲印地安人，他們會嗅、吸，也會咀嚼這些菸葉植物。④

菸草（*Nicotiana*）提供的是一種複雜的快感，包括幻覺和其他的中毒效果，另外，中美洲原生的好幾種曼陀羅花（*Datura*）也有相同的功效，還有迷幻草藥死藤水（*yagé* 或 ayahuasca），這是用亞馬遜盆地卡皮木（*Banisteriopsis caapi*）樹幹上的藤蔓所煎製的一種飲料。第一批美洲人，怎麼會對這種製造花俏幻覺的苦味植物感到津津有味，或許有點兒令人納悶，但他們的薩滿文化很珍視意識上的改變，認為這是一種與靈的世界交流，療癒身體與靈魂的方法，也是引導年輕人進入聖禮的重要途徑，因此各種令人不舒服的副作用，便都被賦予了良善的目的，比方說，在迷幻仙人掌（peyote）儀式中嘔吐，會被說成是為了淨化身體。⑤

人們開始在傳說有關自己和宇宙的故事背景當中，體驗到新的樂趣。發明故事，並使這些故事流傳下去——現今被稱為「神話」、「社會結構」、「想像的真實」——是一個認知上的決定性突破，使人類的大群體合作及全球性擴張成為可能。這種擴張，加上後來的農業與工業革命，持續創造人們接觸新的精神活躍物質的機會，其效果如何，則是由社會學習來加以形塑。⑥

美國心理學家提摩西・李瑞（Timothy Leary），與精神分析家諾曼・辛伯格（Norman Zinberg），給了這個學習過程一個說法，就是現在最熟知的：藥物、心態與背景。心態指的是使用者的性格與意圖；心態會影響用藥經驗的本質，用藥發生的具體環境和社會背景也會產生影響。雖然李瑞和辛伯格主要的興趣在於使用者對威力強大藥品的反應，如迷幻藥（LSD）及海洛因（heroin），但後來的研究顯示，他們提出的原則有更廣泛的適用性。住在法國的阿爾及利亞人，由於新鮮的薄荷茶會帶給他們兒時回憶及家庭儀式的聯想，所以當他們聞到薄荷味時，神經顯現的反應通常會比沒有這種文化背景的非阿爾及利亞裔法國人更加強烈。飲酒者的經驗，無論是不是法國人，通常都取決於背景音樂，《布蘭詩歌》（*Carmina Burana*）能使一杯卡本內蘇維翁紅葡萄酒（cabernet sauvignon）顯得更強勁濃郁，但《胡桃鉗》（*The Nutcracker*）的「花之圓舞曲」（Waltz of the Flowers），卻會讓同樣的酒韻顯得微妙而細緻。昂貴的標籤能讓只值五美元的劣酒嚐起來美味不少，此效果在品酒者獎勵電路的核磁共振成像掃描裡，是可以被測量出來的。當參加晚宴的客人以為他們喝的是高級的納帕山谷（Napa）卡本內蘇維翁時，從他們的讚美詞裡也同樣聽得出來。⑦

心態和背景對安慰劑效應有著重要的影響。熟悉的治療儀式，可以刺激病人的大腦釋放神經傳導物質，影響心情，促進免疫系統的反應。因為我們的大腦學會了預期，透過預期，可以激活腦內啡、內源性大麻素、多巴胺，以及其他神經傳導物質系統，這個過程並不需要藉由一種真正的實體，生化性地誘導歡愉或療癒效果。假設早期人類大腦的作用方式跟我們相類似，那麼早期的娛樂史，應該就是意味著和各種動植物的不期而遇，發現它們包含某種分子可以模仿，或者刺激神經傳導物質的釋放。⑧

催情劑可以為我們提供簡易的示範。某些香料、食材、動物的部分軀體，長期以來便被人類認定能夠增強生殖能力、慾望，以及性功能。有些壯陽劑，例如印度《愛經》（*Kama Sutra*）裡極推崇的斯瓦揚古塔（swayamgupta）種子甜餅（書中說：「可以跟成千上萬名女子睡覺，到頭來，她們還會個個求饒。」），就會產生一種直接的生理作用。根據有關虎爪豆（*Mucuna pruriens*）的病例對照研究，斯瓦揚古塔種子的來源，呈現出對睪固酮與精子的機動性都有正面的功效。但是其他食物的壯陽屬性，則多半來自於建議作用，例如酪梨（Avocado），一般都是長成一對懸吊著，*Ahuacatl* 這個字，即阿茲特克人（Aztecs）所說的果子，也就是「睪丸」的意思，而酪梨橢圓形的厚重果實本身，也就足以讓人們將之當成壯陽藥那樣趨之若鶩了。陽剛氣十足的外型，增添了許多生物的吸引力，像獨角鯨（narwhal）的長牙、香蕉、蘆筍及人參等——人參是一種很常用的中藥，顧名思義，意指「（男）人的根本」。人參有心理和生理上的雙重功效，一方面是它的形狀本身即充滿暗示性，二方面是它飽含植物性雌激素，能夠促進性慾和陰莖的血管舒張。⑨

人參展現了暗示的力量，但無論多麼強大，也不會是人們特別喜歡某種物質或行為的唯一理由。生物構造也在其中扮演一角。當牽涉到填飽肚子的大事時，雖然我們可以學習去享受各式各樣栽種出來的食物，但我們偏愛甜味食物，卻是與生俱來的本能。物競天擇眷顧喜歡甜味食物的個體，因為在自然界裡，甜味食物營養高而毒性少。所有會吃植物的哺乳類動物都有相同的口味偏好，並非偶然；黑猩猩和人類甘冒激怒蜜蜂的危險，只為了取得蜂巢裡的蜂蜜，也是同樣的道理。⑩

對新樂趣的追尋，受到生物線索的指引。無論受到何種社會目的與文化架構的包圍，能夠刺激神經傳導物質產生愉悅、消除疼痛的植物，都更可能受到珍惜、培養及散布；如果效果越強，這個植物就越容易受到注意和喜愛。能被記住的快感（或痛感）的強度，尤其如果是發生在經驗的末端，在大腦做決定的天秤上，會比感受的持久度更具有分量。我們記住的總是樂趣的爆發，這乃是神經科學、行為經濟學、民族植物學，以及行為學的基本原則。動物也會對具有麻醉性的物質狼吞虎嚥，儘管沒有所謂的心態或背景來指導牠們。歷久不衰的「麥田圈」，一度曾讓塔斯馬尼亞（Tasmania）種植罌粟花的農人大感困惑，後來才知道，原來這只是自我麻醉的小袋鼠們不斷徘徊所留下的印記而已。⑪

人類以不同的方式探索各種新樂趣的來源。早期的歐洲人喜歡罌粟花可食用的種子、油脂，以及強力的生物鹼。美洲印地安人用菸草做藥和儀式，治療痙攣、小兒哭鬧、昆蟲與蛇咬、牙疼、膿瘡，以及其他各式病痛，包括狗類的諸多不適等。印地安人有時候吃菸葉，有時侯將之加入玉米餅中烘焙，他們會為了自娛而吸菸，有時則是出於強迫性，而當沒有菸草可用時，他們也會啃咬木質菸桿，或者吸食菸斗殘留的粉末。⑫

多用途是一種常態。酪梨因能刺激勃起而受到重視之外，也有治療耳朵感染的功效。蜂蜜可以療傷，消除皺紋，還能保存孩童的屍體——這是有位尋寶家不經意地拿麵包沾了金字塔附近發現的一瓶古老蜂蜜罐赫然發現的。據說，亞歷山大大帝在移入棺材之前，全身被塗滿了蜂蜜——但學者們也揣測，他可能還喝下了過量的另一種防腐劑：酒精。還有大麻，有時候是一種麻醉物質，但也能提供纖維、可食用的種子、油脂，以及一種組成物複雜的大麻素，學者們仍在研究其治療屬性。現代概念裡將休閒用藥、營養食品，以及治療性藥物等領域分離，這和前文明與前工業化時代的人們對多用途資源的理解及使用，毋寧格格不入。⑬

無論這些東西怎麼稱呼——人類學家喜歡稱之為「食品藥物」（food-drugs）——資源並非平均分布於全球。環境歷史學家兼地理學者賈德·戴蒙（Jared Diamond），對於可馴化動植物的不平均分配，做過深具影響力的深入觀察，指出這種分配導致了不同的文明發展及其不同的擴張潛力，此一觀察亦可適用於帶來不同樂趣項目的動植物。有些人運氣較佳，有些人運氣較差，但沒有人能全盤皆贏。⑭

舉例來說，巧克力來自於發酵的、乾燥的、烤過的、磨碎的可可豆，這種可可豆源自於上亞馬遜一直到中美洲。雖然瑪雅人（Maya）和阿茲特克人可能不是第一個，但他們馴化了野生的可可樹，學習製作巧克力——一種富含營養、帶有苦味的刺激性飲品。為了調和苦味，他們加入了木頭的灰燼、辣椒、香草和其他香料。做為皇帝的每日膳食，以及被犧牲受害者的最後一餐，巧克力變成他們文化裡的貴重物品，從而使可可豆被當成一種戰利品、地位的象徵，以及金錢來使用。然而，直到南北半球動植物發生哥倫布大交換（Columbian Exchange）之前，除了美洲熱帶叢林以外，過去從沒有人能夠取得這種食品藥物資源。⑮

早期的娛樂史，基本上有如巧克力史再加入一些區域性變異。甘蔗本來僅限於南亞和東南亞，因為富含蔗糖，注定成為巧克力最重要的添加物。還有人類狩獵的紅色原雞（red jungle fowl），後來被馴化成了家雞，土著食用牠們的肉和蛋，取牠們的骨頭來占卜、縫紉、紋身、製作樂器，甚至牠們的雄禽還會被用來鬥雞——一種古老的運動和賭博方式。可樂果（cola nut）曾經只生長於西非的森林裡，罌粟花只生於歐洲，大麻只在中亞，茶只在中國西南部，黑胡椒只在南亞，諸如此類。透過農業、文明和遠程貿易的發展，讓這些令人愉悅且有用的物質通行全球，而且經過數世紀的實驗、加工提煉、混合和製造，讓這些物質比當初好奇的人類移民第一次試嚐的時候，有了更加令人滿足的回報。⑯

栽種所帶來的樂趣

在分散的自然樂趣法則之外，有個例外，那就是乙醇，即酒精裡的食品藥物分子。任何一個有成熟的、碰傷的果實之處，就有酒精。酵母菌在空氣中自然飄浮，落在果子上，透過果糖的無氧發酵，就產生了酒精。正如馮內果（Kurt Vonnegut）所辛辣指出的，酒精是酵母的糞便，濃度很高的時候，毒性可以強到殺死原先製造酒精的酵母本身。⑰

發酵中的果實會吸引各式各樣的動物，小至果蠅，大至麋鹿。演化生物學家長久以來都很困惑，為什麼動物會去吃讓牠們生病、思路混淆、舉止笨拙的東西，儘管這個東西也會帶來卡路里、營養和歡愉。由於生病、思路混淆，以及舉止笨拙這三件事，會導致體能降低，按理說，演化原則應該會反對食用酒精的選項才是。

最可能的一個解釋，應該是毒物興奮效應（*hormesis*）——在酒精和藥物史當中，或者更廣泛地說，在樂趣、惡習和成癮的歷史中，這個生物原則扮演了十分重要的角色。其基本概念非常簡單：許多化學合成物，量少時都是有營養或有益處的，一旦過量就變成有害的，甚至是致命的。（很多行為亦復如是，例如博奕，偶一為之是無傷大雅的消遣，但變成習慣性後，就完全是兩回事了。）著名記者戴維．卡爾（David Carr）曾現身說法，解釋酒精毒物興奮效應的後果：「經常喝很多酒，你的內臟會膨脹起來，讓你看起來像個有腿的梨子，如果不是器官衰竭要了你的命，就是你的食道出血，或可能來個沒腦子的一摔，昏過去，臉部朝地栽下，永遠倒地不起。」⑱

卡爾或其他任何酒醉者臉部朝地栽下去的可能性，部分取決於酒精的可取得性，而對於所有會因劑量加大而提高危險性的娛樂物質，這是一個普遍的法則。生物人類學家威廉．麥格魯

（William McGrew）指出，毒物興奮效應用來解釋酒精之於酗酒的情況，也可適用於過多鹽分之於高血壓，過多糖分之於糖尿病，或者飽和脂肪之於心血管疾病。「上述這些例子，」麥格魯說：「都是自然界稀有的物質，在不自然的條件之下，變得很容易取得，它們通常都是動植物因農業馴化過程或是工業技術的副產品。人類會開始過量攝取乙醇，是因為我們已經變成了啤酒釀酒人、葡萄酒釀製商，以及烈酒釀造廠了。可以說，原始人類基於文化演化，將我們從葡萄酒帶到了啤酒，然後又帶到了烈酒。」⑲

但也有可能得反過來說——是我們對飲酒的追求，刺激了文化的演進。人類學家始終在爭辯，馴化動植物的零碎過程，早在一萬一千年前就開始了，那麼造成新石器轉型（Neolithic Transition）的真正原因，究竟何在？追根結柢，爭論的焦點在於促動發明的源頭，到底是為了方便？還是為了需求？有些學者強調誘因，例如更大的食物保障，以及給採獵者們更多的便利等，畢竟採獵者為了尋找野生食物，足跡必須踏遍各處採集；另外有些人則著重在推進的因素，例如人口不斷增加的壓力，以及氣候的日漸惡化。不過還有第三種可能性，自一九五三年起開始辯論，也就是人類栽種穀類作物，相對上比較少是用來做成澱粉類食物（穀粒、粥和麵包），而更多是用來釀製啤酒，一種富有營養、令人陶醉、無菌的飲料。草類——如大麥——種子裡的碳水化合物，透過浸泡、萌芽、再乾燥的過程，就能被轉化成一種酵母可消化的麥芽糖，而農業便是確保全年都有麥芽可供釀酒的方式之一——有人更認為這是唯一方式。馴化酵母可能也是為了相同的理由。DNA 分析顯示，馴化酵母的菌株和馴化穀粒的菌株一樣古老。⑳

「啤酒優於麵包」的假設還有另一佐證：競爭性的宴席。根據這個理論，即將擔任領袖者，會用美酒吸引眾人大吃大喝，藉此創造互惠的人情交往，鞏固集體信仰與階級，強化社會關係，並且引進新的食物與技術。宴會在一方面是政治性的集會，二方面是同仁的聯誼，三方面是新產品的推出，需要深謀遠慮和預先準備。在農耕最早出現的黎凡特（Levant）與美索不達米亞，農業意指栽種並貯藏足夠的穀粒可供釀酒。至於節慶資源在別處的發展——例如中國的米酒，美洲的菸草和可可——也是需要前導性的計畫思考。還有玉米，「美洲土生族群在開始吃玉米之前，就先喝上玉米了！」㉑

宴會鼓勵了農業的發明，也改變了階級與地位。能夠召開最大型宴會的領導人，就能發號施令。根據認知科學家葛雷格．瓦德里（Greg Wadley），以及考古學家布萊恩．海頓（Brian Hayden）的說法，這種社會關係可以幫忙解釋，為什麼隨著農業的發展逐漸出現了不平等。（在一個地方安頓下來時，並不構成社會階級。有些採獵者變成了定居者，但他們並未發展出複雜的階級制度，但有些遊牧民族反而製造了軍閥和皇帝。）當農業社會變得日益不平等之際，對於那些操持繁重農活的人們，酒精和其他食品藥物便開始發揮了次要的第二種功能，即補償作用，幫他們暫時減輕壓力、消除疲勞、焦慮，以及農業社會常見的疾病，提供眨眼即逝的解脫、放鬆、團結和歡樂的感受。㉒

有些人能善用工具拉抬地位，有些人卻會被作業程序束手縛腳；在此，我們再度看到了耕種樂趣的正反兩面。儘管酒精與其他食品藥物能帶來諸多營養、醫藥，以及心理上的益處，但也有陷阱。它們所帶來的好處，使達爾文學說受到誤用：這麼好的東西，對我來說一定好得不得了！它們加強了儀式及人們對歡樂經驗聯想的重要性，從而引領我們的順從，影響我們的心態與背景，並讓我們「透過」這些物質主觀地體驗，接著就孕育了重複使用，以便再度引發歡樂的慾望，於是過剩的生產帶動了新興的文明，使領導者獲得可以永遠高高在上的工具。從生物學的角度來說，這些應該都不令人意外。無論何時何地，逸樂都跟動機有關，也無論何時何地，欲求都很容易受到剝削。

話雖如此，光是啤酒宴會好像還不足以解釋文明的發展，因此瓦德里與海頓還討論了其他的動機，例如為了追求更好的營養，也是帶動新石器轉型的環節之一。但不管怎麼說，此變革是一種參差不齊的發展，在不同的時間，發生在分散四處、使用著各種不同工具，且面臨不同氣候與環境挑戰的人群之中。除非可以透過時光旅行，要不然，如欲重建早期農業社會創建者們的動機和技巧，一定得包含某種程度的推測在內。㉓

當農業社會穩定成型以後，接下來的發展就比較清晰了。對促進人類歡樂有所貢獻的植物都散布得很快，通常比主食散布得更快。所以菸草——一種勞力密集而且會讓土地枯竭的作物——在美洲，居然比有營養的農作物如玉米，更有爭取到可耕地的競爭優勢；又如哥倫布大交換之後，非洲的小米及亞洲的稻米也相繼敗下陣來。菸草便是考古學家伊恩・霍德（Ian Hodder）所說的，人類交纏不清的物質；又或許歷史學家尤瓦爾・諾亞・哈拉瑞（Yuval Noah Harari）說得更簡潔有力，即一種奢侈的陷阱。「歷史的幾個鐵則之一，」哈拉瑞說：「奢侈品通常會變成必需品，並衍生出一些新的義務。當人們習慣了某種奢侈之後，他們會將之視為理所當然，且開始依賴，然後變成再也離不開它。」㉔

從植物種類的角度來說，奢侈的陷阱能保證它們的繁衍勝利。因為沒了它們就活不下去，人類便會廣泛地增殖他們想要的植物。（同樣地，人類也馴化、繁殖那些肉質肥美、奶汁鮮甜、毛質柔軟，以及具有拖犁肌肉的動物——不同之處，在於這些有感動物為其物種成功所付出的代價：不自然的禁閉、肢體傷殘，以及提早被屠宰。）令人渴望的植物，為人類設下了四個圈套：歡愉、美感、迷醉，以及容易控制。正如食物歷史學家麥可·波倫（Michael Pollan）所觀察到的，甜味及蘋果酒，催生了全世界的蘋果莊園；豔麗的花朵，帶動了精心修剪的鬱金香花田；因為能夠製造飄飄然的幻想，導致了富含樹脂的大麻植物新菌株蓬勃發展；還有因能提供廉價蛋白質、維生素及碳水化合物等，解釋了為什麼幾百萬畝土地會拿來種植馬鈴薯，一種很容易處理的植物，原先只是農民的糧食，後被用來做薯條。什麼是被渴望的植物（或動物），人工篩選的特徵推平了全世界可耕地的景觀；對樂趣和便利的追尋，成為生物多樣性的敵人。㉕

果實飽含糖分的植物——好比椰棗樹或葡萄藤——特別適合廣泛散布，它們提供糖分和酒精，而且是熱量與營養的可靠來源。但較無營養價值的苦味植物，倘若含有能夠振奮精神的生物鹼，也有可能成為栽植品種，例如來自古柯樹葉的古柯鹼，就是這一類的生物鹼。古柯鹼能夠減緩大腦獎勵通路突觸清除多巴胺的速度，由此增強快意，同時它能減緩飢渴的感覺，藉此減輕痛苦。當印加人（Incas）在十五世紀開始向東擴張時，他們發現了適合大量栽種古柯樹的土壤與氣候，在當時的帝國本土反而長得不是特別好。那個時候，使用古柯是需要皇家批准的，因此新的人工林出現，擴張的不只是產製，也是皇家的授予權，由此再度可見，樂趣和權力的手段工具、財務利益如何彼此糾結。㉖

文明所帶來的樂趣

當人類社會從原本以家庭為基礎的團隊轉變成農業村落以後，社會規模就大得多、更趨定型不動，且日益複雜。人們必須組織勞力進行耕種，照顧作物；他們發展出技藝專家，像陶工、鐵匠，還有具排他性的團體，例如宗族。他們徵求菁英來主持資源的集中收集與分配，其中有一部分，他們會用在公共建築、儀式和慶典上。他們和來自遠方的外來者以物易物。卡霍基亞（Cahokia）的古印地安人——距今日東聖路易（East St. Louis）很近的大型密西西比聚落——會到南方數百英里之外去做交易，以便獲取代茶冬青（yaupon holly）樹葉，用來製作一種淨化儀式所需的咖啡因飲品。至於提供這些樹葉的佛羅里達東北部印地安人，則會和遠在阿帕拉契亞（Appalachia）及上中西部（Upper Midwest）的人們交換，取得銅製飾品。㉗

考古學家對美索不達米亞蘇美人（Sumerian）的經驗最為熟悉：五千年前，他們就發展出了有城牆圍住的大型文明，包括以犁和灌溉為主的農業，製作青銅器，建立書寫系統（包括酒精的第一個已知文字，以及第一個啤酒食譜），還有用車、船進行的定期貿易。監督這些活動的，是住在城市裡的書記、管理人、商人、戰士和祭司，他們享用農業剩餘產量越來越大的一部分，以及幾乎所有的進口奢侈品。在歐亞、非洲及美洲隨後發展出來的文明，也都呈現類似的社會分層結構。較低的階層必須透過分享作物或勞力的方式，來繳納租金和稅金，交換報酬，使他們獲得一種保護的方式，以及能夠吃、住的特權——這個特權，是他們的領導人可以隨時取消的。採獵社會下的政治常態——共識——已被強制所取代。[28]

享樂的遊戲規則也同樣被改造了。菁英階層，尤其是男性菁英，空前地成為快樂主義的寡頭執政者。近東與地中海文明的領導階層，享用了絕大多數可供選擇的肉類、酒類及芬芳焚香，有一部分他們鍾愛的奢侈物品，還會被帶去來世！例如一九五七年，在土耳其佛里幾亞（Phrygian）發掘的一個墓塚內，找到了國王貢多斯（King Gordios）的遺骸。他是國王米德斯（King Midas）的父親，和米德斯差不多同樣富裕。在紅檜棺木裡，他的骨架斜倚在染色的布料上，四周擺滿了青銅飾品、鑲嵌家具，以及裝飾的罐子和鍋子；沉積物顯示出一場奢華的喪葬宴饗：用香料和小扁豆熬煮的燉羊肉，羊肉先去骨，在燒烤之前用蜂蜜、酒、橄欖油浸漬入味。貢多斯的送葬者們飽食羊肉，並大口飲用以葡萄酒、大麥啤酒和蜂蜜酒混合而成的潘趣酒（punch）。[29]

男性菁英享受性慾和味覺的雙重特權，呂底亞（Lydia）的阿耶特斯國王（King Alyattes），在他巨大的墳墓上豎立了五根象徵陰莖的長型圓柱，其中一根由妓女們建成。凱撒（Augustus

Caesar）偏愛處女，他的繼子提庇留（Tiberius）則會向任何人發洩性慾，包括嬰兒在內。大多數的領導人都喜歡交際花，她們是妙語如珠的美麗女子，深諳情色藝術。㉚

雖然菁英們能優先享受各種娛樂，但他們並未壟斷。葡萄園的擴張，到了西元三〇年間（說不定還更早），使羅馬的平民百姓都能取得葡萄酒。住在城市和鄉鎮的居民會去小酒館喝酒，那兒能提供廉價飯菜，也能幫忙安排和妓女幽會。在羅馬及其他帝國內的城市，小酒館是平民住宅區外的一個避難所，住宅區裡擁擠的巷弄，到處充斥著堆滿物品的貨車，以及滿嘴髒話的車伕，據說那個嘈雜聲，對於渴望睡眠的人來說，簡直會要了他的命！筋疲力盡的工人們只好到小酒館去，藉著吃、喝及骰子遊戲，尋找些許安慰。皇帝和貴族——詩人尤維納利斯（Juvenal）說，他們是全羅馬唯一可以獲得休息的人——反對小酒館裡的骰子遊戲，認為會導致酒醉爭吵以及犯罪胡鬧，所以認定是一種具有破壞性的壞習慣。他們的責難雖是事實，但很虛偽，因為菁英們自己也喜歡賭博，例如克勞狄烏斯（Claudius）便在馬車裡固定好一塊板子，以供他旅行時賭博之用。據傳，羅馬著名修辭學者塞尼加（Seneca the Younger），寫了一個幽默短劇諷刺克勞狄烏斯，描述他死後還在賭博，因為神懲罰他永生賭骰子。㉛

無論出生貴賤，在羅馬和其他古代城市，大部分的狂歡都是男人的特權。飲酒能加強男人的聲望，但在不適當的情況下，卻能詆毀女人。孩子襁褓中的女人在家喝啤酒，是個好母親；然而暈陶陶的女人在小酒館裡喝葡萄酒，卻會被當成妓女。對女人來說，性別角色對飲用量具有煞車的功能；對平民百姓來說，階級也會。羅馬軍人和奴隸的葡萄酒有限量配給，不足的就用水取代，唯有富翁才負擔得起經常性的美食，以及用銀酒杯與海螺殼痛飲濃郁香甜的葡萄酒，難怪痛風會變成當時過度肥胖、久坐不動的菁英們的常見疾病。足痛風（Podagra）在埃及和希臘醫學典籍上出現得很早，對於為富人治病的醫師們來說，也是很可靠的收入來源，而照料他們的健康，證明了一個恆久不變的法則：過量而衍生的痛苦，也會變得有利可圖。㉜

此一時期，還有另外一條通則開始浮現：科技的進步，就跟農耕的進步一樣，讓玩樂變得更加多樣化且精密化。以博奕裝備為例，從部落社會起，博奕就很風行，但也很簡陋，美洲印地安人用於拋擲二元化、正反兩面的東西，可能是棍子、貝殼、果核或是動物的牙齒。中國人的選擇比較多，從一個有兩千三百年歷史的齊國墳墓裡，找到一顆用牙齒做的骰子，共有十四個雕刻的面向，是一種擲采行棋的遊戲，叫六博，遊戲工具包括象牙做的棋子，還有現今已被人遺忘、但顯然相當複雜的遊戲規則。「他們一起前進，彼此威脅著對方（編註：原文為「分曹並進，遒相迫些」），」詩人宋玉寫道：「棋如被將軍了，分數加倍，喊出五白，即起身（編註：原文為「成梟而牟，呼五白些」）。」㉝

近東地區青銅器時代的骰子遊戲就比較簡單，玩家投擲一個四面的距骨，也就是羊腳的趾關節骨。一直到鐵器時代，六面的骰子才開始取代了距骨。希羅多德（Herodotus）把這些遊戲以及貨幣的發明，一併歸功給呂底亞人，他們的王國在西元前六、七世紀，於安納托利亞高原（Anatolia）西部發展到了巔峰。據傳，在長時期的饑荒下，呂底亞人發明了立方形的骰子和相應遊戲。他們在交替進行的絕食日不停地玩骰子，好不去想飢餓的事，可見遊戲不完全只是懶

散的休閒，也是一種調整心情、順應逆境的方法。換句話說，它們的作用好比藥物一樣。㉞

雖然許多古老遊戲的規則均已失傳，但有些用來玩遊戲的圖板卻保存了下來，而這些板子後來也變得越來越繁複，舉一個早期的例子，來自烏爾（Ur）的皇家墳墓，用動物的形體劃定空間，兩千五百年之後，羅馬人則用他們的標誌物，在三排三十六個雕刻的字母上競賽，這些字母用複雜而諷刺的笑話做排列組合，提醒聰明的玩家們，如要戰勝骰子，就連他們也是需要運氣的。㉟

樂趣發源的地理位置，無疑就是一種最終極的運氣。中美洲人缺乏綿羊、山羊，以及其他適合食用或能取距骨用於投擲遊戲的家畜，他們也沒有可鬥的雞，或用來賭賽的馬，但是，大約三千五百年前，他們運用自己的資源之一，也就是橡膠，把它做成球，然後設計出一種速度很快的團隊遊戲，在一個華麗的I字型球場裡玩，於是比賽日成了兼具儀式、運動和下注的重要場合。觀眾和球員都會為比賽的結果打賭，有時甚至賭上了性命。於此，我們也再度看見了人類樂趣資源的最大特徵：發明的能力，運用手邊的任何材料，以豐富的想像力創造共同遵守的規則和儀式，就形成了引人入勝的娛樂活動。㊱

紀律所帶來的樂趣

每當我們想到娛樂，總是會想到那種激烈的、感官的、具有干擾性的形式，而不會想到比較平常的活動，例如談話、音樂、解決問題等。把焦點放在商業化惡習與大眾成癮的源頭，自然更免不了會加強這樣的思考傾向。為了求取平衡，並討論什麼算是讓社會共同接受的娛樂，讓我們在此考慮一下，文明對人類享樂所做出一些比較微妙的貢獻。㊲

我們不妨以「心流」（flow）做為起點。當人們全神貫注於一件富有挑戰性的事情時，會經驗到一種精神上的流動狀態，他們會平靜地忽略各種日常的煩惱，以及時間的流逝。他們很清楚該做些什麼，而且對自己做這些事的能力充滿信心。免除了焦慮和無聊，人們發現這種心流狀態在本質上就是具有獎勵性的，而且所需的技巧越好，挑戰性越高，得到的獎勵也就越大。

因此外科醫生發現困難的手術「令人心滿意足」、「有美學的快感」、「好玩」，重點是，要達到心流狀態，需要密集的努力，甚至痛苦。早在伊比鳩魯（Epicurus, 341–271 BC）時代，哲學家們便發現，雖然快樂是好的，痛苦是壞的，但如果考慮到長期利益，我們不能永遠都只選擇快樂。你想成為一名專業音樂家嗎？那需要平均每天四小時的努力達七年之久，尤其需要對困難的樂章進行「刻意練習」。那些以下棋和攀岩為休閒活動的人，也會經驗到心流，而他們的能力，同樣需要長期勤奮練習才能更上一層樓。㊳

文明生活自然衍生而成的勞力分工，帶來許多流動的機會。農業社會製造的城市、運輸及貿易網絡，給予泥水匠、木匠、紡織工、會計師和其他專家各種機會去精進他們的技能。但這些機會也是有代價的：生病、受傷或者懶散，都可能帶來毀滅性的嚴重後果，導致技藝性勞工不僅失去工作所帶來的精神獎勵，也包括他們的收入及身分認同。對於少數有特權的人，文明還賦予他們在知識型職業中追求更上層樓的機會。羅馬雄辯家塔西佗（Tacitus）曾寫道，法庭辯士精心準備的演說，會給人實實在在的滿足感，但當他能夠克服緊張情緒，即席發表宏論、雄辯滔滔時，才會感受到那種獨特的喜悅——也就是說，心流經驗達到極致時的無上快樂。㊴

培養辯士技巧所需的正規教育本身，也會帶來滿足感。當訊息變成了洞見，當「嗯？」變成了「啊哈！」，學生們所感受到的那種喜悅，便是心理學家所稱的認知高潮。雖然這個說法可能有過於強烈之嫌，神經科學研究確已顯示，人們喜歡發現，也喜歡為新奇的抽象概念賦予價值。文明讓抽象概念倍增，讓散布這些概念的方式倍增，也讓這種「概念獎勵」的情況倍增。無可諱言，有些新的概念——如永世的懲罰——會帶來焦慮和痛苦，但和這種恐懼相反的，文明的學習也製造了新的機會，讓我們去追求可以安慰悲傷和焦慮的美與知識。㊵

弔詭的是，遠離抽象思考的紀律性活動，也會帶來獎勵。許多文明的宗教，設計了各種冥想學派，都是針對同一個目標：對此刻的寧靜覺察。瑜珈冥想（*Dhyana yoga*）是最古老的冥想形式之一，取名於梵文，意即思考與整合。瑜珈所謂的自發統一與寧靜，來自於學習對擾亂心智活動的制約。要讓飛奔的思緒停下來，需要紀律和練習，印度聖典《奧義書》（*Svetashvatara Unpanishad*），將之比喻為智者駕馭野馬所拉之車。至於不相信控制心猿意馬有多麼困難的讀者，不妨暫且放下本書，試試什麼都不要想五分鐘。㊶

身處心流中的滿足、解決問題的興奮，以及冥想的寧靜，都是屬於紀律所帶來的樂趣。要獲致這種愉悅感，需要另一番不同的準備，跟去小酒館或妓院是不一樣的。從亞里斯多德到彌爾（John Stuart Mill）的許多思想家都認為，紀律所帶來的樂趣，優於我們和動物共通的基本快感。不過，且不論哲學性的評比，紀律帶來的樂趣確實需要神經網絡的耐心發展和維持，使之延伸並超過中腦的邊緣系統。享受外語文學作品的能力，需要多年的時間方能練就，但若中斷練習，很快便會失去。紀律型樂趣的學習曲線無論上升或下降，可以確定的一點是：比起那些能快速帶給大腦獎勵的活動，例如吸食毒品，這類活動比較不會招致抨擊。

當然，有些休閒活動的投入狀態，例如下棋下得很著迷，還是曾招來教士的批評，認為這是世俗的干擾。在一六六〇年代初期，三一學院（Trinity College）的學生，包括牛頓在內，都曾被警告要小心「巧妙」遊戲浪費時間的陷阱。此外，並非所有的顧慮都跟宗教有關，例如奧地利小說家史蒂芬．茨威格（Stefan Zweig），便曾為他小說裡的一個角色，發明了「下棋中毒」的命運。在另一方面，工作的心流狀態，在任何文化裡，也都會為我們帶來一種聯想，認為不僅對個人是樂趣，而且有益於他人，例如吹哨指揮的建築工程師，使我們聯想到筆直的溝渠；冥想中的僧侶，帶來寧靜的秩序。佛教的信仰，基本上相信免除痛苦的自由，來自於免除渴望的自由，體現了紀律是相對於惡習的反面。不過，即使是在非佛教文化裡，一件事情——就算是不道德的行為或習慣——並不能籠統地被當成惡習，除非這件事對個人不利，對他人不利，對社會秩序不利，或者對三者間的某種組合不利。[42]

成癮——待會兒我們會對這個概念抽絲剝繭——通常便是惡習之極度形式的一種表現。過去和現在一樣，成癮者，便是一個養成了毀滅性壞習慣的人，有著非比尋常的強烈渴望，完全失了控制。最早對此行為的文獻記載，出現於《韋陀經》（*Vedic hymn*）「賭徒哀歌」（The Gambler's Lament），描寫一個賭徒對轉動的骰子中毒至深，終至喪失一切，使家庭陷入了絕境。㊸

其他的例證所在多有，從中國漢代的歷史記錄，到美洲印地安人的騙徒神話，在在說明著賭博於整個古代世界都惡名昭彰。然而，並非每一種形式及場合的賭博都必定招致非難，真正的問題在於過度縱容，而這也不只是賭博而已，《聖經》裡的《申命記》（The Book of Deuteronomy），便對醉酒和暴食做出同樣嚴厲的譴責。公開的過量行為，通常會招致最大的聲討。馬克・安東尼（Marc Antony）——一個聲名狼籍的醉鬼——在婚宴上吃喝無度，結果第二天早上進行公開演講時，忍不住吐在自己的寬外袍上，於是西塞羅（Cicero）在他激烈的攻擊演說裡，大加宣傳這件不光彩的事；普魯塔克（Plutarch）也撰文評論安東尼厚顏無恥的奢侈行徑。㊹

古代社會大致將逸樂根據道德觀念分成三大類，其中有些樂趣，像是心流，幾乎永遠都被當成好事；有一些像亂倫的性交，幾乎永遠都是壞事；還有一些，則處於毒物興奮效應的中間地帶：適度即好，過量即壞。印度、中國和歐洲都很熟悉的砒霜，微量使用可以當作補品跟壯陽劑，過量的話便可致病，甚至致命。對於什麼是「過量」的社會判斷，意味著對傷害的常識性估計，以及對年齡、性別、婚姻狀態、健康、動機、儀式背景等諸多考量。抽籤算命是一回事，為了賭博的彩頭而抽籤又是一回事。另外還有禁忌，那才是更不可饒恕的。無論適量與

否，牛肉對印度教徒都是禁忌品，猶太人及穆斯林都不可碰觸豬肉。㊺

歷史環境也會影響對過量的鑑定。西元一九〇〇年，當水管送進來的水變得安全了，比起西元前一九〇〇年，當時村子和城市裡的水資源則經常遭受污染，兩相對照，喝酒對西元一九〇〇年的人，似乎顯得比較有害。呂底亞的安納托利亞對賣淫沒有限制，貧窮的單身女子經常得靠賣淫才有錢採辦嫁妝；但土耳其的安納托利亞對賣淫的限制非常嚴格，因為早期的共和國官員認為性工作是梅毒傳染的根源，因此賣淫必須受到檢查與監禁。若說新的知識可以帶來樂趣，那麼有時新知也可以讓人「反對」樂趣，尤其如果這個樂趣被視為危險惡習的話。當文明來到下一個重要的轉捩點，走向科學與工業化，為這個世界帶來更多撩人的娛樂及其不良影響的更多知識以後，反惡習行動主義亦已衍生成一股全球性的政治力量了。㊻

交換所帶來的樂趣

我現在比故事的時序進度超前了。在工廠開始大量散布歡快事物之前，用的是大篷車和小帆船。文明造就了都市的興起，行政、禮讚、貯藏、產製，以及貿易的中心，形式在美索不達米亞很早就固定了。西元前三〇〇〇年，烏魯克（Uruk）是第一個真正的城市，也是世上最古文學《吉爾伽美什史詩》（Gilgamesh）以及文字書寫的故鄉。那是一個被城牆圍住、昌盛繁榮的商業中心，擁有三萬至五萬人口，工藝匠人用阿富汗進口的木材、金屬和琉璃製作物品。烏魯克和其他的城市國家一樣，菁英會透過擴張領土的控制權，或擴張貿易，或擴張兩者，來增加權力與財富。這層關係——交雜著帝國和商業野心，經常再加上傳教的願望——在隨後的五千年裡，締造了一個趨同的世界。本土的政治與貿易網絡，先變成區域性的，然後變成跨洲性的，接著又變成了跨海洋的。㊼

第一個也是最偉大的跨洲網絡，便是絲路，或者應該說多條絲路。那是一個由東到西、由南到北，穿過城市和綠洲的貿易路線網。絲路形成了歐亞的商業脊梁與肋骨，把葡萄牙人和廣東人連結起來，也為維京人和巴格達哈里發（Baghdad Caliphate）牽了線。絲路沿線貿易量的盈虧，取決於歷代王朝——從漢代（206 BC - 220 AD）到蒙古帝國（1206 -1368）——的不同命運。到了一四九〇年代，哥倫布（Christopher Columbus）航行到美洲，達伽馬（Vasco da Gama）航行到印度，更帶動了劃時代的全球貿易變遷。新的航海路線和貿易港口，將通訊和商業中心以及隨之而來的權力，轉移到了西歐。

伴隨新的貿易中心開始繁華，絲路商人用動物商隊載滿高價值的貨物遠程而來。中國戰士和馬球選手們，騎著由中亞進口的馬匹；羅馬、波斯以及拜占庭的菁英們，用精細且薄如蟬翼的中國絲綢來展示他們的地位。貨物經過令人咋舌的長途跋涉：一座印度吉祥天女（Lakshmi）的象牙雕像——象徵繁殖、財富和吉祥的女神——最後竟出現在龐貝城（Pompeii）不吉祥的灰燼廢墟裡。西元七十九年，當維蘇威火山（Vesuvius）埋葬了這座女神像時，古羅馬貨幣已流通於印度的熱鬧市集，而印度香料的氣味，也飄蕩在富裕羅馬家庭的廚房裡。羅馬人會用胡椒給

他們的睡鼠（dormice）調味，再加上蜂蜜和罌粟籽，便是一道精緻的前菜。㊽

罌粟籽可以種植也可以食用，在七、八世紀期間，罌粟的栽種隨著阿拉伯商人向東移動，至於何時變成在印度廣泛散布，已不可考，但第一本提到罌粟的印度醫學參考書，則出現在西元一〇〇〇年左右。蒙兀兒王朝（Mughal）侵略者鼓勵種植罌粟，印度的歐洲殖民者也是。荷蘭人和英國人發現，鴉片是很理想的貿易貨品，既可以做為帝國財政的來源，也可以做為一種控制勞力的手段，還可以拿來交換香料、絲綢、瓷器和茶葉。「在一個工整的鏡像反射裡，」歷史學家彼得・梵科潘（Peter Frankopan）寫道：「西方人對奢侈品成癮的升高，基本上就是用中國人對吸毒成癮的升高換來的。」㊾

貿易引進了玩樂的點子和物品。下棋是印度西北方在西元六〇〇年前發明的，流傳到波斯、阿拉伯，最後在西元一〇〇〇年左右傳到了歐洲。隨著旅行足跡，下棋也發生了演化，然後在十五世紀末至十八世紀中這段期間，達到了目前在歐洲西洋棋的形式。許多源自於韓國和中國的紙牌遊戲，也隨著貿易路線傳到了歐洲，並在歐洲產生演化，發揚光大。紙牌特別適合賭博，因為比骰子提供了更多組合的可能性，十五世紀發明木板印刷之後，紙牌在歐洲就變得相當普遍，而且經過不斷改良，尤其是在堪稱現代撲克牌故鄉的法國，發明了最早形式的皮克牌（piquet）、百家樂（baccarat），以及二十一點（blackjack）等。㊿

貿易和旅行也傳布了加強快感的技巧。濃縮法和蒸餾法這兩個關鍵步驟，是人們觀察到酒精和其他物質，不會跟水在同一個溫度結冰或沸騰而得來的靈感。西元二九〇年，學者張華報

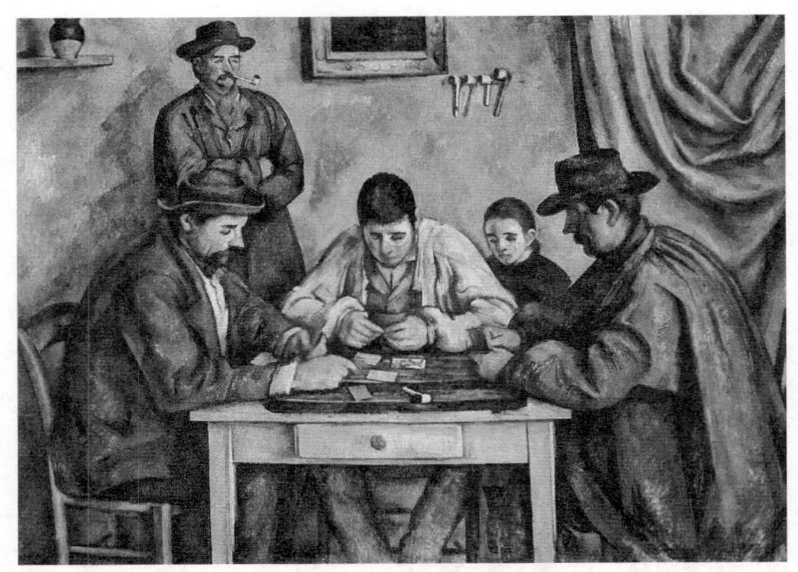

保羅・塞尚（Paul Cézanne）的《玩紙牌者》（*Les joueurs de cartes,* 1890–1892），可以說為世界眾多樂趣的合流提供了最佳寫照。畫中的玩紙牌者，是塞尚父親莊園裡的勞工，莊園在普羅旺斯小城艾克斯（Aix）附近，景象似乎是典型的法國風。然而，紙牌遊戲其實是韓國與中國的發明，菸斗裡的菸草來自土生土長於美洲的植物，玩牌的板子（可能是西洋雙陸棋〔backgammon〕），原本是古代美索不達米亞的一種競賽遊戲，就連平常的橄欖罐子（見圖畫左上角），其內容物則是來自原先只生長於小亞細亞（Asia Minor）的樹木。玩牌者的專注，以及看起來像小酒館的背景，暗示著這是一場不確定賭注下了多少的賭博。

告說，中國寒冷的西部地區，能生產一種保存很久、且效力不凡的葡萄酒（「一個人可以醉上好幾天都不醒」），指的很可能就是一種冰凍凝結濃縮的白蘭地。寒流有時無可避免的，也會帶來一些類似的發現，例如部分解凍的蜂蜜酒或者發酵的蘋果酒，酒精濃度特別高，可以達到六十六度。能夠生產高酒精濃度的蘋果酒，是歐陸的農夫移民到溫帶的北美洲之後，特別樂意闢建蘋果園的原因之一。而因為果園需要授粉，農夫們就把蜜蜂帶了過來，這是北美洲之前沒有的物種。[51]

這些先驅者們還知道如何將水果酒蒸餾成白蘭地。中古世紀早期，歐洲的煉金術士和醫師即已發現，酒精比水的沸騰點要低，而酒精的蒸汽可以濃縮成烈性酒，每一次蒸餾的循環都能增強濃度。大多數的蒸餾都是為了醫學用途。烈性酒是生命之水（*aqua vitae*），雖然有些神職人員認為那是惡魔之水，從而將蒸餾法與煉金術歸類在一起，而煉金術又被當成是魔術。直到十五世紀末期，藥劑師和醫師才得以自由蒸餾，並把醫學用途的烈性酒開成藥給方病患。他們通常會把烈性酒跟醫學草藥、香料混合在一起，背後的理論是這樣的：如果一種食品藥物的本質是好的，那麼多加幾種在一起，自然更好。如果「更多即更好」具有安慰劑的作用，那麼他們的做法大概就是正確的。

他們的問題——到頭來也是大家的問題——便是根本不可能把蒸餾後的烈性酒，永遠只留在藥箱裡。濃度越高，大腦的獎勵越大。雖然官員們一開始也試圖限制，只能使用很小的醫學劑量，但烈酒革命顯然無可抵擋，尤其是在寒冷的歐洲地區與俄羅斯，葡萄栽培對那些地方根本不切實際，人們喜歡威士忌與伏特加，遠勝於從黑麵包和腐敗水果釀出來的格瓦斯淡啤酒（*kvass*）。蒸餾是一個點子，而不是一項物品，隨著印刷的新科技而快速散播。當不識字的寡婦和工匠，看著經驗豐富的蒸餾師們如何操作，學會之後，他們自己就狡猾地也加入貿易行列，帶來了二度擴散。於是到了十七世紀末期，歐洲各國政府就決定不再禁止了，不論用途為何，烈性酒一律要徵稅，開了一個讓國家和釀酒商都能因用度增加而獲利的先例。[52]

用度也真的增加了：法國南部港塞特（Sète）出口的白蘭地，一六九八年是二二五〇公石

（約六萬加侖），到了一七五五年，已提高到六五九二六公石（一七四萬加侖）。正如歷史學家費爾南．布勞岱爾（Fernand Braudel）所說的，烈酒革命發生於十六世紀，整合於十七世紀，普及於十八世紀。而且不只發生在歐洲，墨西哥人學會製作梅茲卡爾酒（mezcal），太平洋群島居民做出椰子白蘭地，捕鯨船員們也都興奮地加入了烈酒革命的行列。53

關於抽菸的知識則是反向傳遞，從美洲原住民族傳給了歐洲人。一個人可以從吸進燃燒藥草的氣體獲得享受，是個令人吃驚且充滿爭議的概念，例如英國沃爾特．雷利爵士（Sir Walter Raleigh）有個僕人，簡直對抽菸這件事太吃驚了，還以為雷利的臉起火了，就向他潑了麥芽啤酒。抽菸在十七、十八世紀席捲了歐亞，儘管教士們極力反對這所謂的「乾醉」（dry drunkenness），有些皇室為了殺雞儆猴也處死了一些人。抽菸的吸引力在於快速、重複的大腦獎勵：吸進的尼古丁，十五秒左右就會抵達大腦的快感迴路，然後一吸一噴快速循環。抽菸也是一種有效的學習模式，就像利用小量而經常性的獎勵來教導動物某些行為一樣，不是等到一段很長的訓練結束以後，再給一份大的獎賞。54

隨著抽菸行為的散播，不同的文化也發明了不同的器具，例如水菸斗，還有各種不同的混合，例如菸草混合了大麻、鴉片、糖、蜂蜜、甘草、香草或香水等等。進入二十世紀之後，英國水手把摻水的烈酒（grog）灑在菸草上，讓菸味變得更濃、更香；但毛利人反其道而行，把菸草加入酒精裡，而且裡面還加了點人的尿液。有位奧克蘭的精神科醫生便說：「一般而言，毛利人自釀的酒很強，而且美味，只要你忘了裡面的內容物是什麼。」這位醫生基於自己的背景方出此言，但對毛利人來說，傳統素材的知識，更能加強飲品的滋味與力道。這是新樂趣在被商人與帝國主義者傳播到全世界之後，成千上萬種當地文化再將這些新的樂趣改變、相乘、強化的諸多方式之一。[55]

哥倫布大交換所引發的烹飪革命，可謂全球本土化（glocalization，亦即全球化加本土化）的典型例證。當地的廚師運用來自世界另一端的食材，變成適合他們口味的菜餚與產品，並獲得在地的認同。印度咖哩包含了墨西哥辣椒；義大利番茄醬原料是來自安第斯山脈（Andean）土生植物的果實；牙買加潘趣加入了蘭姆酒，是歐洲人移植甘蔗之後所得。後來在十九、二十世紀期間，貿易和移民帶來了一陣烹飪復興，使全球在地的創造成為一種世界性的風潮。今天，如果一個城市完全沒有賣咖哩、披薩、蘭姆潘趣酒的地方，那肯定是個極其無聊的所在，而且它們所販賣的這些飲食，某個程度也反映了當地口味和食材的微妙變化。

哥倫布大交換之後的幾個世紀，有時候被稱為同種新世（Homogenocene），也就是一個走向均質化的時代。貿易和移植，混雜了全世界的動植物，使過去一度非常獨特的環境，彼此變得日趨相似。發生在食品藥物莊稼上的命運，也同樣發生在咖啡館、糖果店裡所販賣的加工食品。鄰家藥房變得越來越標準化（apothecary 這個字，原來是 depot，意指倉庫，後來因為藥品買賣的量化，逐漸變成 pharmaceutical dispensary，藥品銷售的意思），到了十八世紀，一名波士頓醫師藥箱裡所裝的東西，跟柏林或貝爾格勒（Belgrade）的醫師，幾乎大同小異。[56]

然而，均質化的過程從未完美，或者完全。對新樂趣的實驗，有由下而上的途徑，也有由上而下。到後來，邊緣資本主義取得了一種企業化的型態，藉著由上而下的發明來主導，或者吸收了由下而上的發明。是史提夫・賈伯斯（Steve Jobs）而不是一個本地的修補匠，來向我們介紹人類文明的下一件大事（Next Big Thing）；不過，還是有足夠的空間供業餘者擺弄。種植大麻的人會根據當地的優先順位及文化傾向，來選擇長纖維、富油脂的種子，或者是振奮精神的樹脂來栽種。在阿富汗，栽種者學會如何滾動、壓碎、過濾成熟的花蕾成為精純的大麻麻醉藥（hashish，或稱哈希）。在墨西哥，當地的發明家躲開了教士和官員們的窺伺，發展出 *Cannabis sativa* 這種毒株，也就是我們今天俗稱的大麻（marjiuana）。㊼

人們也會給進口的產品炮製出新奇的用途，就跟新奇的食品藥物一樣，很容易與既有的東西互相混合。有位十八世紀的日本武士，就用中國的彩花細錦緞、絲綢、鍍金紙帶，歐洲編織的銀絲衣料，以及進口紅染羊毛，做了一件陣羽織盔甲。荷蘭與英國的化學家設計出媒染劑，解決了胭脂染掉色的問題，而那又是墨西哥農夫用動物屍體上的胭脂蟲做成的染料。那位日本武士將交織的世界披在了自己驕傲的肩膀上。㊽

樂趣的貨幣化

日本武士很可能還負債累累；到了十八世紀，菁英們通常都會透過信用或現金取得奢侈品。在帝國體系裡，以物易物越來越被侷限於邊緣地帶：烈酒從北美印地安人處換取毛皮，從東西伯利亞換取雪橇犬隊；琴酒和菸草為歐洲人換取在北澳大利亞捕獲海參的權利。然而在北非及歐亞，遠程貿易的獎品，卻更可能主要以北非貨幣第納爾（*dinars*）、古西班牙貨幣雷亞爾（*reals*），或者其他有價貨幣來進行。

貨幣化的商業行為解釋了幾個發展，首當其衝便是樂趣物品的摻假。貿易商人為了提高自己的利潤，經常在一般的食物裡混雜石灰或泥土，但在藥物、香料、壯陽劑這種有暴利可圖的市場，物品的重量簡直等同於黃金，欺騙更有著無限的誘惑。理論上，中間人可以運用貶低的或造假的錢幣來取得高價物品，但這樣很冒險，因為造假者跟叛徒會面臨同樣的命運（在英國，他們會被綁在木樁上燒死）。除非你遇上的是一國之君，要不然用石膏、明礬或其他容易摻雜的東西稀釋貨物，欺騙買方，還是比較安全的辦法。

稀釋到什麼程度會減低買家的快感或利益，是個見仁見智的問題，正如預期會在何種程度達到渴望的功效。一個中古世紀的好廚師，猶如「半個醫生」，就算用了摻假的食材，還是能夠創造療癒的奇蹟。胡椒和肉桂據傳有壯陽的功效，因此告解者在懺悔時，常要問說他們是否犯了「香料致歉」（spysory）的罪行。我們設想香料能激發性慾，儘管可能摻雜了很多骨灰和碎果殼，但我們只能猜想，卻不能肯定。唯一能肯定的是，歷史記錄裡揭發了諸多花大錢購買劣質食品藥物的情事。㊾

無論是否摻假，在以貨幣為基礎的經濟體系裡，食品藥物變便宜了。貨幣簡化了交易，透過花費使收入倍增，讓銀行和信用變成可能，藉以資助早期現代歐洲帝國的商業投機活動，以及海外的農場與林園開發等。藉以資本主義和帝國主義的彼此糾纏，旋即又加上了科學與工業，使奢侈品流通量的提高勢不可擋，直到這些東西不再是奢侈品為止。在莎士比亞時期的英國，兩磅糖漬水果的價錢，可以買站票去看他六十場的戲；一個世紀之後，在一七〇〇年，英國的男男女女平均一年可以消費四磅的糖；到了一八〇〇年，這個數字提高到十八磅，很多都是用湯匙加到了茶裡去，而茶在過去，曾一度是有錢人才能享受的飲品。德國人比較喜歡咖啡，到了一七四三年，任何大城小鎮都見得到。在愛爾蘭，烈酒的消費，尤其是威士忌，在十八世紀提高了七五〇％，同一時期的人口增加僅達五〇％。全歐洲沒有一個地方不見菸草。從美國乞沙比克（Chesapeake）出口的菸草，一六二〇年約為五萬磅，到了一七七〇年代，提高到年年都達一億磅，但同時產地價格卻不斷下降，從每磅十幾便士跌到每磅兩便士。⑥⑩

菸草和其他商品價格的下跌，並非立刻發生。從一五四〇年代到一六四〇年代，西班牙的新世界礦坑帶來了長期的通貨膨脹，銀幣大量湧現市場，從阿姆斯特丹到福建，為房屋、銀行、稅捐機關計價。沒有土地的農民因為買不起麵包而餓死，更遑論買糖。但同樣的銀流卻也刺激了亞洲奢侈品的貿易，特別是中國，銀元在那兒本來就被當成貨幣在流通，遂成為西方渴求的一項進口物品（於是有了後來所謂的「種」銀子，也就是用鴉片代為處理收支平衡的問題）。在歐洲，通貨膨脹總算在十七世紀下半葉緩和了下來，十八世紀期間，貿易量的增加，尤其是食品藥物的貿易，讓一般人也都能取得曾經一度充滿異國情調的物品，從而帶來了人類如何經驗這個世界的革命性後果。⑥①

最後，貨幣和商業版圖的擴大，改變了人們對社會制約的看法，包括那些反對銷售有害或成癮產品的限制。道德和宗教的約束鮮少能夠有效實行，但至少它們在本地化、面對面的經濟體系裡，能夠發揮一些效力。到了貨幣化、全球化的經濟環境裡，人們可以販售看不見的物品，給看不見的遙遠土地上看不見的顧客，藉此圖利，此時道德與宗教已再無作用。金錢是奢侈陷阱的終極例證，這項呂底亞人的發明，讓遙遠的陌生人藉此建立彼此交易的信任感，而它做為一種交易的媒介與方法，已經越來越無可取代。只是，這種信任感並不是投資在陌生人或任何人身上的，而是投資在金錢上，以及金錢的可獲取性，即使為了獲取金錢，可能需要付出損害他人的代價。邊緣資本主義——其型態在十七、十八世紀之交即已開始浮現——便是等在這陷阱底下的那張血盆大口，突然閉了起來。㉒

第 2 章
大眾娛樂

Mass Pleasures

一八九九年，有位名叫皮耶・路易斯（Pierre Louÿs）的法國作家出版了《新樂趣》（*A New Pleasure*）一書，故事敘述羅浮宮買下一位古希臘名妓的葬禮紀念碑之後，這名女子的幽魂就在巴黎四處飄蕩。一天晚上，女主人翁卡莉斯托（Callisto）巧遇一名詩人，她向詩人抱怨城裡單調的房子，以及所有乏味的巴黎人，因為他們全都及不上她的博學、美麗與異國魅力。為了證明自己，她跟詩人上了床。卡莉斯托表示，兩千年過去了，居然沒有一點享樂上的精進，現代娛樂比起她記憶中的各種歡愉情事，簡直蒼白無比。

於是詩人遞了根菸給卡莉斯托。「你也是喜歡沉浸在這種古怪活動的人之一呀？」她問。「每天六十次。」詩人答。卡莉斯托很好奇地吸了一口，沉默了。她撫摸著手裡的那盒菸，然後「緩緩地，用呵護至愛珍寶那般的小心翼翼」，把香菸置放在她臥著的身軀旁。①

熱中於尼古丁，晚年也熱中於嗎啡、古柯鹼及香檳，路易斯享年五十五歲，據說臨死前還讓他太太為他點上了最後一枝菸。他的墓誌銘上應該要寫「死於新樂趣」。誠然，他那則有關卡莉斯托的故事，背景設定於一八九三年，可以用好些個不同的方式來演示美好年代（Belle Époque）的新樂趣。故事敘事者可以不遞菸給卡莉斯托，而是帶她去逛一趟樂蓬馬歇百貨（Bon Marché），看看大量展示的東方地毯、香水、平紋皺絲織禮服，以及出入任何娛樂場所都能穿的服裝。領先全球的百貨公司，猶如資產階級消費者的天堂樂園。對於不只想要逛街購物的人們，公司管理階層還提供了歌劇音樂會與自助餐飲，包含酒、甜點和烤牛排。烹煮這些菜餚的廚房，平均每天得出餐五千份。②

如果敘事人從享樂者的上層世界跳脫出來，進入底層，他可以帶卡莉斯托去聽巴黎成千上百的咖啡館音樂會（*cafés-concerts*），煙霧瀰漫的夜總會裡有奇異的飲料，熱情的音樂，時髦做作的舞者，粗魯無禮的喜劇，還有後台的幽會，應有盡有。他還能帶卡莉斯托去紅磨坊（Moulin Rouge），將她介紹給畫家亨利・德・圖魯茲—羅特列克（Henri de Toulouse-Lautrec）。亨利是紅磨坊的常客，為穿著透明內褲表演的康康舞明星路易絲・韋伯（Louise Weber）創作了一張平版印刷畫而成名。韋伯跳舞的時候，畫家或許可以為卡莉斯托點上一杯加了糖的苦艾酒——這種大量生產，能夠製造輕微幻覺的酒精飲品，十年之間的銷量竄高了將近三倍。如果畫家決定點個比較不那麼平常的飲料，或許他會混調一份客製化的雞尾酒，調酒是如此強烈，曾讓同儕畫家愛德華・維亞爾（Édouard Vuillard）和皮耶・波納爾（Pierre Bonnard）都喝暈了。如果圖魯茲—羅特列克看上了卡莉斯托——他特愛拈花惹草，患有梅毒兼酒精中毒——說不定他會帶名妓去拜訪自己的攝影師朋友保羅・賽斯考（Paul Sescau），以拍攝性感的人像照而聞名。一八九三年時，巴黎是情色攝影的世界中心，也是色情工業蓬勃發展的大本營。

拜奧古斯特與路易・盧米埃（Auguste and Louis Lumière）兄弟倆之賜，電影於一八九五年在巴黎問世，兩兄弟在里昂（Lyon）拍攝了工人們離開工廠的畫面。一年之後，在巴黎另有一部不那麼無邪的電影問世，歐仁・皮魯（Eugène Pirou）和亞爾伯特・克希納（Albert Kirchner），拍攝女演員路易絲・維麗（Louise Willy），在虛構的新婚之夜寬衣解帶。《洞房夜新娘》（*Le Coucher de la Mariée*）造成偌大轟動，皮魯和克希納應邀去很多地方放映他們的片子，包括尼斯（Nice）的賭場。正嶄露頭角的電影傳奇人物喬治・梅里愛（Georges Méliès），是電影廣告的先驅，還有查爾斯・百代（Charles Pathé），後來將電影工業化，也都搭上了脫衣舞孃的列車，共同創造了一種新的、傷風敗俗的電影類型——辣味角色的誘惑鏡頭（*scènes grivoises d'un caractère piquant*）。③

無論奇異或溫馴，巴黎美好年代的諸多逸樂，都被一個世紀以前難以想像的各種方式，大力提倡且普及化了。巴黎人在任何地方看到的都是廣告，從柏油路上的模板印刷，到屋頂上的廣告看板，廣告看板上提供攝影師的服務。攝影師同業公會在十九世紀中業以後欣欣向榮，因為很多人都喜歡拍攝當時最流行的參觀紀念照（*cartes de visite*），一種便宜的人像攝影，印出來鑲在小卡片上。到了一八九〇年代，變成插圖雜誌的天下，因為開始有了廉價紙張以及半色調（helftone）相片，所需價格比木板印刷便宜許多。一八九九年七月時，第一張彩色的半色調相片出爐了，在《巴黎畫報》（*Paris Illustré*）上，刊登了新近完成的艾菲爾鐵塔（Eiffel Tower）。那些想要邊喝酒、邊欣賞這座紀念碑的人們毋須走遠，到了一八八〇年代末期，巴黎已有三萬家飲酒場所，是一七八九年革命期間的十倍之多。其中很多是美式風格的酒吧，有著鍍鋅的櫃檯，以及成列的酒精飲品。④

那些酒吧裡，有一位常客是旅外作家海明威（Ernest Hemingway），他在一九二六年出版了《太陽依舊升起》（*The Sun Also Rises*）。小說裡有好幾位酗酒的人物，其中之一是蘇格蘭人麥克・坎伯（Mike Campbell），說他以兩種方式走向破產：「逐漸的，然後是突然的。」同樣的說法，也可以用來形容人類如何擴張他們的娛樂選項。雖然數千年來，人們不斷在發現、發明、精進、買賣享樂之道，但真正的大眾市場，一直到一六六〇至一八〇〇年間才發展起來，漫長的十八世紀玩樂史。隨著科學與工業的進步，帶來技術與都市化的相關改變，樂趣民主化的腳步在十九與二十世紀再度加快，就連路易斯或海明威所居住巴黎的最貧窮區域，也都有晨間的賽馬報，煙霧繚繞的咖啡館，還有以公升為單位來販賣的劣質酒。至於那些生活比較優渥的人，則可以在家裡招待賓客，用雕花玻璃酒瓶斟上有水果香味的烈酒。⑤

社會歷史學家常在問，上層階級之外的人們是何時、又如何變成了消費者，忠實地「購買、展示、享受顯然非必須性的物品與商業服務」呢？他們集體的結論是，早在工業革命之前的十七、十八世紀，西方的消費主義就已經發展得很完善了！一七四三年，當德國人驕傲地用瓷杯喝著咖啡時，他們就已經是消費者了，繼之而來的工廠、都市、百貨公司和廣告等發展，只不過創造了更多消費者而已。雖然樂趣的歷史和消費主義史截然不同，而且起源更早，但兩者在同一時間加快腳步，顯然並非純屬巧合。⑥

隨著十八世紀末期與十九世紀的工業化進程，發展的腳步變得更快，先是在英國，很快就擴散到全歐洲、北美洲和日本，企業家和政府擷取各種科學、技術、能源和財務上的突破，將製造業、交通運輸和傳播全面革新。快速發展的城市變成大眾生產與消費的中心，同時也是移民、行政和貿易的樞紐。問題是，正當從工廠和倉庫流出來的貨物將全世界的享樂景觀同一化之際，這些城市同樣也變成了惡習與成癮的溫床。

在美國作家山繆・克萊門斯（Samuel Clemens）（也就是馬克・吐溫〔Mark Twain〕）的自傳裡，描寫了他叔叔在密蘇里州佛羅里達的鄉村商店，就位在克萊門斯一八三五年出生的小村莊裡。這家商店相當樸實，架子上擺了幾卷厚棉布，櫃檯上陳列著鹽、鯖魚、咖啡、火藥、鉛彈和乳酪，櫃檯後面放了幾桶紐奧良的糖與糖漿，以及當地的玉米酒，取用方便。「如果某個男孩買了價值五分錢或十分錢的任何東西，」克萊門斯記得，「他就可以從桶子裡拿走半個手掌大的糖；如果某個女人買了幾碼的棉布，除了一般的免費贈品之外，她還可以獲得一個線軸的絲線；如果某個男人買了鮮奶油鬆糕，他就可以隨心所欲地來一管菸或吞下一大口威士忌。」如果他喜歡雪茄，他可以買那種三十分錢一百枝的，「可是很少人願意花錢買，因為在這個種植菸草的鄉間，抽菸斗不用錢。」⑦

儘管東密蘇里土壤肥沃，雨量充沛，但那家鄉村小店的慷慨贈品絕不止於豐收的作物。如果沒有蒸汽船——年輕的克萊門斯將來還當上了蒸汽船的駕駛員——那些咖啡、糖、糖漿，根本不可能那麼便宜地就駛過密西西比河。在一八一五和一八六〇年之間，往河上游的交通價格降低了至少十倍，往河下游的價格降低了四倍，其結果是打造了全國性的市場，使密蘇里的商店也能銷售麻塞諸塞州製造的棉布。⑧

免費奉送的威士忌很可能來自當地，但它的價格也一樣下滑了，所以早在很久以前，威士忌便已取代了蘭姆酒，成為普及全國的烈酒。新的發明，像是蒸餾器這樣的設備，利用熱傳導和不間斷的麥芽漿來節省燃料與人工，還有蒸汽蒸餾提供快速均勻的加熱，能做出更好且更多的威士忌。早在一八二三年，釀酒商便打造了一條通往美國專利局之路，號稱每八英制加侖的產量可得一加侖威士忌，比上一代產品多出兩到三倍，唯一沒變的是橡木桶，據說可以增強陳年威士忌的味道。可是連這個受到尊敬的傳統，後來也因為要撙節開支而被揚棄。透過所謂的精餾器把原酒變「陳年」的辦法，便是摻入焦糖、梅子汁、硫酸、胭脂蟲、硫酸銨，以及其他各種可以佯裝顏色與味道的配料。⑨

每個地方的造酒廠都想方設法精打細算。墨西哥的傳統，需要在地窖裡烤龍舌蘭，這是製作普逵酒（pulque）、梅茲卡爾酒、龍舌蘭酒（tequila）的基本材料。十九世紀末期，為了應付越來越多的需求，他們建造了磚窯，後來又改建像火車頭那麼大的蒸汽高壓釜。其他的當地發明（例如煤炭濾清）以及進口的技術（例如加熱麥芽漿的設備等），都以更低的價格釀造出更好的飲料。這在俄羅斯造成了格外戲劇化的結果：被契約束縛的農民以賤價售出釀酒原料，然後要支付比生產成本多出一百倍以上的高價，才能有權喝到課稅極重的烈酒，堪稱史上以醉酒為基礎，最腐敗卻又維持最久的剝削制度。⑩

十九世紀期間，人們普遍把飲料分成「工業」飲料（像琴酒和伏特加），以及「自然」飲料（像葡萄酒或啤酒）。中間的區分其實有點牽強，尤其當葡萄酒商開始給葡萄酒進行巴氏殺菌（pasteurizing），啤酒商開始把啤酒做成罐裝之後。不過我們可以了解當時人們的想法，因為真正的故事——亦即真正的憂慮——來自於機械化蒸餾器裡湧出來洪水般的烈酒。從一八二四到一八七四年之間，英國人口增加了八八%，啤酒銷量增加了九二%，差不多算同步，但國產的烈酒銷量卻劇增至二三七%，國外的烈酒一五二%，葡萄酒二五〇%。⑪

後面那兩個有關進口烈酒和葡萄酒的數據，反映了船運成本的降低。原本屬於在地或區域性的商品，例如甜菜根糖，到十九世紀最後四十年裡，已經成了全球性的。鋼造大船停在漢堡（Hamburg），卸下來自熱帶的經濟作物，裝上由德國精製技術配合波蘭勞工製造出來堆積如山的糖，然後經由蘇伊士運河（Suez Canal），航向印度與中國。做為最早將蔗糖用於藥典及烹調的文明之一，印度和中國自然成為歐洲大量傾銷精糖的目的地。⑫

從一八三〇到一八八〇年之間，跨越大西洋的航運價格掉了一半。到一九一四年，再掉一半。十九世紀下半葉，蒸汽船的平均尺寸和速度雙雙倍增。到了二十世紀初，五天的跨大西洋航程已是家常便飯。威廉・霍斯德（William Halsted）是個衣著時髦的美國外科醫生，會把他的正式襯衫送到巴黎洗滌，據傳潘迪・莫迪拉・尼赫魯（Pandit Motilal Nehru）——未來印度首相的父親——也利用蘇伊士運河做同樣的事。比較沒那麼潔癖的人，會用蒸汽船裝滿琴酒，運到非洲殖民地去。在一九〇〇至一九一〇年間，黃金海岸（Gold Coast）的烈酒進口量提高了五〇%，南奈及利亞（Nigeria）則提高超過百分之百。⑬

在沒有港口或河流的地區，蒸汽火車負起了運貨與載客的任務，同時縮緊了大都會對奢侈品胃口的管控與餵養。H・G・威爾斯（H. G. Wells）曾在一九二六年描述普羅旺斯的農夫砍倒橄欖樹，將它們扭曲的樹枝丟進熊熊烈火裡的情景：

> 這些農民們似乎都為茉莉花而放棄了橄欖樹，而他們栽種茉莉花，是為了格拉斯（Grasse）的香水工廠，其目的只是在服務巴黎、倫敦和紐約那些轉瞬即逝、不穩定的奢華世界。時尚氣味的改變，或者某位化學家天才的發明，就可能讓這些花農的利潤一筆勾銷，到時候這些小山坡就會出問題了，因為這些橄欖樹一旦消失，就永遠消失了……
>
> 這個鄉村的命運，看起來彷彿自給自足，但在我看來，是依賴著巨大的消費中心；那些隱藏的小小鐵軌，就像來自都市的輸送管線，汲走了所有當地的自主權。此地的農村生活，已經在暗地裡祕密地、完全地被巴黎征服了。

或許有人會說，至少他們還不至於像疲憊不堪的越南人那樣被征服；有錢的巴黎人在開車途經格拉斯到尼斯的途中，如果輪胎破了，所需的橡膠都是靠越南人收集而來的。在一個持續被殖民的世界，以蒸汽、鋼鐵和纜線彼此連結，熱帶地區仍是一個龐大的倉庫，供主人們為了追求享樂而洗劫一空。[14]

在《凡爾賽合約的經濟後果》（*The Economic Consequences of the Peace*, 1919）一書中，凱因斯（John Maynard Keynes）比較了一八七〇年與一九一四年的歐洲，前者是個小大陸，是一些大致上自給自足的國家經濟的結集，但到了一九一四年八月，卻已是一個全球性的歐洲。在新歐洲，凱因斯寫道，中產與上層階級能夠以「最低的價格，最少的麻煩，享受便利、舒適和各種生活設施，超乎其他時代最富裕、最有權力之帝王的範疇。倫敦的居民可以一邊在床上啜飲早茶，一邊透過電話訂購來自全球的各種產品，下訂他所需的數量，然後合理期待這些東西將會儘快送達他的門口。」如果想要旅行，輕而易舉即能訂好「便宜又舒適的交通工具，到任一個國家或氣候，且毋需護照或其他手續。」他甚至不需要知道當地的語言或風俗習慣，只要有現金，就足以應付各項所需。⑮

凱因斯筆下的歐洲黃金時代是一八七〇到一九一四年，代表了現代全球化的第一個階段，隨後在二十世紀末期，時值戰爭、革命、經濟蕭條和更多戰爭之後的空窗期，第二階段再度啟動。兩個階段的全球化都促進了惡習的散播。邊境可以被滲透，違禁品可以被掩藏。一家法國公司的廣告說：「在謹慎考慮的情況下」，可以讓德國的醫師和藥劑師收到他們一般收不到的郵件。於是一位德國醫生詢問說，這個委婉的說法是否包含嗎啡在內？是的，對方回答道。當廠商一直沒有收到訂單時，醫生又收到了第二封信，廠商主動為藥品打了對折。⑯

全球化使許多較無爭議性的物品變得普及了：新加坡人運送罐裝的鳳梨；義大利人運送沙丁魚。休閒娛樂也搭上了全球的浪潮。一九〇七年，夏威夷出生的小喬治．弗里斯（George Freeth Jr），給來訪的小說家傑克．倫敦（Jack London）講了一堂衝浪的古老運動史，說是喀爾文教派（Calvinist）式微之後又重新興起的。傑克．倫敦雖不是喀爾文教徒，卻感到非常興奮，給一份暢銷的美國雜誌寫了一篇輝煌的簡介，以及一封給弗里斯的介紹信，弗里斯那時正想要訪問加州。當他抵達美國西岸之後，弗里斯開始在一大群人面前展示衝浪，吸引了當地記者的注意。弗里斯後來以加州水手及救生員為業，持續表演衝浪到一九一九年，直到另一個國際旅人——流感病毒——要了他的命。雷東多海灘碼頭（Redondo Beach Pier）有一座弗里斯的雕像，紀念這位水上運動的佈道者。⑰

衝浪，如同裝飾性紋身與吸食大麻一樣，是一種由邊緣擴散到全球性系統核心的行為。然而比較典型的，是由工業中心散播到邊緣的新樂趣。自從在巴黎放映了他們的第一部電影之後，兩年之內，盧米埃兄弟派了很多訓練有素的操作員到各個城市，從瑞典烏普薩拉（Uppsala）到澳洲雪梨，觀眾盯著沙皇尼古拉二世（Czar Nicholas II）加冕典禮的壯觀場面，看得目瞪口呆。四年之內，他們也到北京和東京放了電影，至於那些無法在臨時湊搭的銀幕上看見的影像，則能透過書籍和插圖雜誌來細細瀏覽。「十九世紀的新奇事物，」歷史學家尤根・歐斯特哈默（Jürgen Osterhammel）寫道：「便是媒體的傳播，讓人們可以在遙遠的距離之外，跨越文化藩籬傳遞新聞，使他們對遙遠土地上所產出的概念和工藝品感到熟悉。」

但這個過程並不對等；關鍵概念和工藝品多來自社會學家所謂的「參考社會」（*reference societies*）。中國一度是個偉大的參考社會，是日本、韓國、越南各國文化信號的來源，對中東人和歐洲人來說，也是諸多時髦物品的出處。但到了十九世紀末期，最重要的參考社會都在西方：英國和法國，接著是德國和美國。能說英語或法語的非西方菁英，深深受到他們的影響。

無論莫迪拉．尼赫魯是否真的曾把襯衫送到巴黎去洗滌，但是他蓋游泳池、網球場，並且真的把老成持重的兒子送到劍橋去研讀科學。⑱

機率所帶來的樂趣

一個世紀之後，或許尼赫魯會把他的兒子轉而送去美國讀大學，美國正是第二階段全球化具主導地位的參考社會，也是樂趣創新無可置疑的領導者。不過，現代很大一段時間，那個頭銜主要還是在西歐社會。歐洲人發明了交響樂，歌劇，公共美術館，工業釀造，美食餐廳，奢華飯店，百貨公司，電子震動器，生物鹼，合成製藥，皮下注射器和一次用量的針劑，無線電發報台，雞尾酒會，天體營，圖畫明信片，立體畫，汽車與賽車，還有全世界最受歡迎的體育運動等。各個帝國，尤其是大英帝國，散布了比賽遊戲如足球、板球和橄欖球，其中每一項都是三面兼顧的休閒活動：是紀律所帶來的樂趣，能夠製造心流；是一種可以下賭注的工具；也是一種複雜的精彩演出，可以提供認同、友愛，以及用內行人語言鬥嘴的滿足感。⑲

從「樂透」（lottery）、「賭場」（casino）（日語中的 kajino〔カジノ〕）等詞出現在世界語言的頻率之中，即可見證歐洲人賭博發明的散布之廣。十七世紀中葉以前，博弈是業餘者熱中的一項社會活動，但經常遭騙徒所愚弄，也是巴洛克（Baroque）類型畫家喜愛的題材之一。要當一名職業賭徒，就是要當騙子，因為沒有人可以那麼幸運，能從純靠機率的遊戲裡獲得固定收入。劇烈遊戲所帶來的爭吵，加上酒精的刺激，以及巨額損失的失望，難怪賭博會招致暴力的惡名。

後來數學家們把統計學順序帶進了賭博中。吉羅拉莫・卡爾達諾（Girolamo Cardano）一六六三年的《論賭博遊戲》（*Liber de Ludo Aleae*），在他死後才問世，是討論博弈機率的先行研究。經過多位早期現代數學家的改良——帕斯卡（Blaise Pascal）、費馬（Pierre de Fermat）、惠更斯（Christiaan Huygens）、德蒙馬特（Pierre Rémond de Montmort）、伯努利（Jakob Bernoulli）和棣美弗（Abraham de Moivre）——我們終於能夠精確估計所有博弈遊戲的各種機率。知道了機率大小，以及如何調整（例如在賭輪盤上多加兩個零），就可以讓職業賭徒誠實參與賭局，但同時又可能合理地贏得報酬。雖然「莊家優勢」無法杜絕詐欺，但確實減低了詐騙的誘惑。

政府和企業家會利用樂透和賭場取得莊家優勢。樂透是歐洲及其殖民地——包括清教徒麻塞諸塞州——用來資助公共與慈善工作的手段之一，很受民間歡迎。一七五六年，殖民地的地方議會授權哈佛學院（Harvard College），用樂透彩券來資助興建宿舍，這項計畫從一七七二年開始執行，但一直到美國獨立戰爭（Revolutionary War）結束很久以後才得以完成。那次戰爭最顯赫的經濟受害者，是喬治・華盛頓的隨從參謀菲茨休（Peregrine Fitzhugh），本想組織私人樂透來重整家庭財富，但他跟老同袍們聯繫，要他們購買彩券，結果只變得像是具有紳士派頭的乞討而已。⑳

相較之下，十七至十八世紀間在歐洲各地湧現的賭場，就全是生意經。最原始的是威尼斯設於一六三八年的樂都特（Ridotto）（編註：義大利語，一種源於歐洲的社交娛樂場所），奠定了賭場內有多種賭賽的基本規格，包括加快遊戲進行、延長營運時間，以及提供令人眼花撩亂的多樣化餐飲，從咖啡、巧克力到美酒、乳酪等等。另也提供性愛冒險：風流男子卡薩諾瓦（Casanova）便是樂都特的常客，當他在法羅牌（faro）桌上贏錢的時候，就會給僕人們小費，並送給小姐們各種禮物。

追逐享樂的有錢大佬們愛去的溫泉鄉，是開設賭場的最佳所在，通常都由當地的領導人發給執照，開徵稅捐。以花園、劇院、高檔時裝店而聞名的巴登巴登（Baden-Baden），也因為毀了許多強迫性賭徒而惡名昭彰，包括賭輪盤的狂熱信徒如杜斯妥也夫斯基，到揮霍無度的領袖如威瑪一世（Wilhelm I），即德國黑森州（Hesse）的領主。由於賭場和任何形式的豪賭都能帶來災難性的後果，尤其是對貴族們的財富而言，於是統一的國族在十九世紀開始限制或嚴禁賭場，先是法國，接著是德國，都採取嚴厲手段壓制，這也是為什麼小小的公國摩納哥，能夠在賭博世界找到立足點的原因，而且在一八六八年，摩納哥的鐵路通了，使之成為歐洲富人最主要的冬季遊樂場，他們可以乘坐火車的頭等艙和豪華車廂前來。

當他們離開摩納哥時，荷包空虛了許多。「世界各角落的黃金流入，使M．法蘭索瓦．寶龍（M. [François] Blanc）——現今遊戲桌的特權獲許者——能夠實現當初他在獲得特許之際，對王子及其人民所做出的承諾。」一位《倫敦時報》的特派員在一八七三年寫道：

從那時候起，王子就取消了所有的賦稅。這個陽光普照的幸運國度，讓來自其他國家的蠢蛋前來貢獻財富。此童話場景裡，在綠桌布上留下了幾乎是最後一法郎的訪客，當他轟掉自己的腦袋以前，可能會在寶龍先生所建造的飯店裡，用最合理的價錢點一份精美晚餐。因為在這裡，這位有遠見的投機客，每年砸下八千英鎊，以便讓賭客們沒有理由抱怨飯店所提供的物品的價格。為了突顯成千上百種誘惑的魅力，每一個細節都照顧到了。這裡有優秀的樂團演奏著最美妙的音樂；有久經世故的輕佻妓女在賭場內外穿梭，她們制式的微笑伴隨著金幣的叮噹聲，被賭檯主持人耙進銀行的財庫。

諸如此類。奢華，美麗，令人放鬆無警覺，蒙地卡羅（Monte Carlo）就像個燻了香的大網，以完美結合的激情淹沒理智，從而吞噬了「自願上鉤的受害者」。㉑

相形之下，底層市場的賭博則越來越機器化。投幣式賭博機發明於一八九八年，很快就風靡各地。先是機械式的，接著是電子化的賽馬賭金計算牌，讓賽馬場操作者可以有效集中派利分成的賭注，計算賠率，然後付款給贏家——當然是在扣除他們的佣金之後。雖然賽馬跑道的數量下滑了，但電報式的賽馬播報，讓各個撞球間變成了投注者的天堂，賭馬的人數反倒增加了。一般賭徒經常聽得入神，幻想他們下注的馬匹在千里之外飛馳奔向終點。「男女老少大聲嘶喊，給他們的馬匹加油，興奮歡呼，手指噠噠作聲，跳上跳下。」一位美國觀察家寫道，「他們彷彿以為自己就在賽馬場上。」㉒威廉・F・「比爾」・哈拉（William F. “Bill” Harrah）

找到了另外一種讓賭博普及化的興奮方式。一九三七年，哈拉從加州搬到內華達州（Nevada），在那裡，他從賓果遊戲場，進到了雷諾（Reno）及塔霍湖（Lake Tahoe）的賭博俱樂部。跟寶龍一樣，哈拉是設定與布置大師，懂得利用期待與氛圍來加強顧客的滿足感。他發現那時的賭場，不是上流社會就是底層人士才會涉足，顯然還可以試圖吸引那些渴望享受異國風情假期的中產階級男女，不過首先他必須克服他們的顧忌。他壓制了賭桌兩頭的騙徒，招聘表演娛樂界的明星、熱誠接待的女服務生，然後製作全國性的廣告，淘汰了舊的同義詞，把賭博改稱為「遊戲」，做足了噱頭，讓大開眼界的訪客們覺得自己重要且受寵，但絕不下流。「因為這裡有音樂——『噢，哇！這是個好地方！』」哈拉回憶道，假裝成一名顧客的口吻說。「也許男的想要玩，但女士一點興趣也沒有，可是因為有著一點音樂，她就可能樂意待久一點，所以這是個好生意。」㉓

包裝所帶來的樂趣

寶龍的蒙地卡羅賭場與哈拉的內華達俱樂部，除了莊家優勢以及解除禁忌的酒類之外，還有一個共通之處，亦即他們是在一個單一的享樂環境裡，同時結合了無懈可擊和可能敗壞風俗的雙重娛樂。這個概念本身並不新鮮：莎士比亞的河畔（Bankside）有妓院、觀熊場（bear pits），以及茅草屋頂的劇院；人們造訪京都的「浮世」（floating world，編註：指日本江戶時代的合法紅燈區），在河邊用餐，享用清酒、菸草、鮮魚、弦樂，以及調笑的藝伎。寶龍和哈拉與眾不同之處，在於他們操作的規模，設計的程度，以及對細節無所不用其極的用心。寶龍表明，他的旅館必須「超越任何既有的建築，甚至包括羅浮宮酒店（Hôtel du Louvre），或是巴黎大酒店（Grand Hôtel）。我要人們對摩納哥酒店（Hôtel de Monaco）讚不絕口，直到這種口耳相傳變成最有效的廣告。」哈拉也追求同樣的目標，因此當他發現看起來不對味時，寧可把酒吧的金葉子全部刮掉。他在旅館的套房內全都設置兩套衛浴，因為他認為這樣可以增加格調，並且能讓剛剛抵達的伴侶們儘快進到遊戲樓層。㉔

哈拉從不缺席自己的宴會，當他在一九七八年死於心臟疾病時，享年六十六歲，歷經過七段婚姻且菸酒不離手。在他有生之年，親眼目睹了精雕細琢、經過道德美化的娛樂聖地——拉斯維加斯（Las Vegas），還有其他掃光訪客口袋裡金錢的賭城均已被視為常態。哈拉風格的賭場渡假村，可以說是十九世紀末、二十世紀初一個重要風潮的最佳寫照：將不同的樂趣混合後，以誘人的包裝行銷給廣大受眾。

最誘人的混合，來自於可以加強大腦獎勵的東西，無論是透過環境的設計或是產品的改進。冰淇淋本就難以抗拒，因為它混合了糖、脂肪和鹽，添加了脆脆的巧克力及水果之後，誘惑力更大了！土耳其水菸的進口商告訴顧客，添加一兩滴香水，會讓菸味的香氣更怡人；酒保還會添加更多東西。比爾．威爾森（Bill Wilson）是匿名戒酒會（Alcoholics Anonymous）的共同創辦人，一九一七年時，他發現自己所喝的第一杯酒並無任何特殊之處，只是一杯佐餐的普通啤酒而已，但在另一個晚宴上，有人遞給他一杯布朗克斯雞尾酒（Bronx Cocktail）——一種混合了琴酒、甜乾苦艾酒，以及橙汁的美味飲料——讓他彷彿置身天堂。[25]

歷史學家經常忽略了混合的重要性，因為他們的工作往往著重在某種特定的樂趣、惡習，以及某個特定時代與社會的成癮。然而活在那些社會的人，並非一次一種或者單獨分開去經驗那些相乘的樂趣，而是在商業環境下加總經驗。酒吧和酒館主人要競爭生意，於是提供顧客菸斗抽菸；免費或招待的鹹味食品，好讓客人們口渴；還有無聲電影供酒客娛樂。戲院老闆們就用聲音招徠觀眾看電影，讓演員在銀幕後方唸對白，彈奏鋼琴增加音樂效果，合聲女子伴唱，音效人員製造各種踢踏聲響。[26]

在一八八〇與一九一〇年之間，這個世界充斥著歷史學家蓋瑞．克洛斯（Gary Cross）與羅伯．普洛克特（Robert Proctor）所謂「包裝帶來的樂趣」，這些都是技術新穎、完備、融合之後，針對大眾市場的產品，為快速命中的消費者文化奠下了根基。電氣化的遊樂園，融合了經過包裝的幻想，以俗豔的裝飾、刺激的遊戲飛車，讓大眾眼花撩亂；留聲機包裝了聲音；照相機包裝了視覺，然後以引人入勝的手法加入編輯、投射、音樂等輔助工具。電影《波坦金戰艦》（*Battleship Potemkin*, 1925）片中的組合，是如此強而有力，導致艾德蒙．梅塞爾（Edmund Meisel）的作曲被禁，指控它增強了電影的革命主題。[27]

最小的包裝，也就是機器生產的香菸，混合了攪碎的菸草、調味劑和保濕劑，創造出廉價、成癮、普及全世界的產品，不分階級與職業，作家跟王室都可能抽香菸。在開羅，殯儀承

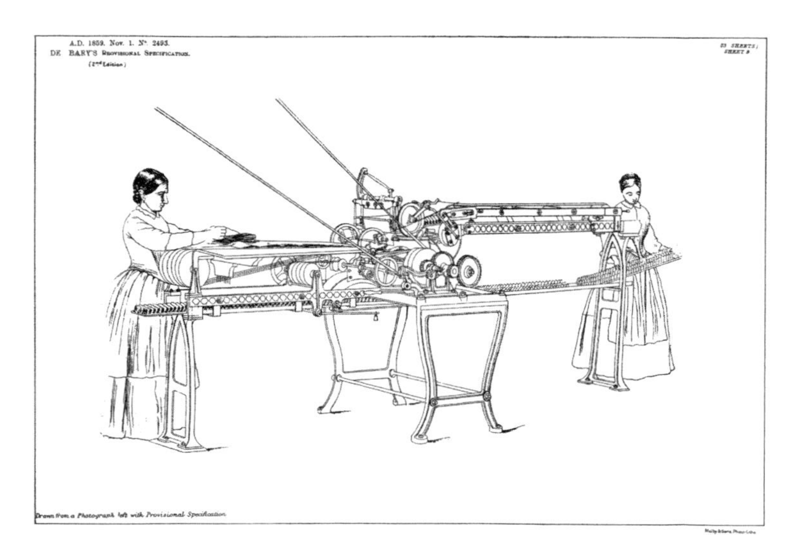

蒸汽機加廉價原料加廉價勞工，等於大眾市場的娛樂，同時就菸草而言，還等於大眾成癮。這張英國專利草圖，申請於 1859 年，顯示了加工的菸葉如何被「無盡的帶子」壓縮、包裹，然後被捲成雪茄。1881 年，美國的詹姆斯·邦沙克（James Bonsack），收到了另一個蒸汽引導的設計專利，可以噴出無盡的烤乾紙菸筒，旋轉刀葉每分鐘能切出 200 根菸。到 1930 年，改良過的德國機器模型，每分鐘能噴出 1800 根菸。

辦人會把賣香菸當成副業；埃及商人喜歡送香菸給顧客，為預先達成生意上的協議鋪路。[28]

販賣機是包裝的包裝，在大西洋兩岸始於一八八〇年代。在英國，這些機器賣的是郵票；在美國，賣的是什錦水果（Tutti Frutti）口香糖。能夠調整販賣任何小型、固定尺寸及價格的物品，販賣機很快就被用來陳售各種東西，從巧克力糖到看歌劇用的望遠鏡不等。它也被稱作「投幣機」，因為顧客們必須把硬幣放進一個卡槽裡，一開始跟惡習是沒有關聯的。販賣機提供了匿名的便利，沒有職員或雜貨店員目睹採購的行為。[29]

當投幣機在一八九〇年代被用

來賭博之後，就失去了它們的純真，變成了吃角子老虎機。「幾乎每個酒館裡，都看得到一台到半打這樣的機器，從早到晚都有一群玩家聚集在四周。」《洛杉磯時報》（*Los Angeles Times*）在一八九九年如此報導：

> 早先的時候，這些機器被用來付給贏家香菸和飲料，但現在很多給付的都是錢，這種給錢的機器是最受歡迎的。賭博的誘惑直接擺在年輕人面前，每次他一進到酒館，就能用少少的五分錢滿足一下激情。習慣一旦養成之後，幾乎可以變成狂熱的癖好。許多年輕人可以駐足在這些機器前，一次玩上好幾個小時。他們到最後注定是輸家，因為即使是罕見地從機器贏錢時，這些錢很快就被賭客跟朋友們買酒花掉了！所以，一次同時養成了兩個壞習慣。

這種新的賭博風潮，從任一個角度看，都是包裝的。莊家優勢是機械化，裝置在由齒輪、排檔、卷筒構成的箱子裡；讓它們轉動的操縱桿，則是由酒精等飲料來潤滑。酒館裡的每樣東西，從錢幣投擲的聲音到污濁的菸味和啤酒味，在在都是暗示。從對不確定報酬的期待以及報酬的本身，都會帶來強烈的興奮感，而對那種興奮感的慣性追求，就會形成一種「癖好」，一種成癮。甚至連賭客的社會性，都會變成跟他作對的因子，讓他的大滿貫成為用來招待朋友們的藉口，立刻消耗殆盡。唯一的贏家是酒館的主人，他的生意競爭份外激烈，好不容易找到了

這個十拿九穩的辦法，能夠吸引並抓住顧客群。㉚

惡習企業主同樣很快就知道如何利用傳播技術的突破來發展商機：電報通訊術，讓賽馬播報成為可能；那麼電話呢？就帶來了應召女郎。一八九一年，澳洲墨爾本最頂尖的老鴇開創了新的電話服務，讓做生意的客人可以事先預約他們最喜歡的妓女；紐奧良的妓院老闆，偶爾也會把電話號碼登記在藍皮書（*Blue Book*）上，也就是妓院電話號碼簿，裡面有很多小廣告，如餐廳、音樂家、雪茄、威士忌、藥房、律師、性病治療，以及和各種涉足這類場所時，可能需要的配備及相關疑難雜症等。㉛

藥學和醫學上的進步也交叉滋養了惡癮。藥廠採用了烘焙師的攪拌器，武器製造商的彈頭鑄模，糖果商的裹漿槽與其他道具，再加上蒸汽、柴油或是電氣燃料，新機器可以每天產出兩百萬顆藥，相較於手工製藥最多只能造出五千顆，這是驚人的突破，其中許多藥品和藥丸包含了鎮靜劑、安眠藥，以及其他強烈、有毒的藥物成分。更危險的是，藥丸可以溶解，然後用針筒注射，如此可以加速且加強大腦的獎勵。十九世紀中期，查爾斯・普拉瓦茲（Charles Pravaz）等人發明了皮下注射器，讓醫師有現成的工具可以幫病人注射嗎啡，或者有時候幫自己注射。在歐洲，嗎啡成癮跟皮下注射息息相關，以至於「普拉瓦茲」可以用來指涉一種針筒，或是打嗎啡的習慣。㉜

一八八〇年代中、末期，醫生們開始注射另一種售價高昂的生物鹼——古柯鹼——也具有類似的成癮後果。某些上癮者學會混合古柯鹼與嗎啡，或者後來則是跟海洛因混合。此一行為在二十世紀初期，廣泛散布於美國地下社會，再傳到了娛樂圈，有位表演者解釋說：「在劇場世界，你不能邊喝酒邊跳舞」，但一種混合海洛因和古柯鹼俗稱「speedball」的毒品，卻沒有這個問題，如果你在上臺提示前十五分鐘注射的話，「樂隊在表演介紹你的前奏時……，你正好準備上場。是的，恰恰好。」㉝

樂趣的發明始終是一邊由下而上，一邊也由上而下同時進行，但中間有一個重大差異：個別的發明家必須仰賴自己的發明或口耳相傳，但能夠取得研究設備、資金和大眾媒體資源的企業家，卻不需要，無論那是來自自己旗下的實驗室或是他人的發現。一九三〇年代，荷蘭的香菸工廠開始模仿美國加了甜味的菸草混合，以便做出受歡迎的、較溫和的「美國味」。版權和專利提供一些保護，但從未完美。一九四〇年代，化學製藥界的抄襲者，完全忽略或迴避安非他命的專利權，這是一種跟腎上腺素與去甲腎上腺素類似的合成藥物，後來在全世界都很受歡迎。㉞

當然，大公司還是可以向仿冒者提告，正如他們總有能力提高自己的產量與行銷。資金能夠傳播新的樂趣，特別是以音樂的例子而言，弦樂器音量的放大，原是由個別的工程師及音樂家所創造出來的。生活多彩多姿的喬治·布尚（George Beauchamp），從中德州逃往了洛杉磯，成為一名夏威夷鋼棒吉他（steel guitar）的彈奏者、重度酗酒者，以及業餘發明家。布尚有個很棒的點子——鋼弦震動時所產生的音波，可以透過拾音器所產生的磁場製造電磁感應，從而像收音機的信號那樣被放大。他和三名合作者共同創造了第一把具現代生產原型的電吉他。當他們於一九三二年在堪薩斯州的威奇托（Wichita）表演夏威夷音樂時，首度公開了這項新樂器，觀眾們很喜歡這種新穎的彈撥聲，但一直要等到唱片公司和廣播電台將電吉他納入了現代聲景，那種獨特的和弦才終於像點唱機或汽車收音機那樣，變成日常生活中的一部分。㉟

甜味所帶來的樂趣

巧克力的歷史突顯了混合、企業的發明、互益的交流、擴大規模的生產，以及巧妙的包裝，如何能夠產製更富吸引力、也更讓人負擔得起的產品。雖然整個過程充滿了各種出色的人物，但故事的起點卻是個不出色的事實：巧克力很苦。事實上，簡直苦到不行，據說荷蘭與英國的私掠船員，曾把被劫船隻上載運的可可豆丟棄，罵說這些豆子嚐起來像羊屎。

阿茲特克人添加了辣椒及香草來解決可可苦味的問題，而他們的征服者——西班牙人——則把巧克力混合了糖、肉桂粉和其他適合歐洲人口味的香料，於是巧克力便以這種形式，在十七、十八世紀間，於歐洲上流社會及中產階級蔓延開來，以固體的形狀販售；至於以飲料的形式享用，則是調和在熱水或牛奶之中，有時也會加點葡萄酒。英國文學家塞繆爾·詹森（Samuel Johnson）喜歡在他的巧克力裡加鮮奶油或融化的奶油。不過最受歡迎的添加物還是糖，因為不僅可以除去飲料的苦味，而且不會改變或掩蓋其他配料的味道。㊱

所以，加了甜味與香料的巧克力，就這樣在歐洲的消費者中流行起來，在一七七〇與一八一九年之間，歐洲的可可進口交易，因亞馬遜地區的產量提升而蓬勃發展，足足多了五〇%。然而巧克力的售價仍然昂貴，是專屬於那種慵懶仕女們一邊化妝打扮，一邊小口啜飲的飲品，直到荷蘭、英國、瑞士和美國的工廠克服了各種技術問題之後，巧克力才真正大受歡迎。

第一個問題，如何處理可可脂。可可脂佔據可可豆的成分一半以上，除非用澱粉類的添加物來吸收，例如馬鈴薯粉，否則可可脂的油會浮到飲料表面，看起來一點也不吸引人。吉百利（Cadbury）是英國貴格會（Quaker）創立的公司，後來變成全球性的巧克力帝國，一開始是生產一種混合的可可糊，品牌就叫作「冰島青苔」（Iceland Moss），具有苔蘚狀的特徵，結果一敗塗地。理查和喬治．吉百利是讓公司大逆轉的兄弟，他們決定放手一搏，用剩餘的資金買進了荷蘭可可製造商范豪頓（Casparus and Coenraad van Houten）發明的脫脂機。一八六六年底時，終於成功除去了不必要的油脂和馬鈴薯粉，理查跟喬治開始販售吉百利可可精華，他們在宣傳中說，這個產品「完全純正，所以最好」，堪稱完美的推銷用語，因為有太多的可可摻假案例，例如用磚沙來染色等事件，而這些醜聞彷彿就像免費廣告一樣，使吉百利因大眾對其他不肖業者的焦慮而獲益。

吉百利兄弟也知道，被分離出來的可可脂能夠做成可食用的巧克力產品，與暗褐色的可可糊、糖混合之後，發展出一種可食用巧克力的上乘形式，放在理查．吉百利所設計的花俏盒子裡上市行銷。簡樸的貴格會教徒，居然發明出最媚俗的包裝情趣，或許是件弔詭的事，但生意歸生意，而且理查在精心安排情調方面，顯然有著藝術家般的天分。每每打開他裝飾華美的盒蓋時，便會釋放出一股巧克力的香氣，還有杏仁、柑橘、草莓等水果芬芳，從甜美的糖果裡散發出來。而看到這些糖果依傍在心型的情人節禮盒中——這是理查．吉百利的另一個發明——誰能抗拒這種巧克力與包裝的浪漫組合呢？㊲

歐陸的糖果店則靠另覓蹊徑取得勝利。經過多次的錯誤嘗試之後，到了一八七五年，瑞士巧克力師丹尼爾．彼得（Daniel Peter），總算找到了混合煉乳與巧克力的方法，做出可口、滑順的飲料，而當彼得在一八八六年引介了牛奶巧克力棒之後，又再度奪魁。那時有另一位瑞士人魯道夫．林特（Rodolphe Lindt），研發出一種精煉巧克力的技術，不斷用滾筒研磨、注入可可脂，做成一種超細的巧克力，入口即化，訣竅在於將可可的固體和糖的晶體，降低到舌頭嚐不出砂礫感的程度。㊳

米爾頓．賀喜（Milton Hershey）是焦糖製造商，一八九三年，他在芝加哥參加哥倫比亞世界博覽會時，看到了一個小型的德國巧克力工廠，忽然茅塞頓開。就像蒸汽運輸工具和插圖雜誌，國際性世界博覽會散布了機械化娛樂的福音。賀喜對於把巧克力烤箱及滾筒做大的想法，產生了堅定的信念，展覽會最後一天，他買下了整個小型工廠，但他發現，如何製造牛奶巧克力的機密還是很難取得。既然竊取工業情報的活動失敗了，賀喜就不斷實驗，直到他能夠在不燒焦的情況下將牛奶揮發，然後添加糖、可可粉及可可脂，做出了一種柔滑的牛奶巧克力，帶有一絲發酵乳脂的誘人酸味。剩下的便只是如何訂價，以便讓大眾垂手可得。

賀喜於一九〇四年十二月，在賓州的乳酪鄉村王國打造了一家小鎮型公司，裡面有各種員工便利設施。他為少數幾樣標準化的產品精簡生產流程，並創造全國性的銷售系統，藉此降低成本，換句話說，這是在亨利・福特（Henry Ford）崛起之前的福特主義（Fordism），只不過賀喜量產的是原味與杏仁味的兩種巧克力棒，而不是汽車罷了。第一個會計年度——一九〇五至一九〇六年——賀喜的淨銷售值達到一百萬美元；到了一九三一年時，已達三千一百萬美元。

和其他的工業家一樣，賀喜垂直整合。他已經先取得了牛奶和巧克力，可可樹是一八二四年葡萄牙人從巴西帶過來的，後來已成為全球性的熱帶作物，但便宜的糖則是另外一回事，尤其第一次世界大戰縮減了歐洲的生產。一九一六年，賀喜訪問古巴，開始收購原始的甘蔗田，在哈瓦那東邊買了一萬英畝。賀喜是個膝下無子的鰥夫，在那兒找到了愉快的第二個家；他賣給別人的小小喜悅，使他能負擔自己鋪張的享受：上好雪茄、進口香檳、歌舞女郎，以及輪盤賭局。尊他為上賓的賭桌主持人，僅用手勢就可以幫他下注。從原本只是一個門諾會（Mennonite）的農場小孩，到後來的紙醉金迷，毋寧是一條漫長的崛起——或說墮落——之路。

對外的公開場合，他公司呈現的是另一種面貌。正如其他來自歐洲及美國的對手，賀喜製作針對兒童與婦女的廣告，將巧克力與純真的遊戲、健康的獎勵，以及含苞待放的戀情相互連結。賀喜對品牌很注重，用加粗的銀色字體，在巧克力色的包裝紙上為產品做標籤，那種特殊的顏色被稱之為「賀喜栗」（Hershey Maroon）。機會之神眷顧有備而來的巧克力師。當美國加入第一次世界大戰時，賀喜接獲了如潮水般湧來的軍方訂單，他徵求並獲得了三百位女性志願者，為他包裝步兵巧克力棒（doughboys bars），銷量在一九一六至一九一八年間翻了一倍。[39]

美國在戰後進行的全國性禁酒令，也是另一個好機會，且受益者不止賀喜。由於酒精的來源變少，價格昂貴，品質拙劣，使得飲酒者必須另尋替代品，到了一九二二年，美國人已比一九二〇年時多消費了二二％的糖。在一九一七至一九二二年間，冰淇淋製造商多購買了兩倍以上的糖，增加比例成為禁酒令前的趨勢之冠，難怪觀察家會認為，「當尋找酒精刺激的口感被禁止之後，便在大量糖分上找到了可接受的慰藉。」[40]

除了將「口感」轉換到「大腦」之外，今天的研究者們會同意，糖就像酒精、嗎啡、尼古丁一樣，能啟動多巴胺與類鴉片受器（opioid receptor），取代酒精給予大腦獎勵。二十世紀初期的醫師們，對這種神經化學一無所知，但他們對糖所造成的健康影響還是感到憂慮。早在一九一九年時，他們發現有嚴格禁酒法的州民（在頒布全國性的沃爾斯泰德法〔Volstead Act，即禁酒令〕之前幾年，許多州便已率先執行），比那些能夠合法飲酒的州要消費更多的糖，因為對酒精替代品的需求，促使他們購買許多的糖果、甜食，以及所謂的無酒精飲料，像是可口可樂。但每一瓶八盎司的可樂，包含了五大匙的糖，「是一種高度人工濃縮的產品，就某方面來說，簡直跟酒精一樣高度人工化」，而且也幾乎一樣不健康，如果我們想想糖尿病的威脅的話。[41]

藥品政策專家所謂的「下壓，冒出」，意思就是壓制某個產品，或某個地方的非法販售，往往就會鼓勵到另一種產品或另一個地方的生意。東南亞種植的罌粟花變少，意味著中亞就會生產較多；巴爾幹半島的走私活動減少，其實只是轉而透過義大利。如果我們思考的是大腦獎勵這件事，那麼「下壓，冒出」即具有更大的意義。在工業化娛樂講求快速命中的文化裡，壓制對一種產品的需求，無論是透過禁止、規範或是懲罰性的稅捐制度，往往就會提高對另一種產品的需求；小酒館的人潮遞減，冰淇淋店就變得大爆滿。市場提供許多選擇，全世界的消費者很容易用一種新包裝的消遣，去取代原有的習慣。

所以，在某個程度上，吸毒上癮者也是如此。一九一九年，紐約市的藥物治療診所為街頭成癮者註冊登錄一個漸進式的排毒計畫，診所的醫師發現，成癮者對一般食物胃口不佳，但對糖果卻狼吞虎嚥，「尤其是花生巧克力棒。成癮者們都很喜歡這些東西，你若提供給他們，從未被拒絕過。」這聽起來很像替代使用——用一種藥物取代另一種，兩者都會影響類鴉片受器。又或者它顯示的是一種同時併用，因為許多成癮者會使出各種伎倆，企圖避免或延遲減少他們毒品的劑量。他們將嗎啡或海洛因和加糖的巧克力一起享用，因為甜食會增強毒品的功效，反之亦然。此外，糖與毒品的混合使用並不僅限於成癮者。一九一〇年，德國的健康官員就曾抱怨，有些商家會販賣裹著嗎啡的糖果，將之與打了折扣的嗎啡注射劑放在一起，「給神經脆弱的病患」。這種糖果通常以兩種形式出現：夾心糖和杏仁糖。㊷

當時人們並不會把糖果商與毒販、走私酒精者聯想在一起，假使有人想給吉百利或賀喜貼標籤，應該會認為他們是開明的企業家，但後見之明往往突顯了歷史的矛盾之處。對糖的大眾消費是個比較嚴峻的例子：一九〇三年，當賀喜賓州工廠的外牆開始構築起來時，美國每年消費的外加糖分是每人五十磅，到二〇〇三年時，這個數字已雙倍成長，每三名成年美國民眾

裡，就有兩人體重過重。㊸

都市所帶來的樂趣

包裝所帶來的樂趣，不成比例地幾乎都屬於都市的範疇。君士坦丁堡的土耳其人每天所抽的香菸，比住在小鎮的土耳其人多得多，而所有的現代化社會幾乎都是同一個模式。城市的醉酒和酗酒比例較高——難怪改革派會將抽菸與喝酒連結在一起——同時也有比較多的賭場和妓院。一般都說妓院裡滿是「白人奴隸」（white slavers），人口販子誘惑、欺騙或者強迫女性賣淫。聳動的報導和模糊的定義，使我們很難確知白人奴隸的情況究竟有多麼普遍，但有三點是肯定的：市場集中在城市；窮困又輕信的移民，簡化了吸收新人的問題；性走私（sex trafficking）牽涉的地理範圍極廣，從埃及的諾梅（Nome）到南非的約翰尼斯堡都有報導。㊹

性走私販在哈爾濱駐點。這是在滿洲東北的一個火車樞紐，於十九世紀末、二十世紀初快速成長，國際移民、藥物、奢侈品和法國時裝，透過中國的鐵路網來到這個「東方小巴黎」。一九三九年，哈爾濱有了自己的賭場，賭客們可以根據自己對鴉片、妓女、膳食、茶葉、酒精或賭博的嗜好來選擇房間。想要打理儀容的男客，還可以去賭場附設的理髮店。

哈爾濱蓬頭垢面的窮人們則會到別處去找樂子，也就是號稱「大觀園」（Garden of Grand Vision）的貧民窟。這裡有被綁架的女子，以極微薄的代價販賣肉體；妓女們打賭自己的客人啥時會來；對於死在路邊的成癮者，清道夫會用魚叉刺進死屍的頭部，然後把屍體甩進垃圾車裡，至於他們處理屍體的方式——多半都已凍僵，而且永遠是裸體，因為衣服不是被賣掉了，就是被清道夫脫光了——便是丟進燒窯場的坑裡。有些妓女年僅十三歲，必須忍受鞭打，以及梅毒和淋病的侵害，她們只能用嗎啡來對抗這些問題，或者施用某種會讓她們尿液呈現綠色的有毒祕方。㊺

到了二十世紀初期，每一座大城市都有屬於自己的大觀園。商業化的惡習不只集中於都會地帶，更匯聚於特定的區域裡。巴塞隆納的特定區域，包含了一家位於亞維農街道四十四號（44 calle Avinyó）的妓院，所以畢卡索一九〇七年的代表作《亞維農的少女》（*Les Demoiselles d'Avignon*），便以此命名。最惡名昭彰的惡習集中地，是上海的法租界，任黑社會流氓在警察的庇護下作惡。到一九二〇年時，法租界擁有全上海最大的鴉片館、賭場，以及成千上萬的妓女，被當時的人視為「東方最藏污納垢之處」。㊻

較小的城市也有污跡。二十世紀早期，美國納許維爾（Nashville）有居民八萬七千人，也有一簇酒店、旅館、菸草商、理髮店、撞球間、澡堂和當鋪，合稱為男人的角落。在那兒，單身漢可以享受豔遇，已婚男性可以暫時逃避家居生活，抽菸、喝酒、挑釁、吐痰，任他們高興。如果有人被偶一為之的抓賭行動查緝，罰金是二．〇一美元，那一分錢是真正的罰款，兩美元是警察的行政費用。有身分的仕女對男人的角落十分避諱，只有妓女會在夜間到那兒去溜達，招攬生意。㊼

做為生產、船運、貿易、廣告，以及財富的中心，城市長期以來收集了諸多玩樂選項，包括各種惡癮在內，而隨著工業化，城市變得越來越大，人口也越來越密集。一六〇〇年時，全世界五億六千萬人口的九％居住在城市裡；但到了一九〇〇年時，城市則聚集了十六億人口的二〇％，可以說十九世紀末的都市人口已經爆炸了。一九〇〇年，柏林的人口數是一八五〇年的四．五倍，雪梨是九倍，這種增長率只有透過移民才可能達成。此外，都市的死亡率依舊很高，特別是兒童。㊽

大量湧入工業城的移民，自然是惡習供應商鎖定的對象。處於社會最底層，移民做的往往是最枯燥的工作，住在擁擠髒亂的居所，忍受貧困、掠奪與疏離。「工人們有無數的理由受到飲酒的巨大誘惑」，一八四四年，恩格斯（Friedrich Engels）如此描寫曼徹斯特：「酒精是他們唯一的娛樂方式，而且隨時都能取得。」每個星期六晚上，恩格斯眼見垂頭喪氣的工人們，湧進城市的街道，一直喝到酩酊大醉，倒在路旁的溝渠，而那些還站得住腳的，則會蹣跚走進曼徹斯特的六十家賭場之一，或者走向流鶯的懷裡。把人當動物對待，恩格斯下了結論，他們就會表現得像動物，要不就會反抗。㊾

禁酒倡議者們知道，要解決都市酗酒及其相關的壞習慣，必須減低勞工生活可怕的單調乏味。較多的設施如公園、運動場，以及較多休閒時間來享受這些設施，就能讓工人們不把薪資全部花在喝酒上。一個受到全歐洲普遍討論的改革方案——古騰堡制度（the Gothenburg system）——以受到嚴格規範的酒館獨占事業部分收入，來贊助新的公共與休閒設施；相對地，奈及利亞的殖民政府索取了獨占事業的收費，卻把錢放進口袋，然後在黑人勞工的啤酒屋外環繞了鐵絲網。[50]

不過，就算能夠提供清醒的休閒活動，亦非萬全之計。正如社會學家齊美爾（Georg Simmel）在一九〇三年所觀察的，大都會的生活，在心理層面上，與鄉村生活截然不同。在步調很快、高度刺激的環境裡，其中樁樁件件皆被貨幣化，所有社會階層的人都變得冷酷而算計。酒館老闆們清除了桌椅，好把酒客們全都擠在吧檯前，因為這樣他們才會越喝越快；小販和糖果商販賣零售香菸給學童；送報伕需要處理兩版不同的報紙：適合刊印的，以及猥褻的；酒保把裸體照片放在櫃檯底下；妓女多是計時收費，因為快速的「關門」邂逅，比起流連逗留花錢少得多；交易都是非關個人、匿名的。人們在城市裡，會做他們在小鎮裡不會做的事，因為小鎮裡的每個人都知道別人在做些什麼。城市匿名性的解放效應，對於工人階級的男性特別強烈，他們沒有了家庭的束縛，在志同道合的同胞陪伴下，知道自己找樂子的祕密不太可能會被洩漏出去。[51]

無論調查的是醉酒、酗酒、毒品成癮或是商業化的性交易，十九世紀末、二十世紀初，歐洲與北美的研究者達成了相同的結論：城市越大，問題越大，特別是在工人們聚集的區域，但有一個例外，而正是這例外證明了社會學的規律：配合著大城市，運輸和工業革命為年輕的男性勞工——運河挖掘工、鐵軌安置工、邊境礦工，其中很多未婚或者暫時單身——創造了遙遠的營地，這些據點吸引了自由移動的惡習掠奪者，就像漫遊在阿根廷彭巴斯大草原（Argentine

Pampas）的賭徒一樣。又或者他們會受到惡習專賣者的剝削，就像鴉片館把荷蘭東印度公司華裔錫礦工人的工資放進自己的口袋裡一樣。即使沒有組織化的公司掠奪者，與傳統家庭和社區生活切割的單身漢人口，就是會有明顯的惡習傾向（以及惡習相關爭議所引發的暴力行為）。[52]

然而，並非所有十九世紀末、二十世紀初的工人都受到欺壓，也不是說他們都沒有嚐到工業化利益的果實，例如罐頭食品、電燈、鐵路運輸，以及其他的舒適和便利，這些不僅延長了他們的壽命，也使他們的生活變得比較能夠忍受。可以說事情在變好的同時，也在變壞。此一弔詭的源頭，在於樂趣、惡習、成癮是彼此連結的。成癮的發生，多是基於接觸惡習；惡習則多是樂趣不可信任的副產品——之所以不可信任，部分原因是由於它們可能導致成癮。越多的樂趣帶來越多的惡習，而越多的惡習帶來越多的成癮。但是在另一方面，透過產品和休閒活動，也能使越多的樂趣帶來越多的快樂，適度的沉浸會帶來滿足、喜悅及感恩。

交通、傳播、工業化及城市化革命，都是彼此相關的，擴大了樂趣、惡習及成癮相互連結的範圍，一方面因為可取得性和可負擔性的提高，此乃交通與生產改善所帶來的經濟利益；二方面因為新科技的精進、融合、包裝與行銷，提高了產品適應市場的潛力；三方面來自較大的匿名性和無規範性——機器革命帶來了意料之外的人為後果，一開始認真改善蒸汽引擎只是為了想抽出煤礦坑的積水而已。

第 3 章

兼具解放性及奴役性的樂趣

Liberating-Enslaving Pleasures

「一切真正邪惡的東西，」海明威寫道：「都有無邪的開端。」他想的是一段巴黎的友誼，後來轉變為戀情，毀了他的第一段婚姻。但同樣的話也可能適用於發現、發明、改善樂趣的過程，如何演變成惡習與成癮的全球興起。①

我說「可能」適用，因為無論歷史學家或當時的人，對於全球享樂革命帶來什麼後果，並無共識。這並不令人意外，因為樂趣的終極判斷，必須被放在一個特定的宗教或哲學背景架構之下。歷史學家所能做的，是耙梳出享樂革命不同的回應理路，使我們可以展現，政策的辯論是如何植根於毒物興奮效應（少則有益，多則有害），以及資本主義自由市場邏輯之間的衝突。我們可以解釋，為什麼健康和利益之間的牴觸，終於導致試圖規範或壓制惡習市場的全球性努力。

彌補性的樂趣

如果問，什麼是世界上最大的健康災難？大多數人應該會說十四世紀的黑死病，一九一八至一九一九年間的大規模流感病毒，或者一八八一年開始的香菸生產革命。然而，人類學家或世界史家卻不會選擇以上任一項；他們認為世上最大的健康災難，始於一項大多數人認為正面的發明，也就是農業的興起。

這種說法可能顯得有悖常理，因為動植物的馴化，帶來了更多的人、城市、貿易，以及有用基因與想法的交流。農業帶來了文明，對於十九世紀文化革命的研究者來說，是人類進步的最高階段。然而戰爭與屠殺中輟了文明的進步，於是人類學家開始仔細檢驗前農業生活的益處。馬歇爾‧薩林斯（Marshall Sahlins）在一九六六年觀察指出，大部分的文明人認為，人類的慾望無窮，但手段有限，而要縮減此一差距的唯一方法，必須仰賴工業化與經濟發展。但另外也有一條「達到富裕的禪學之道」，此說認為人類的慾望不多，簡單的技術與少量的勞力即可滿足。「採用禪學策略，」薩林斯寫道：「人們可以享受物質空前的富足，但是低水準的生活。」這便是農業時代以前人類的生活，是採獵者如喀拉哈里（Kalahari）沙漠地區桑族人（San people）過去和現在的生活模式。這促使人類學家越來越有興趣重新思考，人類條件的歷史演變。②

採獵者能有多少的休閒與安全，是個見仁見智的問題，但毫無疑問的是，大多數放棄了狩獵與採集而選擇農業生活的人，一開始，在銳減的身材、健康、地位與壽命上，付出了巨大的代價。隨著人口增加，人類的苦難也增加了。一萬兩千年前，我們的物種有五至八百萬人，全都是採獵者；兩千年前，只剩下一至兩百萬名採獵者，以及兩億五千萬名農耕者，但這些缺乏運動的農夫，卻有很多遊牧民族罕見的困擾——一成不變又脆弱的食物供給，貪婪的菁英，日積月累的污穢，傳染病和寄生蟲，老鼠、跳蚤、蒼蠅的侵擾，有毒的黴菌，牙齒的蛀蝕。證據都在骨頭裡。舊石器時代的人，比新石器時代晚期的人，身長平均多六吋，也多活兩年以上。特權階級——農業革命的歷史產物——顯得好一些，但很多罹患肺結核、瘧疾、腹瀉的病症、慢性炎症，以及其他各種早期文明的常見疾病。③

文明確實也帶來許多重大的優點：國家平息了無政府暴力；屋頂和牆壁提供遮風蔽雨之所；傳染病如麻疹，雖然傷及嬰幼兒，但漸漸遠離成年人，因為他們獲得了免疫力，而且因為居有定所，比較容易看護生病的下一代。部落族群面對相同感染病症的脆弱性，加速了農業聚落的擴張，正如歐洲人對北美洲的征服。更廣泛地說，文明鼓勵了未來導向、勞力分工、文學，以及知識的交流，包括像天花接種這類知識。文明讓科學、農業、工業、公共衛生、教育、醫學的累積進展成為可能，這些都是近現代社會健康增進的重要基礎，尤其是十九世紀末期以來的發展。這些條件全部加總起來之後，出生於一九五〇年的人，比起出生於一七〇〇年的人，個子就要高了將近一英尺，體重多了五〇％，壽命也增長了二．五倍。④

這種交易上的不公平——一萬一千年的苦難與早夭，換取了兩百五十年快速的物質進步，以及一百二十五年較好的健康與較長的壽命——使人類學家與歷史學家認為，以農為本的文明，是史上最大的錯誤之一。一個較好的比喻，可以說是史上最長的貸款。文明的代價，好比貸款的利息，是預付的，你要付出、付出、再付出，直到有一天人類終於擁有了自己的住房，才能稍微鬆一口氣。⑤

但在文明冗長的折磨中，人們如何放鬆呢？他們會利用新發現的，以及越來越廣泛取得的娛樂來消遣。歉收時的一小管毒品注射液，漫長跋涉前的一把新鮮古柯葉，豐收日的遊戲與舞蹈等——這些都是彌補與逃避的方法。在印度、伊斯蘭、非洲和拉丁美洲社會裡，抽大麻是窮人的解脫之道。「煙燻過的乾燥大麻是三分錢」，但半瓶蘭姆酒需要四十分錢，一名千里達（Trinidad）的印度勞工向一名採訪者解釋道。⑥

菸草帶來了最普遍的安慰。十七世紀初期，從英國到中國，所有的領導人企圖壓制抽菸這種來自國外但快速散布的壞習慣，卻徒勞無功。在一六二五至一六二六年的巴格達遠征時，穆拉德四世（Sultan Murad IV）抓到一批正在抽禁菸的軍官，當他們「在國王面前以最殘酷的手法被判處死刑時，」學者兼地理學家切勒比（Kātib Chelebi）寫道：「有些軍人在袖子裡藏著短菸斗，有些藏在口袋裡，甚至在行刑的時候，他們仍能找到機會抽菸。」回到了伊斯坦堡（Istanbul），軍人們還是堅持抽菸，通常是在軍營的廁所裡。無論限制多麼嚴格，抽菸者還是多於不抽菸者。⑦

中國的情況也差不多。一六三九年，崇禎皇帝發現農人們都在種植菸草，而非穀物，極為震驚，下令任何在京城販售菸葉植物的人都必須斬首，而第一個因此被砍頭的受害者，死於一六四〇年，是個書生的奴僕，隨著主人從福建到北京參加科舉考試。然而，無論司法殺了多少人，都不能改變兩個事實：首先，農夫們種植菸草，比種植其他任何穀物都要賺得更多，高達十倍以上；其次，幾乎人人都喜歡上了這種新嗜好。「我想到了就忍不住發笑，前人只有普通的葉子，」有位清朝的詩人寫道：「而今我卻看著從嘴裡吐出一個煙雲世界。」⑧

一六四〇年代，抽菸在中國發生爆炸性的增長，到了一六五六年，切勒比報導說，抽菸已經散布到了全球每一個有人煙之處。誠然，抽菸對大腦提供了一種異常快速、且重複形式的獎勵，但時間點也很重要。一六四〇與一六五〇年代，堪稱早期現代全球史上最惡劣的兩個十年：混亂失序的恐怖，呈現在瘟疫、飢荒、嚴峻天候、通貨膨脹、暴亂、反抗、戰爭、劫掠和強暴之中，歷史學家稱為十七世紀的普遍危機。在中國，情況惡化到老虎會到城市裡去吃死人的腐肉，後來連老鼠也加入了，在屍肉被吃得一乾二淨的人體體腔裡築窩。當人世的命運跌到最谷底之際，菸草和其他新奇的食品藥物變成了全球性商品，痛苦需要的是被停止，而非陪伴。⑨

阿道斯・赫胥黎（Aldous Huxley）認為，降低痛苦的原則具有普同性。一九五八年，他提出一個觀察：放眼歷史，酒精與毒品讓數百萬人上癮、喪命，這種持續性的殘殺，和書中的每一條達爾文定理都背道而馳，那麼為什麼人們會甘冒「被奴役而死」的危險，也要持續使用精神振奮的藥物呢？他的答案是：藥物為艱困且一成不變的存在本身，提供了一種能夠達到自我超越，以及神祕經驗的難以抗拒之道。隱士和僧侶們透過苦行主義和精神修行，一般大眾則藉由化學的協助來一窺極樂境界。他們是否能經常企及暫時的超越，而不是短暫的快感或止痛，我們無從得知；但我們知道，從遠古以來，人們就賦予罌粟、葡萄酒、古柯葉、巧克力、迷幻仙人掌，以及其他具有精神振奮效果的物質神聖的屬性，並透過儀式來加強其功效。食品藥物可以是很多東西，其中之一便是做為一種複雜形式的恩典。⑩

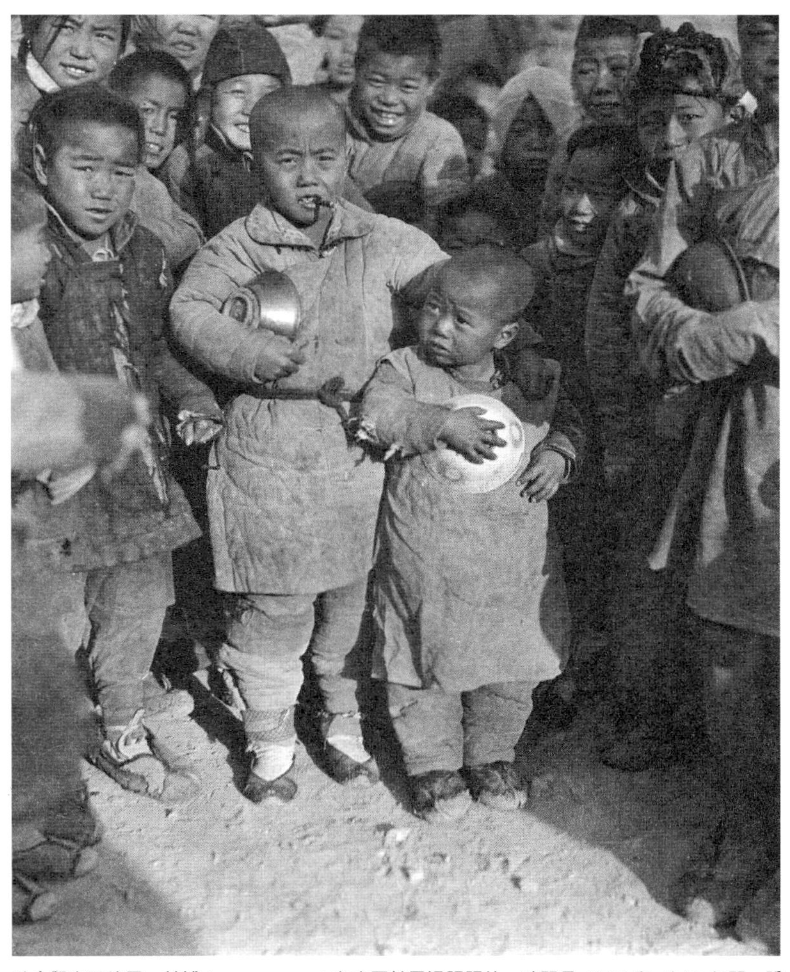

社會學家西德尼．甘博（Sidney Gamble）在中國拍了這張照片，時間是 1917 和 1919 年間，說明文字只寫了「北京發粥，兩個男孩，一位抽菸。」這些孩子們很可能是孤兒，年紀較大的這個男孩從菸草上所獲得的滿足感，看來和他即將收到的米粥等量齊觀。抽菸是一種人人都負擔得起的慰藉。

歷史學家丹尼爾・羅德・斯梅爾（Daniel Lord Smail）是赫胥黎的精讀者，他也看到了樂趣和逃避在歷史上的重要性，但他比赫胥黎做出更進一步的論述，指出文化特質、文化實踐，以及藥物，都有精神振奮的效果，那些認為（或擔心）生物學決定了文化的歷史學家，是本末倒置，因為是文化決定了生物學，而最具關鍵性的生物學，是掌管意識與情感的神經傳遞流動。每個社會都有一套獨特的文化實踐模式，可以讓神經傳遞物質，像安慰劑或非安慰劑一樣產生效力。這些實踐本身，便是政治安慰劑與非安慰劑。歷史學家的工作，即在解釋它們如何隨著時間而演變。

對斯梅爾來說，有兩個重要的轉捩點：新石器時代變遷，以及具現代性的漫長十八世紀。進入農業時代以前，人類跟其他高級的靈長類動物一樣，對社會責任、結盟和地位已經演化出一種銳利的敏感度。地位差異在採獵社會是存在的，但社會區分極弱，因為典型的聚落規模都很小，互相依賴，巡迴流動，也缺乏可貯存的餘糧供菁英控制。農業改變了上述平等主義的各個條件，允許階級區分的浮現，對貧窮階層造成制度化的壓力。

為了控制平民百姓，菁英們用斯梅爾所說的「遠程性刺激」（teletropic）法，亦即運用情緒上的紅蘿蔔（獎勵）和棍子（懲罰），透過操縱意識，使他們能夠維持並加強自己的權力。盛宴就是一種紅蘿蔔，宗教儀式、龐大建築、雙輪馬車競賽、戲劇演出等也都是。用政治哲學家拉波哀西（Étienne de la Boétie）的話來說：「對古代人來說，其他類似於毒品的還有農奴制度的誘惑，（是）他們自由的代價，以及暴政的工具。」如果這些方法失敗了，權力階級就會採取暴力，例如釘死在十字架上的酷刑，目的不只是要殺人，更是要以猙獰的方式處死，使人感到恐怖，從而強調違反國家權力的徒勞下場。斯梅爾用「遠程性」來形容這種情緒上的效果，因為它是在一段距離以外發生的，例如從基督受難的各各他（Golgotha）到旁觀者的大腦杏仁核這段距離，而杏仁核即是學習恐懼的神經迴路中心。遠程性刺激的操作，普遍施行於所有文明，帶來情緒上的震撼與敬畏，使大眾臣服。⑪

文明的意義遠大於「為了少數人利益，使多數人貧困」這件事；它也包含了新樂趣的發現、散布、改善與商業化。雖然許多新樂趣都來自食品藥物，但也有一些屬於文化的發明，例如閱讀小說，或者在咖啡館裡交換小道消息等。背景也很重要。「簡直是集體狂歡！」一九二〇年代主持巴黎蒙帕納斯（Montparnasse）酒吧的出名酒保吉米．查爾特斯（Jimmie Charters）回憶道，他倒酒給一群「興奮的女人，繾綣的情侶，焦躁的同志，縱情享樂的尋歡客，嚴肅闡述理論的年輕人，還有一些安靜觀察的靈魂，將一切看在眼裡，擁抱這一切。」集體的陶醉來自於解放，也來自於（擺脫）「這些人在家裡所有傳統與束縛的精神自由。」斯梅爾稱這些解放活動為「自體性刺激」（autotropic），意指人們可以做的，或對自己做的，改變自己感受的事情。由於自體性刺激的樂趣，會賦權給個人，而不是讓個人畏縮，因而使當權者越來越感憂慮。⑫

手淫是典型的自體性刺激，在古西方和基督教歐洲，這並不是很大的問題。告解者認為這種行為雖然很普遍，但並未對此事特別關注。他們比較著重人與人之間的性行為，例如雞姦、亂倫、通姦等。情況在十八世紀出現了變化，當權者開始認為手淫有害，因為它將社會行為降格成一種基於幻想的顛覆性私人行為，很容易導致強迫性的自瀆。「手淫看起來越來越像我們所說的成癮，」歷史學家托馬斯．拉克爾（Thomas Laqueur）寫道：「它具有奴役性，就像酒精、藥物或其他永難滿足慾望的東西。」⑬

無論手淫是否具有奴役性，本書前言所提出五大條件裡的三項——匿名性、可取得性、可負擔性——在那時都已成立，至少對受教育階層是如此（另外兩個條件——廣告及無規範性——稍後隨之即來）。富裕的家庭有較多隱私，他們有門廳過道與隔開的房間，圖書館裡也典藏較多的著作。當時書籍已越來越受歡迎，價格日漸降低，其中包括小說與羅曼史，普遍被認為會挑起性慾，有大膽挑逗的插畫，呈現脫去衣服的女人在手淫後臥眠，身旁掉落一本翻開的書，點到為止但目的已達。這些書並不見得是色情刊物，光是閱讀小說，即使是具有高度思想的內容，也能產生「某一種著迷，使人進入深層活躍的想像與身體的刺激，有人擔心很容易導向過度自娛的危險」。⑭

面對上述憂慮，多數人會回答：「那又怎樣？」如果啟蒙運動終能幫助比率越來越高而長期受苦的人，給予人們諸如閱讀這種補償性的、解放性的樂趣，應該被視為一種福音才對。而且，當自體性刺激的行為能夠取代遠程性刺激時，生活會變得比較平和。那些能夠花時間喝巧克力、閱讀書信體小說的人，比起那些花時間觀看血腥運動及公開行刑的人，前者的思想和行為都更文明得多。血腥運動和公開行刑，到了十八世紀與十九世紀初期，已在歐洲逐漸式微了。人道主義和消費革命彼此交疊，互相加強。若有某些消費者令自己蒙羞，偏離正道走進了強迫作用（compulsion）的領域，雖屬不幸，卻是文明發展必然的受害者；如有不道德者利用消費者的弱點建立惡習王國，雖屬遺憾，同樣亦屬必然。追根究柢，活在一個有印刷出版與色情小說的世界，比活在兩者皆無的世界裡更好。所有的勝利皆有代價，所有的戰場皆有以腐肉為食的動物。⑮

樂趣的報酬

於是現代性賦予我們工具——而且是利器——讓我們可以操縱自己的情緒，毋須受到王公貴族的把持。我們不必等到最後一個國王被最後一個神父的腸子絞死（編註：出自法國啟蒙思想家狄德羅〔Denis Diderot〕的名言），就可以在情感上獲得自由，只要我們有一本好書，一管菸斗，一只酒杯為伴。我們甚至可以從報紙上或者從 BBC 的廣播裡，對王室的蠢事津津樂道。「辛普森（Simpson）危機使人人眉飛色舞，」作家伊夫林．沃（Evelyn Waugh）在一九三六年寫道；他指的是愛德華八世（Edward VIII）為了迎娶離過婚的華麗絲．辛普森（Wallis Simpson）而放棄英國王位一事。「梅迪（Maidie）養老院報告說，他們發現所有的成年病患都有顯著改善。鮮少有這樣一個事件，讓每個人普遍感到開心，減少痛苦。」⑯

樂趣被民主化的概念，與現代性的其他特徵吻合，包括世俗化、個人主義、平等主義，以及消費主義，都被重塑為一種從自體性刺激改造而來的新信仰。「個人一度曾需仰賴宗教與儀式，做為多巴胺及其他化學信息的來源，」斯梅爾寫道：「但他們越來越仰賴物質消費，放棄了上帝，選擇拜金主義。」然而斯梅爾也承認，現代性並非全然是自體性刺激，從前的專制政權不斷死灰復燃，連同水晶之夜（Kristallnacht。編註：指一九三八年十一月九日至十日凌晨，納粹黨員及黨衛隊搜捕德國境內猶太人的事件）這樣的大規模行動。喬治・歐威爾（George Orwell）在一九四〇年就曾說，希特勒（Adolf Hitler）掌握了一個重要的事實，也就是進步享樂主義觀的空虛；他知道大眾還是能被誘發，為集體的夢想而做出犧牲。他說對了。⑰

希特勒成功地透過殘酷的制度，將所謂自體性刺激的樂趣轉變成心理控制的手段，以及大筆的收入。一九三〇年，史達林（Joseph Stalin）因為需要軍隊和飛機，將布爾什維克主義（Bolshevism）最初對酒精的疑慮加以合理化，指示他的下屬「揚棄錯誤的歉疚感，直接且公開地鼓勵，儘可能擴大伏特加的產量」。在中國，毛澤東和他的繼承者們，也都提倡以國家壟斷的香菸取代鴉片，成為全國性的吸食文化，到了二十世紀末期，中華人民共和國已是全世界最大的香菸市場。⑱

對習於消費奢侈品和功利主義思考的世俗社會來說，轉向自體性刺激樂趣的發展，有如長在文明荊棘上的茂盛果實，可以被視為一種淨收益。但早期的歷史人物對於可能導致成癮樂趣的發現，不見得總是做此理解。在聽過專家如斯梅爾提出的辯護說辭之後，讓我們也聽聽當時控訴的聲音。基本上，他們的控訴很明確：新樂趣的氾濫，鼓勵了惡癮，使人受到奴役。

不同的文化與歷史環境，對危險及惡習的觀感各異。十九世紀之前，惡習大多被看成是一種個人的失敗。拉丁字源 *vitium*，意指道德上的弱點或失敗；個人能夠體現惡習，也能體現美德。透過惡名昭彰的知名人物與角色，歷史學家和作家將惡癮人格化：尼祿（Nero）的心狠手辣，撒旦（Satan）的反抗驕傲，塔爾圖夫（Tartuffe）的宗教偽善。最壞的冒犯者會被說成是「邪惡」（vicious），源自於 *vitiosus*，也就是充滿了惡習的意思。海盜黑鬍子（Blackbeard）很邪惡，他的裝扮也可謂人如其名。

許多個人所具備的壞習慣，他們都必須為其負責，也可能受到天譴。新約聖經告訴我們，不敬上帝的希律．亞基帕一世（Herod Agrippa），被蟲所咬，就斷氣了。在印度教的古文裡，也說蟲會在宗教的諸多地獄之中，嚙食邪惡之人。喬治．懷特腓（George Whitefield）是十八世紀的英國佈道者，他認為只有一個地獄，卻容得下所有的酒鬼，因為他們的「滔天罪行」，習慣性的過度放縱，將酒精——上帝賦予的「好東西」之一——變成了「致命毒藥」，足以摧毀他們的肉體，腐化其靈魂。他們唯一的希望，是向上帝尋求救贖，遠離邪惡的同伴，過著屈辱與自我否定的生活。⑲

一六二八年，英國清教徒威廉．普林（William Prynne），也曾對那些熱中炫耀展示長鬈髮的人做出類似的忠告。這些受到皇室成員的喜愛，鬈曲的、編辮的、裝飾了緞帶的長鬈髮，會讓他們活在「燙髮鉗永恆的束縛之中」。普林警告說，這種自戀會導致更大的惡習，更大的惡習則通向地獄。一六四八年，另一名清教徒——艾塞克斯（Essex）傳教士拉爾夫．喬斯林（Ralph Josselin）——在日記裡傾訴說，他襁褓中的兒子死了，都是因為他的自戀、慾望，以及過度貪玩下棋。最後這一點細節值得我們注意，因為早期的現代傳教士、猶太教徒、穆斯林，以及基督徒，都經常譴責下棋是一種浪費時間的惡習，容易沉溺於賭博與忽略研習經典。從神學的角度看，下棋是一種犯罪的時刻，如同罪惡本身，其結果可能導致怠惰，而愚蠢的人更可能走上賭博之路。在新教的道德主義者眼中，放蕩的賭徒如瑪麗．安東尼（Marie Antoinette），上了斷頭台，死後被草草放進灑了生石灰的墳墓裡，不過是罪有應得。[20]

傳教士們對明目張膽逾越禁忌所感到的憤怒，以及對集體懲罰的恐懼，都遮掩不住大眾對斯圖王亞特王朝紈袴子弟，以及揮霍無度的天主教皇后們的憎恨。一般說來，新娛樂及休閒活動很可能被壓制，微小的不良習慣乃提升為大惡習，而可能導致成癮的物質，如果和不被喜歡、異常，或者國外團體有了關聯，就會被嚴厲禁止。例如中國移工與鴉片被做了連結；海外猶太人與蒸餾烈酒和小酒館做了連結；在美國，德國移民則和在安息日飲酒的露天啤酒店做了連結。禁酒令期間有個大笑話，芝加哥警方抄查了一家違法賣酒的餐廳，但唯一抓到的是一名無政府主義者。畢竟狂歡作樂是一回事；憎恨上帝與人的律法又是一回事。[21]

從宗教與宗教偏差行為的觀點來看待樂趣、惡習、成癮的爭議，是有意義的。自我放縱與各主要信仰的宗教傳統都有牴觸，因為信仰企圖透過集體生活中的精神實踐以尋求改變意識。當人類的認知與社會發展衍生出許多逸樂和超越的手段時，宗教傾向於選擇內在及外在的紀律。相對地，像賭博和飲酒這種惡習，會滋長無紀律和褻瀆的言行。而與腐敗信仰相關的外來惡習，自然更為糟糕。普林便氣呼呼地說，那些喜歡長髮的人，看來就像法國人或維吉尼亞人，也就是說，他認為他們像是教皇制信奉者，或是敗德的英國國教徒。我們很難說何者是讓普林最厭憎的，但反正他都很厭憎，這點無庸置疑。㉒

對惡習的反制，也有非宗教的世俗面向，這在十九、二十世紀變得較為明顯。反惡習行動者最痛心的，是惡習對個人與家庭造成的傷害，對集體的成本以及對團隊未來的威脅；所謂的團隊可以是部落、種族或國家。自殺的賭徒留下一貧如洗的妻兒，便是第一個問題的最佳寫照；抽菸者造成火災意外，是第二個問題；第三個問題，有關未來，主要是憂慮年輕人的健康和意志。二十世紀中期的肯亞，老年人抽大麻不是醜聞，但若四十歲以下的人抽了，就是冒著大不韙的危險，因為肯亞社會——任何社會——需要健康的父母、經濟支柱和保衛者。㉓

戰爭與發生戰爭的可能性，加強了耗損年輕人力的憂慮。與其死於飲用劣質威士忌，不如死於為自由而戰——一七七八年，一名歐陸軍人的葬禮上，就出現了這樣的弔唁之辭。戰事特派員弗雷德里克．麥克科密克（Frederick McCormick），在一九〇四至一九〇五年間，目睹了喝得爛醉的俄羅斯士兵及水手失誤吞敗，由此生聚教訓：「一個軍隊的主要敵人，是一個國家的道德疾病。擁有偉大軍隊的偉大人民，竟然無法在一場戰役上打敗日本人，絕不是因為他們被敵人打敗了，而是因為他們先被自己打敗了。」㉔

十年之後，俄羅斯和其他政府都頒布了戰時禁酒令，第一次世界大戰算是分水嶺，一個公共政策的災難性自然實驗，制定了無數反惡習的方針：一九一四年，法國頒布了緊急命令，禁止苦艾酒的銷售；一九一五年，英國降低了啤酒供應量，一九一六年又緊縮了藥物規範；一九一六年十二月，早在美國加入大戰之前，美國公共衛生局（U.S. Public Health Service）禁止在軍事救濟站使用海洛因；一九一七年，美國官員關閉了軍營附近的紅燈區，因為擔心性病的傳染；同一年，貝當將軍（General Philippe Pétain）發出命令，此後想在法國軍區裡買酒變得更加困難了，因為他麾下超過四分之三的叛變事件，都跟喝醉的法國步兵有關。㉕

在戰爭與和平中不同的反惡習論點經常互有衝撞，其結果會在下一章中討論，但在這裡我們可以說，無論他們的動機與背景為何，十九世紀與二十世紀初期的改革者們，對惡習有三點共識：第一、科技提高了代價。在工業化的環境裡，不但中毒的危險性提高了，而且工業化本身也製造了更多惡癮。色情書刊過去曾是奢侈品，直到蒸汽印刷機和攝影的產製價格大幅降低為止。到了一八七二年，設立於倫敦的「抑制罪惡協會」（Society for the Suppression of Vice）面對大量裸照——因為它們產製便宜，又容易郵寄——加上鼻菸壺上的情色圖片等，全部被協會沒收了，還有超過五噸的印刷品，上百的雕刻盤子，平版印刷石頭、木板、鐵模鉛板……等。然而，大量的沒收以及對四十名散布色情內容者的定罪——有些要服苦役——都沒能停止機械化的惡習交易。㉖

第二、那些從事商業惡習的人，在組織上與政治上都很活躍。非法的生意——例如沒有執照的賭場——他們會僱監視員、看門人、守衛和老千，也會買通房東和警察。如果生意是合法的——例如有執照的釀酒廠——他們就會利用政府對稅收的渴求以及自身的財勢，去影響政策制定以符合己意。「對（酒精）通路任何的嚴重干擾，」加拿大皇家委員會在一八九五年坦承道：「必然會使大批財產貶值⋯⋯超過境內特許銀行的總和。」其策略包括為反對禁酒令的人造假，註冊登記參與選舉投票，以及將拒絕僱用飲酒者的商家列入黑名單等。此外，賄賂相當常見，神職人員亦非聖賢，那些默許當地酒業大亨的教士，就能獲得比較多的捐獻。「酒類交易無法無天。」長老會牧師哈利．福斯迪克（Harry Fosdick）在一九二八年說。他否認禁酒令發明了貪污和組織犯罪的說法，英國的禁酒倡議者也做了同樣的聲明。酒類交易對大眾的傷害，與酒類產品本身不相上下。㉗

更廣泛地說，惡習不再只是脆弱的個人所具備的負面特質而已，在十九世紀與二十世紀初期，惡習也意指對這些特質的系統性「鼓勵」，例如僱用穿著日式和服的香菸女郎，為客人遞送免費香菸等噱頭。因此反對者開始指出，惡習是商業化且有組織的，福斯迪克就點明「有組織的酒精買賣」，他刻意以貶義的「買賣」（traffic。編註：特指「非法」的交易）來替代「交易」這個字眼。同樣的語言轉換也發生在其他的西方語系裡。㉘

第三、惡習對個人及社會的傷害，其程度遠超乎過去的理解。醫生們很早就在警告習慣性抽菸的壞處，十九世紀時，他們即發現抽菸可能跟降低生育能力的社會警訊有關。這在法國特別嚴重，因為許多人認為，一八七〇至一八七一年的普法戰爭，已造成了人口停滯的問題，而這時有些醫生們指出，尼古丁有讓人不孕的嫌疑。有些法國醫生則強調，酒精使用量的上升和精神異常案例的增加——據說在一八六八至一八八八年間增加了一倍——彼此有關聯。奥古斯特・佛瑞爾（Auguste Forel）是瑞士著名的醫師、神經解剖學家、優生學者，特別反對飲酒，他指出，如果受精時父母一方或雙方有酗酒的現象，胎兒格外容易受到毒素損害。「如果你是醉鬼，就等著生個白痴！」保加利亞的一份戒酒刊物如此宣稱。儘管貧窮、營養不良、產前與產後對新生兒照護不周，都有可能解釋「遺傳性」的缺陷，但這些信息都沒能阻止評論者抨擊酒精，或延伸到對古柯鹼以及其他藥物的苛責。[29]

飲酒者面臨較多罹患性病的危險，因為小酒吧、小酒館等，是維多利亞時代通往非法色情行業最常見的渠道。衛生學家警告，妓女有如「梅毒機關槍」，是無數梅毒螺旋體病菌（*Treponema pallidum*）的來源，其病原體可能導致眼盲、跛腳，甚至致命。隨著診斷檢驗的進步，發現梅毒廣泛散布的程度簡直令人咋舌，到了一九二〇年代中期，一〇%的法國人以及一〇至一五%的中國城市人口，都有梅毒感染的徵兆。[30]

數據的背後，是被毀滅的生命，包括那些有前途、有權力之輩。尚—安多切・朱諾（Jean-Andoche Junot）是跟隨拿破崙最久的將軍，但梅毒先是奪走了他的軍事才幹，接著又奪走了他的神智。美國海軍上尉約翰・丹寧豪爾，不僅是安納波利斯海軍學院（Annapolis）畢業生，也是北極探險家，卻因梅毒而喪失視力，一八八七年他的船意外擱淺後就自殺了，留下了太太和兩個孩子，以及別在領子上的遺書。文生・梵谷（Vincent Van Gogh）在一八九〇年笨拙地朝自己開了一槍，陷入昏迷後死去，在他充滿折磨的最後幾年中，可能飽受梅毒（與其他疾病）所苦。文生死在弟弟西奧．梵谷（Theo Van Gogh）的懷裡，西奧是成功的藝術品商人，也罹患了梅毒，在一八九一年，因梅毒而導致麻痺性失智症。巧克力大王賀喜的妻子凱瑟琳．賀喜（Catherine Hershey），因梅毒導致運動失調（locomotor ataxia），腿瘸了，也麻痺了。一九一五年，凱瑟琳在臨死之前，故意叫丈夫出去幫她倒一杯香檳，好讓他不必目睹自己斷氣。九年之後，列寧（Lenin）死於很像是神經性梅毒（neurosyphilis）的症狀，有可能是他被放逐歐洲期間，從一名妓女身上感染來的，雖然此一診斷有很多爭議，但如果是真的，可以說那個偶然的邂逅改變了俄羅斯、蘇維埃，乃至世界的歷史。㉛

奴役性的樂趣

朱諾、丹寧豪爾、梵谷兄弟、賀喜，以及列寧，都是死於中年，另有無數糖尿病患、癮君子、傾家蕩產的賭徒等，也都折損不少壽命。民間智慧，加上來路不明的醫學報告，通常對酗酒者有最多的警示，彷彿他們會被烈火焚身，灰飛煙滅。倒是戒酒宣導者比較務實，他們會引用酒精中毒者的高度患病率和死亡率，並以之為戒。死亡之外，他們也提出了奴役的控訴，是成癮以外的問題。在十七、十八、十九世紀，加速進行的全球享樂革命，不僅製造了數百萬名消費的奴隸，也製造了數百萬名生產的奴隸，其中許多人不得不在農業種植地，過著活死人般的日子。㉜

食品藥物的栽培得以起飛，因為種植者和商人都有利可圖；對承運人是高重量價值的貨物；對大眾是廉價的精力來源與短暫的享受；而且到十七世紀末期，各國政府開始抽稅，有的甚至由國家壟斷，使之成為政府的穩定收入。重商主義者抱怨，某些消費品，例如糖的進口，必須支付高額稅金，為了彌補損失，在一六三〇至一六六〇年之間，英國、法國、荷蘭、丹麥都跟隨西班牙與葡萄牙，開始在新世界（New World）建立甘蔗殖民地，而這需要大量的勞力剷平森林，照顧甘蔗。由於不斷減少的原住民和契約工人不敷所需，於是農場主人轉而尋求跨大西洋的奴隸交易。有六百萬至八百萬的非洲人——佔所有奴隸人數的一半以上——都是在蔗糖農場工作，平均七人中就有三人死於航程途中，或者抵達農場之後的頭兩年內。㉝

倖存者確保了補充的勞動力。在一七〇〇與一八三〇年間，由甘蔗派生的蘭姆酒收入，給付了四分之一從安哥拉（Angola）到巴西的奴隸進口。參與奴隸買賣的羅德島民，偏愛「幾內亞蘭姆酒」（Guinea rum），也就是一種當地釀製的烈酒，因為酒精濃度很高，降低了運輸費用。蘭姆酒也保證了印地安人的勞力付出，只要十三加侖的蘭姆酒和四件外套，就能簽下十三年的勞工。在牙買加，酒精則確保了主動加班的勞力，讓他們架設陷阱消滅吃甘蔗的老鼠。奴隸們在殺死老鼠之後，以老鼠的尾巴為憑證，就可以視尾巴數量的多寡，獲得多少蘭姆酒做為獎勵。㉞

如果樂趣、惡習、成癮都暗指非自願性的產製（因此反奴役的貴格會，在大西洋兩岸都杯葛來自西印度洋的糖），其實它們和非自願性的消費，關係也越來越密切。自十七世紀至十九世紀，觀察家就多會使用「奴性」（servility）這樣的字眼，形容那些無法擺脫壞習慣的人們：

> 菸草如此牽動他們的心，一會兒之後他們就又不斷回去，彷彿在尋求寬恕似的。（一六二〇）

> 這些人的口中都說著自由，但沒有一個非洲人是這麼偉大的奴隸，比得上他們對賭博的熱情。（一七七四）

> 不快樂的蘭姆酒飲用者，是如此受到這些烈酒的奴役，他們似乎完全無力把自己從這種最壞的束縛中解放出來。（一七七八）

> 不是人吃鴉片，而是鴉片吃人。（一八五〇）㉟

Addiction（成癮）源自拉丁文，意味著把一個負債者分派給一位債權人，具有「奴役」的意思；到了十八世紀，也是指受到一種行為或物質的奴役。探險家約翰・羅森（John Lawson）說，卡羅萊納的印地安人對喝醉酒及抽菸草「深深上癮」。詞典編纂家塞繆爾・詹森在一七五六年解釋道：「這通常都是負面含義，如果我們說**他讓自己對惡習成癮**。」㊱

詹森的說法固然引人注目，但到了十八世紀末、十九世紀初，具有改革意識的醫師們——其中最出名的是美國人班哲民・拉許（Benjamin Rush），以及英國人湯瑪斯・超特（Thomas Trotter）——開始將責任從成癮者的身上，轉移到慣性物質本身，尤其是酒精。這並非新鮮的想法。歐洲觀察家自十七世紀初期起，便曾討論過酒精如何造成控制力的病態喪失，亞洲觀察家自十六世紀起，也針對鴉片提出過相同的論述。鄂圖曼帝國（Ottoman Empire）一五七四至一五九五年在位的蘇丹穆拉德三世（Murad III），曾將一位預期成為內閣總理的人選留在身邊四小時，目的就是要確知此人是否鴉片成癮（結果此人始終保持冷靜，終於正式獲聘）。拉許和超特的貢獻，是將這個熟稔的說法放進精神病學的框架裡。拉許說習慣性飲酒，經常成為引起精神疾病的原因，而這個行為本身也是一種精神疾病，他在一八一二年曾觀察說，一開始可能還是自由人，但到後來隨著習慣變成了一種「需要」，就會罔顧健康與道德的問題了；超特在一八○四年時宣稱：「**醉酒的習慣是一種心智的疾病**。」並以斜體做為強調。重複加強習慣，然後逐漸改變心智。他舉了例子，設若一個家庭經常在下午一點鐘，吃中餐之前喝酒，「一旦時間過了，或者他們不在家，無法如平日般喝到酒，他們便會相當程度地**意識到**這個事實。」超特寫道：「說得明白點，他們已經養成一個很壞的習慣，會因為渴望令他們振奮的東西而精神萎靡。」㊲

此說聽來相當現代：下午一點鐘——提示；意識感——條件式的反應；精神萎靡——退縮現象發作了。學者們過去曾將此視為發覺成癮的開端，但我們更應將之視為一種初期、斷斷續續的階段，長此以往，便將邁向醫學上稱為「病態學習」的漫長、充滿爭議之過程，牽涉到特定神經毒素的變化，其傷害程度視不同的社會與發展程度而定。超特、拉許，以及十九世紀的醫師們，皆未對酗酒及其他成癮找到共同的病因，或者共同的治療方案，乃至語言。一八一九年，另一位疾病概念先鋒，德俄籍醫師克拉瑪（C. von Brühl-Cramer）認為，應該使用 *Trunksucht* 這個字，也就是「對酒成癮」的意思，這是借用十八世紀晚期在德國非常流行的 *Lesesucht* 而來，指的是「對書成癮」。克拉瑪的翻譯者克里斯朵夫·胡富蘭（Christoph W. Hufeland），發現了另一個對應字「性愛狂」（nymphomania），從而將 *Trunksucht* 翻成「嗜酒狂（dipsomania）」。Alcoholism（酒精中毒）這個字詞，是一八四九年瑞典醫師馬格·赫斯（Magnus Huss）提出之後才出現的。詞尾的「-ism」，指涉有毒的病症，例如 ergotism，指的是因常見的麥角真菌（fungus ergot）所引發的麥角中毒。後來，其他的醫師也開始將這個詞尾加在幾乎每一種成癮物質上，例如英文的 opiumism（鴉片中毒）、heroinism（海洛因中毒），斯拉夫文的 *morfinizm*（嗎啡中毒）、*kokainizm*（古柯鹼中毒），法文的 *caféisme*（咖啡因中毒）。唯獨 alcoholism（酒精中毒）這個字裡的 -ism，沒有達到天下共用，許多寫手仍繼續採用其他的字眼，如「習慣」（habit）或「狂」（mania），諸如此類。㊳

無論他們使用何種字眼，早期的酒精中毒專家都是來自飲酒風氣盛行的國家。這是有道理的。強烈、快速運行的大腦獎勵，最可能導致中毒與成癮，因而最可能刺激醫學界對病態消費的思考。同樣的情況也發生於嗎啡注射。皮下注射藥物在一八七〇至一八八〇年間的廣泛使用，敦促西方醫師做出反應，他們對自由注射嗎啡提出警告，並驚覺到酒精中毒與嗎啡成癮之間的相似性，然而他們對醫療用語並沒有達成共識。

十九世紀的用藥情況各自為政，成癮現象的混亂自然無可避免，醫師的操作基於文化差異與宗教派別，經常出現極大的不同。沒有一個國際組織（或保險公司，或流行病學家）來整理診斷分類，也沒有科學傳播的共同語言，而且醫師們所關心的，往往都是因地區而異的不同成癮行為，例如西歐和北歐的醫師，將焦點放在酒精對於中毒、遺傳，以及習慣性的影響，但這些對清廷而言並非最重要的。中國人當然知道酒精中毒的存在，在中文醫典裡稱為「嗜酒」，但在十九世紀時，他們更擔心的是鴉片癮的問題。㊴

成癮的醫學化在歷史上的第一階段，無論就詞彙、概念或地理而言，都是一團亂，但即使如此，成癮的醫學化仍是一個真實的潮流，是今人對惡習的認識，及理解其對人、事所造成後果的過程。如果重複接受某種物質，會導致身體的損傷，心智的瘋狂，意志力的摧毀，對自己、他人，甚至尚未出世的胎兒都造成嚴重的傷害，那麼如何逐步減少，乃至消除暴露於這種物質，便有其必要。個人的損傷，社會的代價，對未來的威脅：醫學權威強調這三重論述，是強化而非取代了宗教和文化對惡習的異議。事實上，許多維多利亞時代的醫生——尤其大多數為基督教傳教士服務的醫師們——都是從相同的道德理念上來反對惡習，於是他們挾著科學和信仰，決心從事改革。

DRANKWEER
TENTOONSTELLING
VAN 11 TOT 16
SEPT:
1911.
ALCOHOLISME
F.M.
Den Haag.
KUNSTKRING
's-GRAVENHAGE.

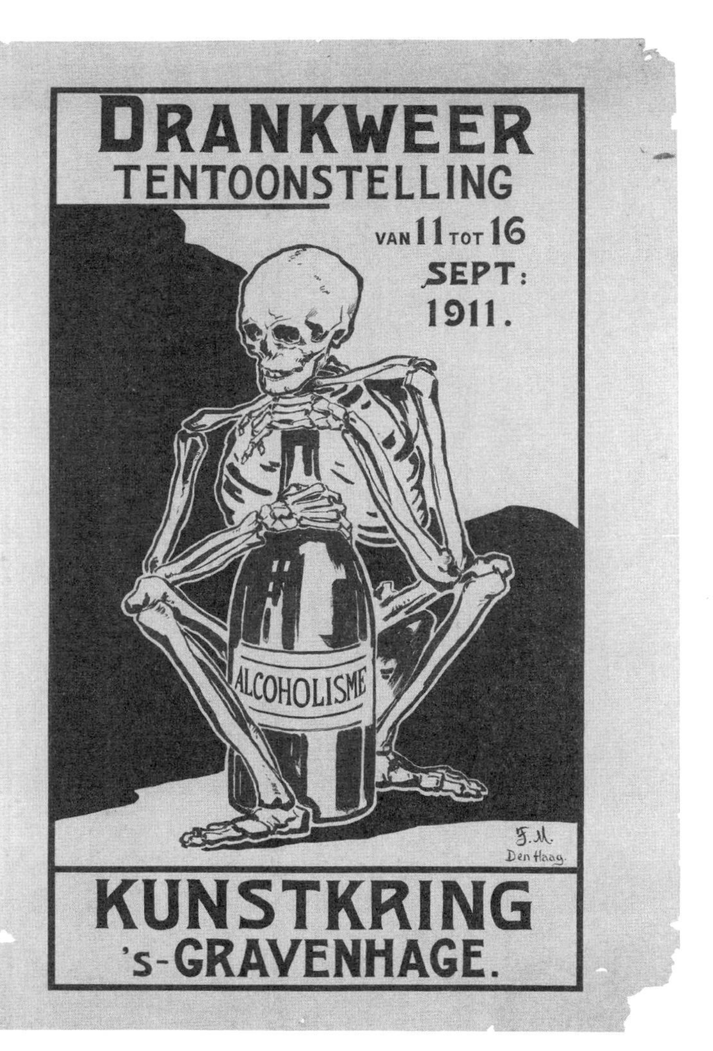

這是一張展覽海報，第 13 屆反酒精中毒國際會議，海牙，1911 年。20 世紀初期，醫學界普遍接受酒精中毒與過早死亡之間的關聯，也在較保守的程度上，接受酒精中毒是一種精神疾病的概念——一種有社會及遺傳成因與後果的疾病。「每一種醉酒，」英國的酒精中毒專家威爾許．布蘭斯威特（R. Welsh Branthwaite）告訴 1909 年的會議代表們：「酒精成癮若不是對公共財務潛在性的犯罪或負擔，對個人或他人的威脅，就是製造患者家人及相關人士壓力、恐懼、醜聞，或騷擾的成因。」他還透過例證衍生到戒律、父母的疏於照顧，以及可能的「操控生育」。

醫學評論還加強了其他的想法：樂趣、惡習及成癮，是彼此相連的。自一八七〇年代起，多位美國和英國醫師都認為，酒精中毒者和藥物成癮者並非罹患了特定的惡習，而是罹患了一種單一的、可治療的神經疾病，稱之為「嗜醉癖」（*inebriety*）。湯瑪士．克羅瑟斯（Thomas D. Crothers）是直言不諱宣揚此一學說的專家，他的廣告說能治癒「酒精、鴉片和其他各種嗜醉」，並在他位於康乃狄克州的精神病院，為來自三個大陸的病患施予治療。對於「嗜醉癖」的發病誘因，意見相當分歧，可能包括壓力、神經衰竭、遺傳性退化、早期使用（有些父母為了讓嬰兒不哭鬧，會餵食鴉片），可能以上皆是，但也可能以上皆非。然而，無論樂趣、毒品、酒精一開始是如何被使用的，它們都會有累積毒性的效果，包括耐受性，以及「神經中樞對中毒經驗的教育」所導致的渴望與復發。阻斷了一種刺激後，常會轉換到對另一種嗜醉的追求。克羅瑟斯描述一名商人，雖然放棄了年輕時大量飲酒的習慣，卻還是在中年時突然暴斃，後來殮葬者解開了謎團，他們發現死者脖子上所掛的十字架底下，遮掩著一個祕密的小袋，裡面裝著嗎啡。㊵

雖然這是一種先見之明，但嗜醉癖學說缺乏實驗性的證明，無法更廣泛散布於英美專家圈之外，並在一次世界大戰之後遭到誤用。那時，多數的政府都已限定「成癮」是使用強迫性毒品，但酒精中毒則自成一個體系，許多二十世紀中期的研究者都接受了業界支持的立場，認為酒精中毒是僅影響少數人的特殊疾病，要不然在平常就只是一種「社會調劑」罷了。此一情況持續到二十世紀末、二十一世紀初，神經科學家提出了新的大腦疾病基本理論，比舊的嗜醉癖學說更加詳盡且令人信服。他們將酒精、菸草和其他藥物都帶進了成癮範疇，也加入一些會牽涉到相同神經通路的行為項目，如強迫性賭博、飲食，以及社群媒體的使用等。這一回，將各種強烈慾望歸類一處的做法，獲得了舉世認同，中文使用者便開始將「癮」這個字，加在毒、菸、性、網路等字詞之後。研究者甚至重啟拉瑪克學說（Lamarckian）的諸多概念，引用表觀遺傳學（epigentics）的語言，指出後天所得到的成癮特徵，也有可能遺傳給下一代。㊶

嗜醉癖學說的理論家錯失了發財良機約莫一個世紀。不過，如果成癮行為背後的病態組合個案尚不夠具有說服力，那麼藥物使用在建立與加強其他惡習的關係上就顯得比較成功，例如一般都會注意到，抽菸者偏愛濃重的飲料。醫師們警告說，抽菸的男孩較有可能成績低落，從事較差的工作，染上酒精和毒品的習慣，甚至有早亡的危險，因此母親們常會押著自己的「菸鬼」兒子到地區法院，在他們的喉嚨上塗上硝酸銀（silver nitrate），據傳有預防菸癮的效果。儘管精於廣告的菸草工業，在第一次世界大戰之後得以部分消弭此一恐懼，但抽菸一直很難全然擺脫負面的聯想。海洛因成癮者在不同程度上也多為吸菸者，經常嘴邊叼著香菸就睡著了，以至於讓落下的菸頭燙傷脖子，留下蓮花形烙印。納粹德國認為，個人健康與國家健康在理論上密不可分，於是醫生們斥責抽菸為「肺的自瀆」，在德意志國反成癮藥物委員會（Reich Committee for the Struggle against Addictive Drugs）的協助下，將不健康物質分門別類。㊷

無論世俗或宗教的權威，都雙雙強調惡癮的鏈接。清朝官員把抽鴉片、賭博與底層市井小民的犯罪聯想在一起，若是在軍人之間，則聯想到缺乏士氣與懦弱無能。猶太教祭司為猶太律法中的軼話《哈加達》（*Haggadot*）畫插圖時，有關踰越節筵席的文字，抽菸者多被描繪成小偷及不良少年。基督教牧師警告說，邪惡的城市對好奇的鄉村男孩毫無約束：「他們去參觀劇院、馬戲團、木偶戲，嘗試興奮劑、賭場、妓院。」一位浸信會牧師在一八四二年寫道。「他們對不良場所、邪惡人事物都變得習以為常。一開始他們很厭惡，接著覺得有意思，然後喜歡，最後就成了惡癮的俘虜。良知的忠告很快就被激情的騷動所淹沒。」[43]

激情的毀滅性，以及惡習策略性的合縱連橫，最盛者莫過於賭場。賭徒哄騙容易上當的年輕人，使他們對冒險刺激的賭博生活感到興趣，當這些年輕人成年之後，手上握有自己的財產，再度回到賭桌，享用著食物、酒水、雪茄，力求翻本，他們沒注意到專業老千可以把他們手上的牌看得一清二楚，就像看著他們一臉吃驚的表情一樣。他們落得傾家蕩產，債台高築，沉迷酒色。因為賭博的毀滅性如此強大，有些基督教改革者稱其為上帝最厭恨的惡習。為小說《老古玩店》（*The Old Curiosity Shop*）而淚流滿面的讀者應當也能同意，是小奈兒（Little Nell）的監護人祖父賭性太堅強，才將查爾斯．狄更斯（Charles Dickens）筆下聖潔的女主人翁提早送進了墳墓。[44]

貴族階級陷落最深。「賭注極其之高，」伊莉莎白．夏綠蒂（Elisabeth Charlotte）——奧爾良女公爵（Duchess of Orléans），也是法王路易十四（Louis XIV）的弟妹——曾在一六九五年五月時說：「賭博時，人們表現得有如瘋子一般。有的咆哮，有的用力敲桌子，致使房間都撼動起來，還有人大聲辱罵，令你毛骨悚然。」但這些裝腔作勢都不是常態，貴族賭徒的一般姿態通常是故作漠不關心，無論輸贏，他們都不會洩露情緒，紳士們必須要有勇氣平靜面對危機——好比在決鬥，而高押注的賭賽便有如對決一般——而且要有足夠的財力承擔損失。唯情況並非總是如此。倫敦西區有一家賭博俱樂部叫作康樂福（Crockford's），經營者從前是魚販，專供貴族飲酒作樂，榨乾他們的荷包。達夏隆爵士（Lord Dashalong）威廉・莫里紐克斯（William Molyneux），輸掉了三千三百萬美元，當他在一八三八年過世時，據說又多欠了俱樂部主人五百萬美元。他的兒子塞夫頓侯爵三世（3rd Earl of Sefton），負起了還債的責任。㊺

如果賭博和其他惡習拖垮了富裕者，小康者亦復如是。正如我們所見，當代人將毀滅性的酒精中毒與工寮和貧民區的勞工做連結，也和付了酒錢之後口袋空空如也的傻瓜做連結。傳教士們一直很困惑，為什麼中國的勞工斷斷續續抽鴉片好幾年，沒有特別的病兆，結果竟然敗在酗酒這種具摧毀性的日常習慣上。北歐斯堪地那維亞（Scandinavian）的教士們發現，在他們完整保存的教堂記錄中，醉酒的詛咒可以在同一個家庭延續好幾代——從而在佈道時提倡自我改造。許多來自不同文化的業餘觀察家，都注意到軍人利用重度吸菸及喝酒，來調適恐懼和無聊的問題，飲酒無度的農夫可以為了買酒變賣任何東西，或做任何事情。「你常看到小孩也喝酒，」一位俄羅斯的翻譯者在一八八〇年回憶自己的村莊時說：「許多母親在給嬰兒的牛奶裡加了伏特加，『這對我的孩子好，』一個女人這麼告訴我：『看他睡得多香。』」㊻

有識之士認為，這樣的做法將會養育出數代的白痴與酒鬼。雖然今天的研究者已不再提母細胞毒素（*blastotoxie*）與退化（degeneration）這樣的字眼，但他們證實，幼年階段就接觸酒精會導致嚴重後果，尤其是對貧窮人口而言。窮困、壓力、醉酒、成癮的四者互動，維繫了印度的種姓制度。在受壓迫的環境下長大的窮苦孩子，他們的大腦呈現出結構上的差異，最明顯的是在前額葉皮質，執掌控制的部分。隨著孩子的成長，他們比較容易罹患精神疾病，較難管理負面情緒，也比較傾向立即的滿足而不顧未來的獎勵。這些條件都指向冒險行為，同時在那些出生於數代皆貧困、無力、家庭不安定、惡習司空見慣的文化或環境裡的孩子，患病的機率特別高。在各種冒險行為中，藥物使用還會導致進一步的控制及認知減損，尤其是青少年階段。藥物使用或其他的強迫型行為，包括過量飲食，倘若達到了幾乎別無他念的程度，這個人就會變得與社會脫節，無法就業，並且被污名化。隔離、無業、惡名昭彰，是強大的壓力源，會加深成癮的行為，並且當自願或被迫停止惡習之後，也更容易復發。最後如果再加上道德頹廢，便落入了成癮的惡性循環。[47]

相形之下，有地位、擁有具意義的工作、有配偶及前程的人，他們比較不容易成癮或長期處在成癮的狀態。物理學家理查・費曼（Richard Feynman）某次在行經科帕卡巴納海灘（Copacabana Beach）的一家酒吧時，突然對喝杯午後小酒產生強烈的渴望，他不知道為什麼會這樣，覺得害怕，當下就離開了。獲得普立茲獎（Pulitzer Prize）的傳記作家道格拉斯・薩斯沃・費里曼（Douglas Southall Freeman）也說，當醫生告訴他，若再不戒菸便是死路一條時，他立刻熄掉抽了一半的香菸，並從此不再抽菸。還有時任美國參議員的林登·詹森（Lyndon Johnson），聽到醫生在病床邊跟他說同樣的話時，他打開了一包菸，把其中一根抽出一半，然後放在床頭櫃上不去碰它——這變成了詹森十五年的護身符，直到他從總統職位卸任為止。國際調查一再顯示，專業人士比勞工階級戒菸成功的機率較高，後者將微薄收入的大部分都花在抽菸上。酒精和藥物成癮的情況亦復如是：飛行員和醫生對接受治療的反應，比社經地位較低、資源較少的人要好很多。可見如果有你在乎、害怕失去的東西，確實會造成影響。㊽

但是如果失去了一切，也會產生重大影響，這就是為什麼從北極到澳洲被強佔家園的原住民，會有近乎災難性的高成癮率。被剝奪財產，失去住所，心灰意冷，疾病纏身，他們最容易成為賣酒商人誘捕的對象，而因為他們缺乏節制飲酒的文化典範——或者應該說，因為他們保存著透過醉酒做靈性追求的文化偏好——原住民被貼上酗酒的標籤，其中尤以北美洲為甚。「所有的印地安人部落都被酗酒摧毀殆盡。」拉許在一七九八年觀察道。一八五〇年，當加州法律允許官員把常去「賣酒之公共場所」的印地安人當遊民看待，得以將他們的勞力拍賣給出價最高的人——亦即變相奴役——時，情況更是雪上加霜。比較明智的立法機關企圖限制酒類交易，然而高達四〇〇%的利潤，自然使違法犯紀變得相當普遍。有些拓荒者把酒瓶藏在高筒靴（stovepipe boot）裡，偷偷賣酒，後來這樣的人便被稱為走私販（bootleggers），沿用迄今。㊾

如何造酒的知識也被保存了下來。在政府決定嚴厲限制賣酒給北美原住民之後，有很長一段時間，原住民就喝自己釀造的酒。一九五〇年代，一名公共衛生護士造訪阿拉斯加時，發現阿留申人（Aleuts）用桶子釀酒，把任何能夠發酵的碎屑都丟進去，包括營養不良的孩子們的盤中飧。不過父母對酒卻很大方，當地老師表示，當他們的孩子到學校時，常常都是處於宿醉的狀態。㊿

無論從那個角度看，這樣的情況顯然都非常糟糕，或許今日觀之尤以為甚，因為從累積的證據中，我們知道從幼年到青少年階段接觸毒物，對身心發展造成了多大的傷害。維多利亞時代的改革者們那時也已開始產生懷疑，決心阻止有毒物質和惡習對自己和原住民社會所帶來的威脅。他們的努力，及其二十世紀的繼承者如何承先啟後，便是下一章將討論的議題。

第 4 章

反惡習的行動主義

Anti-Vice Activism

我們之所以會知道宿醉的阿留申孩子，是因為有位造訪的護士，寫了篇忿忿不平的報告所致。如果孩子們喝酒的背景有所不同，或許這位護士的語氣會較為和緩？譬如說，倘若阿留申父母之所以會給孩子餵食一小湯匙的白蘭地，是為了治療孩子的感冒，或許護士就不會對他們那麼苛責，說不定還會加以讚許？

這種雙面性，在樂趣、惡習、成癮的歷史中始終存在。這個世界充滿了有毒的東西——它們通常（雖然並非一定）都是令人享受的東西——量少時，對人類和其他生物有益，但過量時，卻是有害，甚至可能致命。而何謂量的多寡，全因人而異。從酒精到鋅，都是由劑量的大小決定它們是否成為毒藥，這也是各種說明書上一再表明的概念：稀釋葡萄酒，避免醉酒；注意病人的鴉片劑量，除非想要安樂死；喝啤酒佐餐，適量飲用白蘭地，「為需要而非快感而使用」；別吃太多糖，否則恐怕會口渴不止。①

不同的文化逐漸衍生出不很完美的規則，以求限制有潛在毒性及習慣性快感所產生的負面影響，例如肯亞人對於抽大麻的反應和評價，是因年紀而異的，但這種民間流傳的平衡法有兩個弱點，以至於並非特別有效：首先，對某些「處女地」來說，他們從未有過這種經驗，例如美洲印地安人首次接觸酒精時，並沒有喝酒的文化背景；再者，民間的應對也敵不過現代化科技與商業的快速進步。謹慎的規則當然很好，但怎麼讓人們——尤其是那些環境或遺傳使之變得脆弱的人們——在一個充滿便宜、強烈、大力提倡欲求的世界裡，能恪遵這些規則呢？

最普遍的答案，就是更嚴格地控制惡習，而這正是十九世紀末、二十世紀初達到巔峰之改革運動的主要目標。這個運動既是國際的，也是跨國的：是國際的——它導致不同國家間的正式協商，以便防杜性交易的走私，減少毒品製造，禁止在殖民地賣酒給非洲人；是跨國的——它啟發了許多個人去創造非政府網絡與組織，宣揚跨國界的改革，其中最大的組織是「世界婦女基督教禁酒聯合會」（World's Woman's Christian Temperance Union，簡稱 WWCTU），到了一九二〇年代時，已有七十五萬名付費的會員，從澳洲到瑞典都有分部。②

歷史學家對反惡習行動人士並不寬厚，認為他們是文化帝國主義者，在道德上歇斯底里，全是一丘之貉，對勞工與弱勢團體存有偏見。即使是那些非狂熱、非恐嚇、非追求名利，而且沒有階級或種族歧視的份子，他們的動機也往往被認為和名義上反惡習的盟友們有所差異。問題是，這些弱點讓我們忘記了這些改革者們面臨著真正的危機，這些危機是以充滿想像力、進步的方式紛至沓來，因為它們採取早期行為經濟的關鍵原則，也就是自由市場鼓勵的欺瞞與炒作，尤其對那些仰賴過度消費而獲得大多數利潤的工業來說。改革者們責難坑害人性弱點的個人、公司、政府和帝國，有些人會把矛頭指向特定的種族，例如猶太人，但較有見識的批判者們就知道，問題是制度性的：逮捕了一名猶太裔酒館主人後，旋即將發現變成了德國人或愛爾蘭人在清理吧檯，並且把關後面的房間。如果沒有針對整個業界的全面性政策來管理，競爭的壓力就會讓那些守規則的人吃虧，但那些無視規則存在的人，反倒獲得了最大的利益。③

有些重要的反惡習行動份子，徹底拒絕資本主義，例如奧古斯特・佛瑞爾（Auguste Forel）支持社會主義，列寧支持共產主義，希特勒則是國家社會主義。但大多數人仍願接受一般商業活動間的私人競爭，例如有人指出，封建制度和共產主義曾經帶來飢荒，但資本主義卻不會，所以他們相信，解決之道在於限制對商業惡習的接觸，只不過，商業惡習卻往往是所謂的一般商品。限制並不代表禁止，其尺度可以從輕度犯規到入監做苦工等多有不同。利用間接的方式，也可能達到禁止的目的，例如提高犯罪的稅捐，使惡癮變成財務上遙不可及之事，或至少對大多數人遙不可及，雖然高額稅金就會帶來黑市交易，但全面禁止亦然。④

改革者們內部的挑戰，便是彼此要先達到共識，討論何種法律規範應適用於何種惡習，給予何種制裁；外部的挑戰，則是要如何說服政府，在文化和政治的反對氛圍下，採取並執行這些規範。能夠讓一個國家採取行動的最大理由，通常也是改革者們最容易達成的共識，便是當某些產品或行為顯得過分邪惡時，政府就不得不介入。反惡習行動主義和進步主義此時會緊密結合，成為一種跨國的力量，例如限制市場，不可以對童工自由買賣，威士忌、古柯鹼、色情刊物、吃角子老虎機等情況亦復如是。進步論者與禁酒令者都相信，透過改善環境，尤其是改善都市環境，就可以改善生活。社會工程學（social engineering）有兩大原則：不幸培養惡習，惡習滋生不幸，所以必須雙管齊下。這也是為什麼行動主義者如法蘭西斯・威拉德（Frances Willard）會一方面譴責對女人與勞工的迫害，另一方面也申討毒物的濫用；婦女政權論者瑪莉・里絲（Mary Lease）也說，如果能付給女店員們合理的工資，或許她們就不必到街上販賣自己的貞操了。⑤

十九世紀對改革運動來說是完美無瑕的時機：工業化國家的識字率普及，到一八八〇年時，已有四分之三的英國人，不論男女，都能閱讀，這提高了人們的同情心，更能了解他人的困境。大眾讀者所如飢似渴閱讀的禁酒文學裡，強調了酗酒的可怕，正如左拉（Emile Zola）的小說《酒店》（*L'Assommoir*, 1877）和《娜娜》（*Nana*, 1880），前者描述一對巴黎的勞工階級夫妻，如何一路陷入酒精中毒的過程，後者則是關於他們蛇蠍美人的女兒，浮華而短暫的一生。維多利亞時代和愛德華時代的中產階級，已開始對肆無忌憚的資本主義產生懷疑，雖然這也是他們的價值和工業所孕育出來的。不受制約的市場，就道德層面而言，對婦女及兒童的福利產生最大的負面威脅，遠超乎任何一種商業惡習。⑥

集體毀滅的前景，震撼了當權者，一八六〇至一九六〇年代期間，國家建設最為密集，許多政府投資於國內的改善與衛生改革，以便培養更健康的國民，其手段即兼具了紅蘿蔔——例如有位法國市長宣布，每一位餵奶的母親，只要她的孩子活過了第一年，就能獲得賞金——與棍子，包括對毒物和傳染的威脅進行制裁，商業惡習便在此列。「男人必須活得正，射擊才能射得準。」美國海軍部長約瑟夫・丹尼爾斯（Josephus Daniels）說：「必須不間斷地勤攻猛打嫖妓及其孿生兄弟——醉酒，直到它們變得不合時宜為止。」⑦

衛生改革創造了一個正向循環：人們越健康，他們的食物和飲水越純淨，他們就越不需要

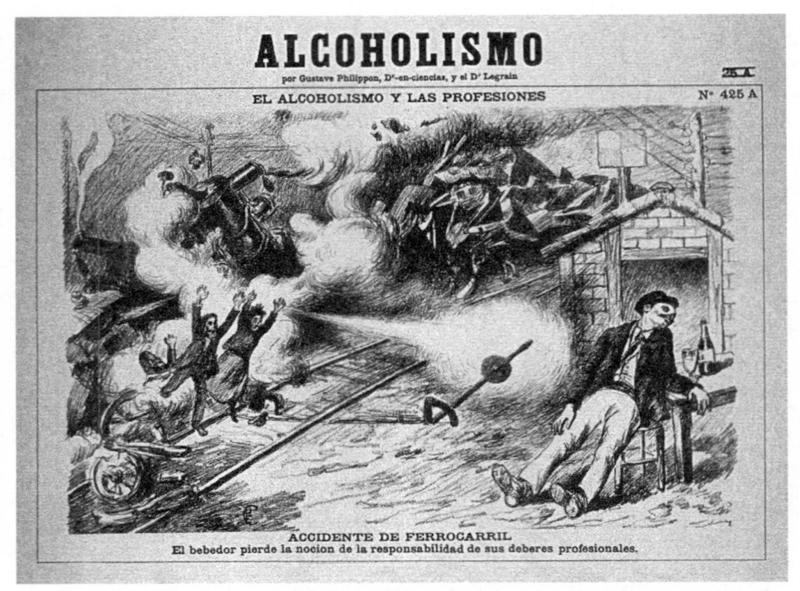

飲酒者（*El bebedor*），重度酗酒者在鐵道轉換器旁呼呼大睡，完全喪失職業責任感，造成無辜生命與國家財產的重大損失。其他西班牙海報系列的畫面裡，則呈現醉酒的水手把船划到蒸汽船的路線上，腳步踉蹌的工人從屋頂上摔落，以及酗酒的父親生下患有癲癇症的孩子等。

毒品中鎮痛止瀉的物質，以及酒精裡的抗菌劑。改革者們建造了公共飲水池，以便和小酒館競爭，市政府也提供可攜式飲水，一開始是為了避免霍亂，但最終效果是一樣的：安全的飲水將啤酒和其他酒精飲品降級為娛樂飲料，是消費者可以放棄的，而非必要的飲品。⑧

公共健康在國際上的成功，刺激了模仿效應，即便有些政府缺乏有效改革衛生的資源和政策續航力，也都覺得有必要試著擬訂衛生政策，包括早年中華民國政府規範娼妓、減低鴉片與香菸消費的運動在內。其實這些運動幾乎都沒有什麼重大突破，因為香菸在中國勞工階層非常普遍，拉車夫都是用一趟路途抽了幾枝菸來估算路程的遠近。不過這些規範的嘗試還是有意義的，到了一九三〇年代，衛生政策成了所有現代化國家的指標，更是法西斯國家堅持的原則。德國成癮管理局曾在一九三八年指出，公民沒有用毒物損壞自己身體的權利，他們說，所謂「你的身體屬於你」，是猶太馬克思信徒的胡言亂語，真正的德國人有著日耳曼人血統，會為了自己的部落與民族保持健全體魄。當時德國社會上持不同意見的近三萬名重度飲酒者——多數都是來自社會底層的男性——皆面臨了被絕育的危機，其他則被送往集中營。⑨

雖然只有少數的反惡習行動主義者是過激的法西斯主義信徒，但他們卻也都是反自由主義者。「文明需要節制」，有人在一九二六年寫道。拜長達一世紀的反自由主義浪潮之賜，為了反對無節制的商業與不受監督的社會成本，規範確實越來越多，其核心——社會福利個案的反惡習強迫性手段——跟強制性的天花疫苗接種如出一轍，也和美國禁酒局（Bureau of Prohibition）的論述彼此呼應。⑩

十九世紀的反惡習行動主義，在其他方面也遇到了好時機：如果現代化使惡習的數量加乘了，價格降低了，它對健康和紀律所帶來的樂趣，也產生了相同的作用。改革者如莫罕達斯．甘地（Mohandas Gandhi）稱之為「反吸引力」（counter-attractions）；墨西哥總統埃米利奧．波特斯．吉爾（Emilio Portes Gil）呼籲該國工人們，把你的錢花在書本上，別花在酒精上；參加地方禁酒組織的進步瑞典勞工，認為閱讀及政治討論是禁酒自主生活的必要條件；英國禁酒協會幫勞工走上清醒之路的做法，則是把街邊的推車堆滿了薑汁啤酒、沙士和可可。一八七〇年代，撞球成為勞工階級的新興娛樂，於是禁酒改革者們就興建了許多撞球間，在裡面販售無酒精飲品。在費城，貴格會教徒貝里（Joshua Baily）為了對抗另一項酒吧的吸引力——廉價午餐——提供免費的無酒精餐點。一八七四年，他在酒吧裡創建了「勞動者中央咖啡屋（Workingman's Central Coffee-House）」，每天都有兩千名勞工來此，就著咖啡吃下健康的湯品配甜麵包，同時許多富裕的訪客來此用大鈔買完東西後，也經常不拿零錢以為資助，使這裡變成了一個亟待擴張的慈善企業。⑪

惡習之所得，也可以用來支持這些反制行動。費邊社（Fabians）和其他非宗教進步團體，提倡以古騰堡制度為根基的各種修正。這是一項來自瑞典的市府政策，將酒精專賣事業所得的利潤，用來支持各種大眾娛樂及教育計畫。這項制度帶來了許多領固定薪水的酒館老闆——其實也就是警官，專門禁止特殊行業、賭博、嫖妓、販毒，或者賣酒給未成年人等。有個英國船員在古騰堡靠岸兩個小時後，大失所望地回到船上說：「我從沒到過這樣一個地方，」他埋怨道：「要喝醉根本不可能。」如果他真的喝到酩酊大醉，那麼他付出的酒錢，也會被用於公園或圖書館上。⑫

反惡習行動主義者利用傳播與運輸的新科技，例如印製猥褻故事的蒸汽印刷機，同時也用於印刷改革的宣傳單；照相製版為爆料型刊物節省了一半成本，卻也讓傳教士們能在政府機關塞滿反對在殖民地銷售鴉片的請願書。宣揚戒酒的講師利用立體影像幻燈機向聽講者展示肥大的肝臟與酒精中毒者的心臟；快船載著傳教士們去尋找改信者，改革者們則去尋找聽眾和創意。威廉・史岱德（William Stead）是一名英國記者，以反雛妓為使命，可惜不幸搭上了後來沉沒的鐵達尼號（*Titanic*），但是大多數的改革者們都安全抵達了各自的目的地。如果惡習在十九世紀變成了由蒸氣所傳動，那麼反惡習行動主義也是。⑬

改革者中最懂得使用現代技術的，是出生於緬因州的長老會牧師威布爾・克拉夫茨（Wilbur Crafts），他也是生活最嚴謹的人之一。一八九五年，克拉夫茨在華府成立了「國際改革辦事處」（International Reform Bureau），這是一個遊說團體兼結算所，組織各種運動，反對從自由離婚到鴉片銷售等問題。克拉夫茨認為惡習是對靈魂救贖與公共秩序的威脅，要求對飲酒、嗑藥、賭博、淫穢、香菸、吸血鬼電影、中斷安息日等，全都嚴格禁止。他相信寧可在禁慾的星期日犯錯，也不要在無神的娛樂週日（Continental Sunday。編註：在非基督教信仰地區，與英美週日作禮拜和休息的習俗不同，故名）鬥牛、喝酒、賽馬；如果新的社會條件，意味著我們必須收束個人在經濟與道德行為上的自由，那麼兩權相害取其輕，失去一些自由也是莫可奈何的事。

克拉夫茨每週有五場演講，一年寫一本書，包括再版多次的暢銷書《戒酒百科全書》（*World Book of Temperance*），以及《保護原住種族對抗毒物和鴉片》（*Protection of Native Races against Intoxicants and Opium*）在內。他和太太兼共同作者，亦即 WWCTU 的工作者莎菈・珍・提馬納斯・克拉夫茨（Sara Jane Timanus Crafts），一起學習世界語（Esperanto）。他大力提倡這個語言，認為這是達到全球改造的關鍵，許多非宗教改革者也有志一同。一九〇六年時，克拉夫茨曾在一個郵輪的甲板上宣稱，國際旅遊、貿易和閱讀，創造了一群「國際人」。直到一九二二年，克拉夫茨過世之前，他把對抗反惡習的聖戰帶到了全球二十九個不同的國家與地區。⑭

跨國性的純淨改革者們，來自各種不同的宗教與政治背景。威布爾及莎菈．克拉夫茨代表了西方，特別是美國的典型，這一類反惡習行動主義者，結合了傳教的熱情、白人的帝國主義包袱，以及解放婦權的目標，如稍早曾提及的法蘭西斯．威拉德，以及凱特．布希內爾（Kate Bushnell）都是如此。布希內爾是一名醫學傳教士，花了三十年的時間，以「巡迴清教徒」（peripatetic puritan）的身分，從事反強迫賣淫的聖戰。甘地是其中最出名的嚴謹改革者，他結合了毘濕奴派印度教和耆那教，一點神智學和烏托邦主義，以及對西方帝國主義與商業的堅決反對。雖然甘地後來以印度獨立之父走進了歷史，但他相信，真正的自治，需要印度人民擺脫他們的惡習，猶如擺脫他們的英國統治者。

甘地認為惡習是互有連結且具有階級性的，他格外痛恨廉價的歐洲酒，由虛偽的基督教帝國主義者利用蒸汽船強加於世界各處，而他的這種不滿，從波扎那（Botswana）到紐西蘭，都得到許多當地領導者和傳道士的共鳴。對甘地來說，飲酒這種惡習，只是一連串導致道德及身體敗壞的第一步而已，他恨不得將所有的惡習跟傳染疾病的髒污一樣（這是他的另一個關注焦點）深深地埋葬——這些問題全都毒害著他摯愛的國家。一九二五年時，甘地曾經寫道，如果他有足夠的說服力，他將會阻止「惡名昭彰的女人」登上舞台，廢除飲酒和抽菸，禁止「傷風敗俗」的廣告、小說、圖像被出版，然後他嘆了口氣說：「但我並沒有這種自己很樂於擁有的公眾魅力。」

其實，甘地最後的這句話是過謙了，反而顯得有點矯情，因為他曾經發起抗議，抵制酒商，將禁酒令變成印度國會黨（Congress Party）的主張之一，他還在罌粟種植地區進行反鴉片運動，支持國際性的反毒組織，他也和禁酒行動家、基督教傳教士，以及社會衛生專家通信，在他的宣傳刊物裡全文照登，發表自己和別人對健康的各種忠告。甘地更在演講中抨擊各種惡習，警告大學生遠離菸草的危害，他非常清楚如何善用自己的名聲地位來影響年輕的聽眾。⑮

不過甘地的對手也一樣。一九二一年，有個菸草商在市場上推出了「莫哈特瑪・甘地香菸」（Mahatma Gandhi Cigarettes），商標上還用了聖雄的肖像。在收到朋友寄給他這個商標之後，甘地寫道：「在對我的各種詆毀中，最大的侮辱，莫過於刻意將我的名字和香菸連在一起。」令人沮喪的惡習使抽菸者受到奴役，榨乾他的錢包，弄臭他的氣息，「有時候甚至還會導致癌症」。甘地呼籲菸草商撤回商標，也呼籲大眾抵制它的銷售。⑯

改革的侷限

甘地贏得了這場小戰鬥，那個惱人的商標消失了，但他和盟友們在其他的戰鬥中卻失利了。無論他們背後吹的是怎樣一股進步、數字、宗教、醫學，以及國族主義的宣傳疾風，也不管他們個人的名望有多大，行動主義者如甘地和克拉夫茨，最終都無法戰勝商業惡習。他們改革的記錄是參差的，遺澤是脆弱的，甘地尤其如此，因為他的大兒子哈里拉爾（Harilal），在一九四八年死於酒精隱疾，那是甘地被暗殺之後不到六個月的事。第一次世界大戰之後的一百年裡，企業家們就緩慢而堅定地將惡習帝國合法化、理想化、擴張化了，並且增加了成癮的形式。反自由主義的行動主義，一度曾顯得無堅不摧，他們是如何、又為何輸給了商業自由主義，是本書企圖解開的謎團。

這確實是個謎團，因為許多其他國際性改革的努力都成功了，達成持久的協議，禁止私掠商船、跨越大西洋販賣奴隸、擴大子彈和毒氣的軍事用途、無限制捕殺鯨魚和候鳥，以及在大氣層測試核子武器……等等，雖然沒有一件事是完美的，但都足夠讓情況獲得改善，而不會引起惡毒的猜疑。然而反惡習行動主義卻無法做到這樣。

當然，簽核捕獵許可令或釋放芥子毒氣，都不能產生像啜飲威士忌或擲骰子時的那種快感。重複性的大腦獎勵將惡習變成了獨特的類別，而在那個類別裡，還有個有利可圖的子類別，也就是經常性消費者。他們相對上缺乏彈性的需求，特別是在短時間內，供給上若有任何嚴重的短缺，就會帶來價格上揚的壓力。有時候，短缺是環境造成的。一九一七年，菸草短缺致使美國混合香菸的價格，在歐洲最偏遠的角落飆升到史上天價。但更多時候，短缺是限制、懲罰性稅金，以及禁令所造成的，那些因法令造成短缺而獲利的人，還添上了非法事業的附加費用，以彌補他們付出的高風險與人事開銷，包括賄賂金在內。[17]

一九二〇年代，色情刊物與非醫學藥物的使用，在美國市場都是非法的，最能看出禁止令對價格與供應的影響。像《大堂仕女》（*Ladies of the Parlor*）這些書，需由走私者夾帶，或偷送

"YOU ARE GOING ON A LONG, LONG JOURNEY"
JOHN BARLEYCORN
J.E. MURPHY

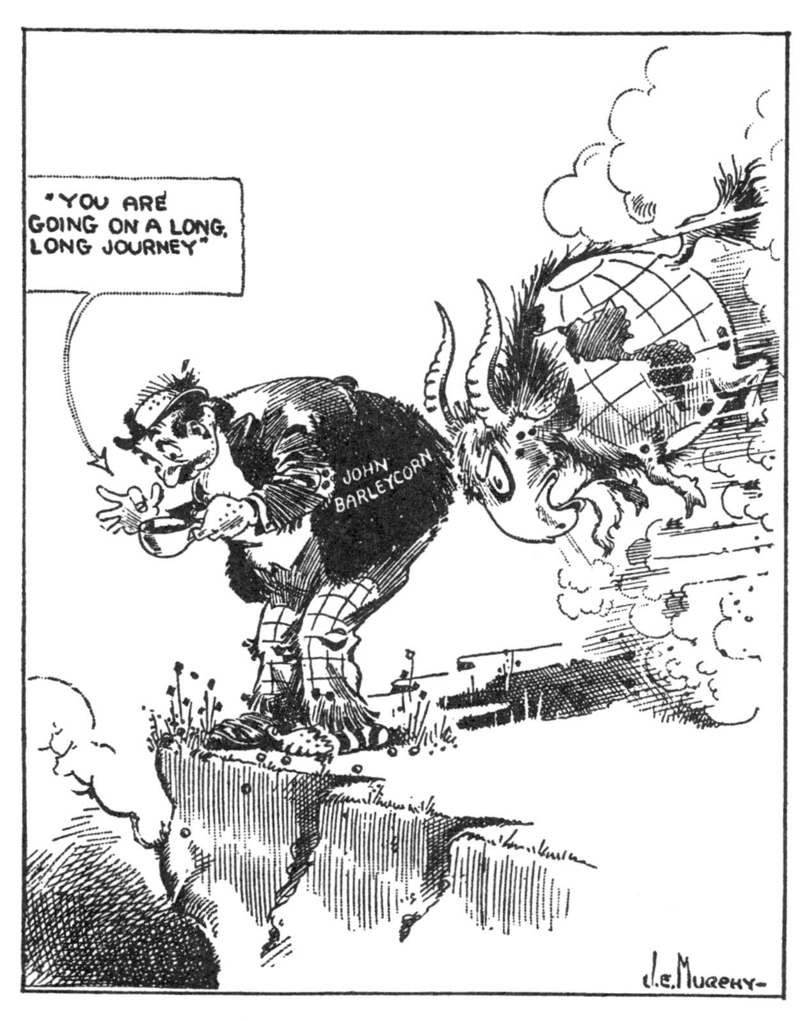

「茶葉的預言」出現於 1918 年，正當全球禁酒令達到巔峰，其時有八個國家針對酒精飲料頒布了法規上的禁令，其他幾個國家，包括法國，禁止了苦艾酒。但是，更多禁酒令即將接踵而至的預言，或者許多政府會打壓與酒相關的惡習，卻都沒有成真。「約翰．巴里寇恩」（John Barleycorn），這個擬人化的痛飲代名詞，轉過身來，抓住了全球禁酒令來勢洶洶的山羊角，硬將它摔到了懸崖下。

到當地的印刷行去，而這些店都是色情業者在晚上承租，由自己人所管理的。這個行業高度保密，因為競爭者很快就會去告發對手，所以色情業者即興採用檯面下的銷售點，從照相館到藥房所在多有。有些合法書店也會以副業的型態經營租書店，以兩分錢一天的價格出租書籍，但這其實只是出租色情書刊的障眼法，這種刊物一天可以租到一美元。

那些直接買下色情書刊的人，花費的代價可不小：文學小說精裝本，一本賣兩美元；品質一般的色情書，可以賣五美元到十美元；高品質的色情書，價格還可以更高。一九二〇到一九三〇年代，十六釐米電影技術的進步帶來了更多暴利的新機會：只要一台攝影機，一名歌舞女郎，外加一個影片的沖洗槽，這些獨立製片人只要二十五美元一卷的成本，就能拍攝一部色情影片。流動銷售員用五十美元的租金租來影片，然後再到大學男宿舍或到不同的美國軍團去放映；汽車商人也會租片，以便吸引在外面跑的員工回來參加銷售大會；還有人會買下片子，訂下旅館會議室，然後收取看片費用，一張票由兩美元到二十五美元不等。有位中階發行商訂下了時代廣場的旅館套房，向潛在客戶放映影片，如果客戶們喜歡，買賣就做成了，到了一九五六年，他聚積了相當於今天七十五萬美元的現金；儘管達到了這個成就，自己卻染上了氫嗎啡酮（dilaudid）的癮，也就是一種由嗎啡發展而來的藥。

毒品市場的運作，和色情市場的運作差不多。時代廣場的那位色情業者，從一位德國流亡醫生那兒取得氫嗎啡酮，每次處方，醫生都跟他收取二十五美元，然後藥劑師再另收二十五美元，把藥給他。流落街頭的成癮者，狀況可就糟多了，他們推擠著乞討來的五美元，然後去買五喱（grain）重（阿斯匹靈尺寸）的粉末狀海洛因，其中高達九五%的成分是摻假的，所以按照這樣算起來，一毫克的純海洛因，價值三十分，相當於半打的糖果錢。⑱

從某種角度看，這些數字證明禁止令奏效了，高價格降低了消費量，特別是在都市勞工之中，而他們也正是禁止令最主要的對象。同樣重要的是，供應商也不能公開經營，他們被迫轉到地下，有些時候甚至是轉到水面下——有個大名鼎鼎的芬蘭偷渡者雅各．尼斯卡（Algot Niska），在他的快船後面偷偷拖著家裡自製的水酒。⑲

改革者們對這樣的情況並不特別介意，畢竟他們知道惡習不可能永遠消滅，他們只是想讓惡習遠離大眾的視線範圍，避免它們誘惑尚未成癮者，驚擾了正派守法的人。深夜裡在大學男宿舍偷放色情電影、抽菸，是在如常的商業活動界線之外的，誠然，對惡習的這種區分並未長久，二十世紀末期在全球散布的視覺與商業文化，便是傳統反惡習行動主義者在文化戰爭中敗下陣來的明證。不過在一九二〇年代，改革行動家還是能把頭抬得高高的，知道許多惡習（香菸是其中越來越醒目的例外）繼續保持著高價化、邊緣化、污名化，如果不是非法，至少受到嚴格管制。而且他們也合理地相信，在對抗非法及可疑的事物上，他們的宣傳會比公開廣告與商業主流作法更有成效。

勝利是有代價的。膨脹的利潤吸引走私者，而因為這些人在法外運作，比從前的合法運作者更容易傾向貪污、摻假與暴力。成癮者，特別是那些使用毒品的人，會用越來越多樣化、也愈形冒險的犯罪手段來支持自己的毒癮，包括行竊藥房等。奢侈品變成必需品再變為成癮品，自有一套鐵則：嚴格的禁令產生較少的消費者，但平均來說，這些消費者會變得更窮困且更具破壞性，而對那些未成癮者而言，黑市所帶來的危險與麻煩，則會製造更深的仇視。熟悉環境下的熟悉娛樂，同時具有解放和奴役的潛能。酒館和撞球間被禁止營業，剝奪了勞工的同志情誼、休閒、報紙、信用、政治偏好、工作機會、郵件遞送，以及酒類來源，他們憎恨這些剝削，階級的偏見乃成了禁酒令的核心元素。[20]

禁酒令的好處與缺陷，在美國呈現得最為明顯，因為他們在限制生產、運輸、銷售酒精飲品上，進行了很長時間的全國性實驗。全國禁酒令在一九二〇年初開始，沃爾斯泰德法（Volstead Act）通過美國憲法第十八條修正案，禁止「會致醉的含酒精飲料」。法案行使到一九三三年，直到第二十一條修正案撤銷了第十八條，才將酒精控制權交回給各州及當地政府去管理。在那段期間，好萊塢電影和全球新聞報導，都將禁酒令當成一種教訓，告訴我們當酒精管制的野心太大時，可能會導致哪些問題。沃爾斯泰德法強制執行一種幾近全面性的禁酒令，僅允許醫藥及宗教聖禮上使用，還有小部分的家庭釀酒，同時有數個早就頒布了禁酒令的農業州，更緊縮他們的法案，連私人購買、擁有、消費都不准許。當地的政府機關和治安會，確保法律的執行對貧窮的白人與有色人種最為嚴苛，需要做苦工繳納罰款。犯罪集團的老大有交保護費，法律對他們反倒寬鬆許多，因為深諳行賄警方之道，所以對他們所開的妓院和賭場都睜一隻眼閉一隻眼，於是他們在私酒買賣上大撈一筆，只要他們能打敗有同樣意圖的對手。

儘管漏洞百出且虛偽矯情——威士忌在國會裡面，比在衣帽間有著更多的敵人——禁酒令對使用與價格都產生了重大的影響。一開始，平均使用量比禁酒令之前降低了三〇％，到了一九三三年，逐漸增加到六〇到七〇％。受到最大影響的飲料是啤酒。禁酒令頒布之前，因釀造、保存和運輸方面技術的改進，使啤酒產量變得又多又便宜，五分錢就能在酒吧買到一大杯啤酒，酒保會將酒杯從吧檯的一頭推到另一頭給你。一九〇〇至一九一三年間，啤酒的銷售量上升近三分之一，但當全國的一千三百家釀酒廠不再能合法生產高濃度酒精的啤酒時，都市的啤酒價格竟提高了五至十倍。㉑

走私酒彌補了一些市場的空缺，但一夸脫的酒就能淘光一名勞工一半的週薪。有個紐澤西船塢工人的太太被問到，為什麼她先生現在喝酒喝得比較少了？她說很簡單，因為酒的品質變差了，而且價格變貴了。跨越曼哈頓的哈德遜河（Hudson River），在表維醫院（Bellevue Hospital）酒癮戒治病房的病人人數，禁酒令前是每年一萬五千人，在一九二四年時降至不到六千人；一九一六至一九二九年間，全國因肝硬化死亡的人數下降超過三分之一；在底特律，禁酒令頒布後的第一年，因醉酒而被逮捕的人數銳減九〇％，家暴案件也少了一半。㉒

底特律的禁酒令雖然成效卓著，卻有潛伏的問題。位於加拿大安大略省靠近溫莎（Windsor）處，有著加拿大的合法釀酒廠，他們所釀的酒被非法運進了美國，使底特律很快變成組織犯罪的重鎮，製造許多登上頭條新聞的暴力事件。一九二九年，底特律有全國最多的殺人案件，尤有甚者，執法所帶來的問題——黑幫與貪污、種族與階級仇恨、有毒的酒，以及監獄人滿為患——使禁酒令的政治根基受到動搖，但未完全顛覆。一九二八年，支持禁酒的共和黨總統候選人赫伯特・胡佛（Herbert Hoover），打敗了反對禁酒的民主黨兼天主教徒的對手艾爾・史密斯（Al Smith）。新教的禁酒派繼續掌權，汽車大王亨利・福特（Henry Ford）甚至宣稱，酒精與工業時代不能並存，揚言如果禁酒令被撤銷，他就要關閉所有的工廠。㉓

經濟大蕭條（Great Depression）的危機終止了這場神聖的實驗。困苦的日子嘲弄了以禁酒令為根基的榮華富貴，讓稅收的需求變得緊俏，從而使共和黨失去了國會與白宮。一九三二年民主黨的大勝，為啤酒合法化以及第十八條修正案被快速下架鋪平了道路。摧毀禁酒令的是時代語境的急劇變化，環境和背景對惡習律法及惡習本身都非常重要。㉔

稅捐的高低也是惡習政策的另一項重要變數。在恢復了合法酒精銷售的州裡，走私酒依然不減，罪犯們在大城市的廠房裡「重新蒸餾」工業酒精，逃避國家稅務局（Internal Revenue Service）的稽查，而鄉下的私酒廠也是日以繼夜不斷釀造。不過一九三三年之後，隨著有執照的蒸餾商和進口商一一歸隊，走私酒的整體數量也下降了。接著，第二次世界大戰的危機爆發——這是另一個時代背景的突然變化——聯邦政府將酒精的消費稅提高了三倍，於是非法蒸餾又再度興盛起來。到了一九五〇年，政府機關、正規繳稅的企業，以及非法走私者，都在競爭分食酒類市場的大餅，就跟從前沒有兩樣。那些付不起酒商標價的人們，成了私酒商最好的客戶，這是過去與現在舉世皆然的狀況。㉕

二十世紀前半葉，美國酒精管制的起伏，說明了困擾各地反惡習行動家的問題。現代化中的國家，其實是不可靠或頂多是不堅定的改革夥伴，他們有權力和動機解決商業惡習對社會、對全民健康所帶來的不良影響，但他們對稅收亦感飢渴，同時對抑止社會菁英的生活習慣模稜兩可。史達林重啟了對伏特加徵稅的閘門，毛澤東將中國香菸國有化，印度政治家則一邊喝著香檳，一邊對窮人喝的茴香酒徵稅，而始終沒有執行全國禁酒令，儘管甘地堅持他們應該如此。一九三七年，甘地觀察到，美國右傾思想的少數人之所以沒能長久堅持禁酒令，實因喝酒對大多數的美國人來說，並不會令人感到羞恥；但在印度，喝酒卻是被污名化的，而且只有少數印度人耽溺於此，所以禁酒令應該「很容易執行」，失去的稅收與全國人民清醒的美德相比，可謂無足輕重。不過甘地的預言大錯特錯，到了二〇一四年，印度已然佔據了全球威士忌一半的銷售市場。[26]

較小的國家也同樣是不可靠的改革夥伴，其中最小的國家——梵蒂岡城——投資了義大利方興未艾的電影工業，儘管教宗聖庇護十世（Pope Pius X）頒布審查禁令，不准麾下的神職人員看電影。一九〇四年後，川斯瓦共和國（Transvaal。編註：即南非共和國）禁止將鴉片銷售給勞工，但當六萬三千名中國移工來到此處，重啟被南非戰爭所中斷的金礦開採事業時，這個禁令就暫緩了。在暹羅（Siam），華人也越來越多，無論是國內的佛教遺產或是基督教傳教士的抗議，都沒能阻止皇室放寬酒精蒸餾、鴉片銷售，以及賭博的限制——到一八九五年時，這三樣惡習提供了暹羅五一％的稅收。這所有的惡習收入之中，最誘人的還是菸草稅，有個憤世嫉俗的人曾在一九〇二年寫道，如果沒了菸草稅，全世界有一半以上的政府都要缺錢了。[27]

此事當真發生在保加利亞。該國在二十世紀時，對菸草生產與收入的依賴日益加深。第二次世界大戰以前，保加利亞的農人與外銷商人，因為向德國菸草鉅子雷茨馬（Reemtsma）供貨而致富。肺的自瀆，在納粹德國異常受歡迎，一九三五至一九四〇年間，平均銷售量翻了一倍，重要人物如赫爾曼・戈林（Hermann Göring）、阿道夫・艾希曼（Adolf Eichmann）、馬丁・鮑曼（Martin Bormann）、伊娃・布勞恩（Eva Braun）、約瑟夫及瑪格達・戈培爾（Joseph and Magda Goebbels）等，全都是菸槍，可見在被投機份子吞噬的改革運動中，偽善本是常事。當第三帝國崩潰之後，保加利亞改而提供香菸給東歐和蘇維埃的消費者；到了一九六六年，這個小國成為全球最大的香菸外銷商；而到了一九八〇年代初期，保加利亞人自己也成為全世界抽菸最兇的人，全國男女有一半以上都會抽菸，因為香菸是該國少數負擔得起且不虞匱乏的奢侈品之一。

㉘　上述事情的發生不是沒有阻力：在保加利亞，第一個抗議者是新教的傳教士與其信徒，他們把抽菸和飲酒、嫖妓做了連結。受到佛瑞爾影響的左派人士，則將抽菸看成是布爾喬亞的嗜好，也是一種墮落的形式，但共產主義者原則上雖同意，實際上卻在吞雲吐霧中收聽莫斯科電台的廣播。「保加利亞的黃金」支付了國家的帳單。一九四七年，保加利亞人民共和國（People's Republic of Bulgaria）創造了一個整合的菸草壟斷企業——保加利亞菸草公司（Bulgartabak）——並用其所得資助國家的現代化。公共健康的順位被往後挪了。菸草公司菲利浦・莫里斯（Philip Morris）注意到了這件事。一九七三年，保加利亞菸草公司的負責人艾德科夫（Dimitŭr Iadkov）曾跟菲利浦・莫里斯的總裁休・卡爾曼（Hugh Cullman）打了一個電話，因為他

很驚訝地發現，卡爾曼辦公室的牆上有一張地圖，從東德到海參威的大片土地上，都糊上了BULGARTABAK的字樣。「我真羨慕你，」資本主義者告訴共產主義者說：「我總在夢想著這些市場，且我的羨慕是由衷之言，因為對我們的公司來說，市場主導了一切。」㉙

改革的分歧

反惡習行動主義者也了解市場的重要性，所以他們想要壓制商業惡習，將其邊緣化或嚴格管制。這個「或者」是很重要的。除了消費者的抗拒，以及國家模稜兩可的態度之外，改革者還必須面對他們自己有關策略、理由，以及優先順位的爭議。在十九世紀初期時，改革聯盟之間的爭端劍拔弩張，延續至今。

一八三三年秋天，在維吉尼亞州里奇蒙（Richmond）所發生的一件事，提供了最佳寫照。面對非法賭場的突然增加，里奇蒙市民召開了一個會議，來市政廳開會的人數眾多，有些人甚至只能趴在窗臺上參與。他們選出了一個調查委員會，很快就指出至少有十四個祕密賭場，有些距離市政廣場僅有一、兩條街之遙。在這些賭場裡，職業賭徒誘惑年輕人，聳恿鼓譟，從而剝奪了受害者的人格、理性和辛苦賺來的錢，但這些賭徒卻不受制裁，因為法律對反賭博的約束力不夠，執行力也不足。其實在維吉尼亞州，職業賭博自一七二七年起已屬非法，但是很少人被起訴，更少人被成功判刑，因為證人都不願意出面指證，而且就算職業賭徒被認定有罪，刑罰卻很輕，有些還被免刑。所以委員會建議，必須要有更嚴厲的法律，更嚴格的執法，以及更嚴峻的刑罰，例如白人可以被罰款或關進監獄裡去；奴隸、自由的黑人，以及黑白混血兒們，則應該受到鞭打。

面對反抗的典型反應，通常是施予更大的懲罰，但明目張膽因種族地位而做出如此明顯的處分差異卻是少見，儘管委員會的報告並非不經思考，也不是眾口一致。委員們當時曾考慮過，但卻拒絕了另外兩個可行方案：其一是要參與賭博的人和組織賭局的人，一起負起法律上的罪責，不過此舉將會同時懲罰受害人與加害人；其二，是要把賭博限制到少數幾家有執照的賭場，將傷害減至最低，然而將賭場合法化，卻可能使賭博變得流行，不知不覺吸引更多飛蛾撲火。只需看看巴黎的情況，賭博「被當成娛樂事業徵稅」，每年的稅收達五百五十萬法郎（約為今天兩千七百萬美元），但代價卻是賭博狂熱，跳塞納河（Seine）與當場開槍自殺的人數激增。大多數的歐洲國家，以及近乎整個美國（除了一個州之外），都選擇不要將這個有害的惡習合法化。㉚

里奇蒙委員會有三名較具國際觀的委員，出版了一本少數派的報告書，提出對賭博合法化的針砭。報告指出，賭博在法外依然昌盛，尤其是在倫敦，維吉尼亞州雖然自一七二七年起有了禁令，提高對賭博的制裁，但情形也沒好多少。沒有任何懲罰足以消滅人們對不勞而獲的熱情，但「最近有一批道德家及其信徒」——意指福音派新教徒（Evangelical Protestants）——將紙牌和輪盤，與無傷大雅的休閒活動如舞蹈及戲劇混為一談，反而讓事情變糟了！他們激起了人們的懷疑，認為清教徒式的干預，可能讓市民們更難分辨什麼是邪惡，而什麼不是。

他們認為，要將賭博活動最小化的最佳途徑，莫過於將其限制在有執照的賭場裡，其他地方一律壓制。合法業主為了保護自己的壟斷性，會跟執法者配合，那些為了保護隱私而喜歡去地下賭場的顧客們，得冒著被逮捕的危險；那些轉移到有執照賭場的人們，則受到法律的保護，卻躲不過鄰居和債主，而他們斥責的眼光或許能避免這些人過度下注，或者完全不下注也說不定。至於讓賭博浮上檯面將使其更流行的說法，少數報告認為簡直是無稽之談，因為非法賭場早已是有身分地位的紳士們大駕光臨之處，其中不乏立法委員及法官，而且他們還經常若無其事地討論自己的輸贏。㉛

不過，三位反對者們最後並未贏得這場論戰，賭場經營仍屬非法，一九〇〇年代初期，可判處六十天的拘役，以及高昂的罰金。這些方法到底有沒有效，很難看得出來，因為里奇蒙的各行各業，包括年紀不到十六歲的小夥子們，還是會聚集到綠色賭桌上，跟坐在對面冷靜的職業賭徒們玩著不公平的遊戲。正如那三位反對委員所預見的，賭客們比較擔心被僱主和債主發現，對警察反而不太顧忌，時而還會對路過的警察們眨眨眼睛。㉜

賭博既非唯一需要改革的，也未必是改革運動的第一順位。在熱中飲酒的社會，行動主義者們多將酒精視為惡癮之首，另外也有人大肆聲討賣淫、毒品或菸草，尤其是香菸，稱之為「小的白色奴隸商」，能導致所有其他的惡癮。然而，無論他們的主要目標為何，反惡習行動主義者，都能一下就認出里奇蒙多數派報告與少數派報告所呈現出來的緊張狀態。壓制與規範之間的兩難，適用於所有反惡習的光譜。國家應該強力禁酒嗎？還是僅應頒布法令，讓醉酒的、投注的、未成年的男孩們不要涉足小酒館即可？妓女們應該被逮捕並受罰嗎？還是應該將之隔離檢查，避免性病的流傳散布？成癮者應該被禁止用藥嗎？還是讓他們可以從醫生及公共診所處取得合法的藥單？

這些爭議全都為時已久，具有分化性且代價慘痛無比。酒癮專家——倡議一套統一成癮疾病模型的醫師們——被傳道者們痛斥為將惡習莊嚴化，無異是撒旦的工具。最激情的禁酒派——克拉夫茨為其中之一——甚至質疑酒精的醫藥用途，此一立論讓所有的醫師大感震驚，因為他們都極力捍衛自己的專業，能夠判斷何時應該使用酒精，就像對其他正規藥物的使用一樣。㉝

反惡習行動主義者之中，不帶宗教性以及具有宗教自由色彩的人，多半比較主張規範的手段，至於在宗教上較為保守的人，則會傾向壓制。斬草除根式的解決方案在福音派新教徒之間最受支持，而他們又是全球傳道企業的中心骨幹。無論就性情或神學而言，福音主義者對自我放縱充滿疑忌，相信罪惡與醜聞本身，就足以做為壓制惡癮的理由。壞習慣可能摧毀健康，但追根究柢，更重要的應是救贖。禁慾是一種救贖的象徵，醉酒則是致命的妨害。杭州的一位傳教士便曾寫道，福音書無疑是治癒中國苦難的解方，但是英國令人志氣消沉的鴉片貿易，卻損壞了他實際應用的能力。㉞

一個地方聚集越多的福音主義者，執行禁酒的可能性就越強。美國南方的衛理教會與浸信會人數及影響力日益增長，解釋了為什麼這個地區的九百九十四個郡裡，有八百二十五個在一九〇七年時就已禁酒，比戰時的禁酒令早了十年（路易斯安那州的天主教教區算是例外）。相對地，南美洲的福音主義尚未形成氣候，雖然某些政府也採取了特定的酒類管制措施，例如玻利維亞禁止在週末賣酒，智利規定酒類銷售商只能在何時與何地販售，但美國式的禁酒令卻從未在此發生過。㉟

在天主教國家，婚外性行為這種常年存在的棘手問題，也同樣會凸顯出不同的宗教性格，傳統主義者傾向壓制與懲罰，現代主義者則偏向規範與醫療途徑。第一次世界大戰期間，來自斯洛維尼亞（Slovenia）鄉間的軍人——此地盛行傳統天主教教誨的拘謹作風——都會被教導節制性行為的重要性，以及如果他們被傳染了性病，將會受到嚴厲的處罰；然而來自義大利的軍人，雖然也來自天主教國家，但較為都市化且國際化，他們獲得的則是性教育，以及使用保險套的醫療忠告。㊱

反惡習行動主義吸引了對世界的認知與行事大相逕庭的人士，是對立者的大聯盟。在西方國家，領導人物包括了科學專家如佛瑞爾，他關心健康與效率，但不喜歡反惡習道德論，認為這反而阻礙了健全政策的制定以及有效的治療。反對這批科學專家的人裡，有跨國行動家如克拉夫茨，他要求社會與政治改革的決心，來自於宗教信仰的是非信念。對他們來說，與邪惡妥協是不可接受之事，充其量也只是一時的權宜之計而已，這些道德聖戰士們傾力朝著禁酒運動集結，斥責任何控制酒精銷售的規劃方案。富裕的工業家和僱主們，其動機又有所不同。他們對地毯式的禁酒令毫無意願，對個人的戒酒也興趣缺缺，但他們卻傾向於限制工人對酒精及其他不良嗜好的取得——簡言之，也就是階級的規範。另外，還有主要以非西方為核心的群體，包括像胡志明這樣的國族主義者，認為西方的惡習貿易與稅制，都是帝國主義的工具。以上這四種不同的立場（以及不同的混合組成，如甘地的立論等），在二十世紀初期各自建立了信譽和追隨者，它們的興起，恰逢第一次世界大戰的危機爆發，以及人們對工業資本主義過度發展的憂慮與日俱增，這也解釋了一九一〇至一九二〇年代反惡習行動主義的特色。㊲

反惡習行動主義持續到了一九二〇年代之後，雖然其時的論述和理由都已日趨世俗及納入科學範疇。在羅馬尼亞，傳統東正教反對菸草，原本無非是出於一些宗教與本土主義的混雜觀點，例如抽菸是罪（宗教），以及只有吉普賽人和土耳其人會抽菸（本土主義）之類。不過，宗教性的論述後來已開始摻雜了一些醫學的特質：做為一種慢性自殺，抽菸是一種反抗上帝的罪。到了二十世紀末期，宗教的角度已全然退場，只留下一籮筐的健康問題，跟曾被稱為「魔鬼草藥」（iarba draucului）有關。㊳

儘管時程各有差異，但所有的社會都逐漸走向世俗的理論依據，除了神權國家之外。醫學證據的可信度越來越高，或至少越來越具有針對性，能與國族主義者的恐懼和願景相吻合。一八九九年，倡議禁酒的基督徒議員根本正，在日本國會引進了禁止未成年人抽菸的法案，他強調，抽菸會危害年輕人的健康與國家的活力。如果讓青少年抽菸，他警告，他們就會「將我們的國家帶往像中國和印度那樣的悲慘境地」。根本正更進一步指出，「文明」國家如德國均已須布了禁止未成年人抽菸的禁令，因此日本也必須跟進。日本果然在一九〇〇年跟進了，雖然同一個政府在四年之後，也通過了向所有菸草產品徵稅的壟斷機制，將徵收所得用來資助國內的發展及皇權的擴張。現代化的野心再一次將國家朝兩個不同的方向拉扯。㊴

里奇蒙．霍伯森（Richmond P. Hobson）是位帥氣的美國禁酒運動家，後來轉成了跨國的反毒鬥士，希望自己的國家只朝一個方向前進。一九二四年，他支持國會尚未定案的反海洛因法案立法，也曾以中國和印度做為反面教材。海洛因的危害遠比菸草更甚百倍，因為只需不到一個星期就能讓淺嚐的青少年上癮，把他們變成犯罪的行屍走肉，再把壞習慣散播給同儕。「毒品上癮的困境是如此可怕，永久恢復的機會又是如此渺茫，」霍伯森說：「所以在科學界，成癮者被稱為『活死人』。」然而經過醫學訓練的成癮專家們從未有過這樣的說法，因此都駁斥霍伯森的謬論，可是霍伯森已同時觸動了公共健康與國家安全這兩根重要的神經。一九二八年，當霍伯森向約翰．洛克斐勒（John D. Rockefeller）及其他慈善家尋求贊助時，他更進一步指稱，毒品威脅了文明的根基。也就是說，到了一九二〇與一九三〇年代時，疾病與安全已經成為比罪惡及救贖更加確實有效的反惡習運動論述了。㊵

論述轉向的原因之一，除了西方社會走向世俗與科學的趨勢之外，也在於道德聖戰帶有一絲盲信狂熱的氣息。歷史學家傑克．邁爾斯（Jack Miles）觀察說：「宗教會讓人做出沒來由的事，這是它最壞的弱點，也是最大的優點。」將此觀察用在惡習上，最恰當不過。聖戰士們從吃驚的酒客嘴唇邊打掉玻璃酒杯，砸碎藥房窗戶，在他們認為猥褻不雅的電影海報上塗鴉。托爾斯泰（Count Leo Tolstoy）影響了甘地和其他宗教烏托邦信徒，也對他想像中的惡習做出種種攻擊。一八八四年，他放棄了抽菸、喝酒、吃肉、喝茶、玩牌，以及打獵，他甚至嘗試放棄和妻子蘇菲亞（Sophia）做愛，但是失敗了。「太令人作嘔了！」他在一次完事之後寫道：「我覺得自己像犯了罪。」㊶

狂熱的敵人成為有用的隔絕體。雖然很少人會公開捍衛惡習，但很多人卻開始嘲諷那些宛如道德魔人、一派嚴肅的清教徒，打著反自由主義法令的合理性及正義性的大旗，其實只是汲汲營營於剝奪他人的樂趣而已。此外，狂熱者的典型並不僅限於虔誠的教徒。反惡習行動主義中有一個世俗的支派，起源於生活改革運動（*Lebensreform*），這是一個德國的生活方式改革運動，在二十世紀初發展出跨國特性，追隨者痛恨酒精與菸草，但熱愛鄉村的簡樸、有機食品、裸體、合法關係（德文稱「素食者婚姻」），對很多旁觀者來說，不免顯得荒誕不經，或者像是性關係隨便的極端改革。從另一個角度看，這是一種對工業秩序具原則性的排斥，他們拒絕大量製造的有毒物質危害一代又一代的勞工階級；拒絕對裸體感到不安而造成的肉慾橫行；並拒絕對肉品的貪食所導致的嗜血與戰爭。但無論這些論述可不可信，都不能阻止在西歐與北美所流傳的，有關「無神伊甸園」（godless Edens）中，各種裸體體操、淫亂、神祕主義及駭人聽聞的報導。㊷

反惡習陣營中，那些既不偏執也非心中無神的改革者們，經常對反惡習的順位多有爭議，導致有些人甚至脫離了盟友，其中一位是查爾斯．亨利．布蘭特主教（Bishop Charles Henry

Brent），也是美國聖公會（Episcopal Missionary）派往菲律賓的主教。布蘭特在一九〇九年及一九一一到一九一二年間主持了國際鴉片會議，奠定協議制度的基礎，限制毒品生產僅能做為醫療與科學之用，至於其他用途，包括國家稅收在內，布蘭特都以惡習及犯罪為由而強烈反對。布蘭特在此議題上具有崇高的道德權威，即使當他的健康惡化，不再適合長途旅行之後，都仍繼續應邀出席國際聯盟（League of Nations）的鴉片會議。「那個該死的鴉片爛攤子又開始了！」他在一九二三年八月的日記裡寫著，指的是當時即將到來的國際協商。不過總統要他去日內瓦，他也只能去了。㊸

外交史學家將布蘭特形容成一位典型的道德鬥士，宗教仰慕者將之視為「聖徒降世」，但他兩者皆是，也兩者皆非。出生於加拿大安大略省，布蘭特在一八八七年成為聖公會傳教士，開始在美國從事牧師工作，他的波士頓教區惡習最甚。布蘭特在教區裡發現了很多罪人，包括一位已革新的酗酒者，連聖餐禮的聖杯都不敢飲用。然而，布蘭特對教徒們的罪有著廣泛性的理解，相信那是基督徒生活核心裡，在神中追求完整性的一種阻礙，因此他並不認為純粹的休閒活動有何妨礙，他自己就會找時間下棋，偶爾打橋牌、保齡球、曲棍球、網球、高爾夫球等。他也喜歡音樂和戲劇，說蕭伯納的《芭芭拉少校》（*Major Barbara*）「對人類的理想性有太多的不相信，以至於不夠有說服力」。他個人的理想性，則透過感性的勸導與強迫的節制，提升了社會福音與基督徒的一致性。到了一九二六年，布蘭特與較為保守的新教徒在沃爾斯泰德法的議題上分道揚鑣了，他質疑美國禁酒實驗的根本原則與有效性，認為有些改革太過勉強，

恐怕只能徒留遺恨。㊹

改革大雜燴

一九二九年，布蘭特在又一趟海外旅行的途中心臟病發作逝世，埋葬於瑞士洛桑（Lausanne）墓園裡的一口簡單橡木棺中。喪禮就跟他所擁抱的道德行動主義一樣，以多國語言進行。然而，如果有人問，布蘭特和他那一代改革者們究竟完成了什麼呢？坦白說，答案恐怕跟主教自己所說的一樣，是創造了一個該死的爛攤子。㊺

這個爛攤子並不全然是他們的錯。十九世紀的最後三十年，以及二十世紀的頭三十年，有兩股方興未艾的全球勢力正在互相撞擊，其中一股是商業惡習——這股勢力有暴利可圖，是加速進行的樂趣革命具潛在成癮特性的一面，拜企業與政府的利益之賜（這些利益有時具有策略性的衝突）而累積了巨大的慣性力量；另外一股勢力是反惡習行動主義——這股勢力是改革者們的猛烈抵抗（雖然亦有方法上的牴觸），參與者們公認商業惡習是一種對道德、物質、國家、種族進步的威脅。從反對濫用自由市場的廣大追求進步的迴響中，這些改革者們汲取了力量和信譽。

兩股勢力的衝撞，造成了政策上的大雜燴。當布蘭特在一九二九年撒手人寰時，全國性的禁酒運動已近尾聲，芬蘭先在一九三二年豎了白旗，美國則在一九三三年。在赫爾辛基

（Helsinki），廢除禁酒令的嘉年華會慶祝了兩天之久，酒保們用啤酒杯裝滿伏特加，私酒商用每夸脫十五分錢的賤價出清存貨，警察則更加強巡邏。[46]

禁酒運動給了國家控制的權力，通常也有一些地方性的禁酒選項，其中拉脫維亞的情況就相當典型：在戰爭期間，禁酒運動減少了醉酒，但戰爭結束後，廢除令反而增加了酒醉。一九二一年，國會讓政府獲得生產與分配酒精的壟斷權；一九二五年，限制零售商銷售的時間與地點。法律禁止週六中午到週一上午賣酒，證明了對勞工階級飲酒的憂慮，亦是很多酒精限制的出發點。政府也將賣酒收入的一．五%用於推動節制飲酒的宣傳上，並允許地方政府做出全面禁賣的決定，而那些如此做的地方政府，泰半都是位於拉脫維亞的鄉村地區。賣酒的酒館和餐廳，大都聚集在都市與較大的城鎮裡。[47]

雖然鄉下地方仍有堅持，但一九二〇年代的趨勢是傾向於規範酒類銷售的，除了很小的愛德華王子島（Prince Edward Island）之外，到了一九三〇年底，加拿大的每一省都已放棄了選擇性禁酒。一九二五年時，加拿大的婦女基督教禁酒聯合會（WCTU）主席曾說：「全世界都要禁酒了。」但無論是加拿大或新成立的國際聯盟，實情皆非如此。產酒的國家，尤其是法國，阻絕了對醉酒情況的國際調查，毒品除外。對他們來說，歐洲人的文化習慣是不容置疑的，但如要調查亞洲人抽鴉片的情況，那就調查吧。[48]

歐洲人倒是會管管賭博的習性，但也只是點到為止。較大的歐陸國家在十九世紀時就把商業賭博列為非法了，因而讓摩納哥與其他的賭場公國趁虛而入。同樣地，當英國人肅清了香港的賭博活動時，許多當地的賭徒逃到鄰近的葡萄牙殖民地，從而使澳門受益，但這些英國殖民地的官員卻又容許賽馬，以及在私人家庭與俱樂部的高賭注紙牌遊戲。奧地利警察則對滑雪渡假村的撲克牌賭局視而不見，尤其是當檢察官和警察局長也在玩的時候。階級顯然是有特權的。㊾

金錢也是。一八三七年，法國眾議院將賭場列為非法，但在一九〇七年，法國政府又決定開放某些賭場遊戲，最後還讓自己佔有六〇%的收益，地方政府則再收二〇%。稅收是一種恆常的誘惑，這是為什麼合法賭場及同注分彩（pari-mutuel）的賭博能夠存在的主要原因。一九三三年，連表面上不能容忍公開惡習的納粹，都同意在巴登巴登——杜斯妥也夫斯基的老地方——重開賭場，畢竟這裡有遊客的鈔票可以賺。㊿

在組織性賭博仍屬非法的地方，惡習轉戰地下，由犯罪集團經營賭博場所，利用所得買通官員，剩下的就全裝入口袋。艾爾．卡彭（Al Capone）在伊利諾州西塞羅（Cicero）的流動賭場及運動賭盤賺得百萬美元，這裡是芝加哥郊區的鐵路樞紐，同時當地政府也容易受到地方勢力操弄。而最後是因為他沒有申報非法賺取的賭博收入，而不是因為他私酒生意的利潤，讓卡彭栽了跟斗。一九三一年，卡彭被指控逃稅，鋃鐺入獄，據說他在自己的監牢裡裝飾了東方地毯、箱型收音機、翼狀靠背椅，以及有流蘇燈罩的燈。(51)

類似的矛盾與誘惑，也同樣環繞著對娼妓的控制。在十九世紀與二十世紀初期，娼妓總是被歸於以下三類之一：合法而受規範的；非法的；或者非法但仍受規範的。大革命之後，法國人發展出國家規範的娼妓制度，目的是希望透過登記、定期醫療檢查、隔離被傳染婦女，以及把性交易限制在特定場所等方法，將性病的散布降到最低。十九世紀的歐洲國家都對法國規章做了實驗，而此一做法也隨著帝國的浪潮傳到了世界各地。一八九八年之後，西班牙將菲律賓割讓給美國，菲律賓的老鴇們就將妓院重新裝潢成星條圖案，一方面宣傳他們領有牌照，一方面吸引美國大兵。不過他們只做到了吸引，卻沒能做到防範。在馬尼拉軍醫院接受治療的軍人裡，有六分之一罹患性病。㊾

獨立政府如中國與阿根廷，分別建立了自己的登記制度，但並未特別有效。私娼多半是在快速成長都市裡的窮困女子，持續販賣肉體或者以性當成交易。一九〇〇年，被俄羅斯官員登記在案的娼妓有三萬四千名，但知情的觀察家認為，實際的數字恐怕十倍不止。歐陸的情況也沒好到哪裡去，因為歐洲官員追蹤性病傳染時，發現超過一半以上都來自私娼以及兼差的妓女。㊿

許多英美的新教徒反對規範。英國倡導廢除賣淫的領袖人物——喬瑟芬．巴特勒（Josephine Butler）——進行了一場長達十七年、針對「傳染疾病法案」（Contagious Diseases Acts）的反對運動，因為其中有條文允許強制檢查，並將被傳染的娼妓送進專門的性病醫院。雖然國會最後在一八八六年廢除了法案，但巴特勒的國內與跨國盟友們，卻在其他議題上產生了分歧：廢除了有執照的妓院和性病醫院，讓女人不必在違反她們意願的情況下被囚禁，這樣就足夠了嗎？或者賣淫本身就應該被禁止？雙方同意的賣淫行為，應該如英國記者威廉．史岱德所說的那樣被容忍，只懲罰性交易的強制面向，例如販賣兒童嗎？[54]

北美洲的清教徒拒絕這種微妙的區分，他們認為娼妓就是一種摧毀性的社會之惡，尤其是跟醉酒、色情的連結，以及所展現出來對性的雙重標準，更加深娼妓問題的嚴峻性。加拿大和美國的幾個城市都短暫地實驗了規範制度，改革者最終成功地在大多數地方正式禁止了娼妓，其中紐奧良的紅燈區斯托里維爾（Storyville）最是惡名昭彰。後來，選擇性的懲處，就演變成一種替代性的規範。在明尼蘇達州的聖保羅，老鴇每個月到警察廳去繳罰款，名目是「為非法或破壞社會道德的活動提供場所」，但實際上，他們就是在納稅金，並且更新契約，以便繼續維持一個秩序井然的無序場所。如果他們包庇搶劫或暴力攻擊，或者透過綁架、欺騙的方式拐騙婦女，那他們的生意就做不成了；但如果他們能維持表面上的平靜，那麼就能獲得穩定的支持，在他們對外開放的聖誕派對上，警察們還會樂意去喝酒慶祝呢。[55]

毒品的特殊性

沒有一條單一的理由能夠解釋反惡習政策的諸般變異。嚴格程度與時間表的不同，反映了文化、政治、宗教，以及發展程度的差別，還有軍事上的突發事故。拿破崙在萊比錫（Leipzig）戰役之後，就把菸草稅提高了兩倍；第一次世界大戰期間，交戰國禁止了蒸餾酒精。有些反惡習行動家比別人更有技巧，也更堅忍不拔，例如布蘭特主教獻身國際毒品控制運動，喬瑟芬・巴特勒長期反抗英國的「傳染疾病法案」，都有其意義。但如果我們從全球來看，反惡習行動主義不只是東一撮勝利、西一點失敗這樣零碎的圖像而已，從一八七〇至一九三〇年間，宏觀的趨勢，是朝著以世俗與功利的理由來思索反惡習的方法，是朝著用正式的手段或默許的方法來規範不良習慣，而不是將禁酒運動道德化。隨後的六十年裡，正常化的潮流越來越強烈，消費社會中的懷疑論者和投機份子們，不斷質疑許多傳統上的「惡習」——他們所強調使用的引號不言自明——是否真的有任何值得反對之處。[56]

但在這個潮流中有一個重要的例外，且其特殊性橫跨各個文化，反倒成了一種普同的模式，也就是反對非醫學使用刺激精神毒物的全球運動。在二十世紀初期，這個運動主要是反對從罌粟、古柯葉和大麻提煉出來的東西。在一連串國際條約背後的基本前提是，如果藥品的提供可以限制在醫療和科學需求的範圍之內，非醫學使用和成癮的現象便能逐漸消失。從一九一二年的海牙鴉片會議（Hague Opium Convention），到一九五三年鴉片協議（Opium Protocol）的幾十年間，對國際鴉片生產的控制日趨嚴格，同時許多國家的國內藥物法案也越來越嚴苛，包括加拿大、墨西哥、牙買加、法國、埃及，以及蘇聯在內。有人常常說，美國的禁酒運動並未真的消失，而是融進了對毒品的戰爭裡，他們並將此說法廣泛應用在二十世紀中期的世界，包括殖民地及過去曾被殖民之處。一九七四年，在法屬非洲因施用毒品而被逮捕的人，可被判五年徒刑，因為法國公共衛生法案（French Public Health Code）依舊適用。[57]

反非醫學藥物使用之戰，是反惡習行動主義最持久的遺產。二十世紀中期對性病預防及治療的改善，對性雙重標準的減少，避孕方式的改善，以及雙方同意婚外性行為機會的增加等，使得娼妓的數量以及環繞娼妓問題的焦慮都減少了；同樣地，抽菸、喝酒、賭博等行為，在二十世紀中期也都變成了爭議較少的話題。然而，鴉片、古柯葉、大麻仍在界線之外。非醫學使用，有時為娛樂使用，被認為會導致奴役，以成癮的形式體現；也會導致摧毀，走向疾病、乞討、墮落腐化的命運。藥物成癮是反社會者與懦弱者的終點站，滿足於「以生命的穢物為食」。㊽

偏見是國際性的。有位俄羅斯醫師稱古柯鹼與犯罪為「血緣兄弟」；一位埃及的醫生說，多年吸食大麻麻醉藥，造就了那些在亞歷山卓市（Alexandria）餐風露宿的人；一名巴西法律醫學教授認為，抽大麻（*maconha*）導致了奇怪的犯罪行為；一位秘魯的心理學家，將吸食古柯鹼的人形容為冷漠的文盲，經常是遊民、流氓；還有一位日本紀錄片攝影師，將有毒癮的人描繪成「活殭屍」。㊾

毛澤東對毒品更不見容忍——或者可以說，因為他個人很喜歡抽菸及使用安眠藥，更使我們看到了二十世紀中期的藥物雙重標準。雖然官方大力打擊，但毒品走私在一九二〇、一九三〇、一九四〇年代的中國依然非常盛行，軍閥、黑幫、軍官、土匪等此消彼長，都想儘可能從這個全世界最大的毒品市場，同時也是全世界最敗壞的國家擰出錢來。直到一九四九年，毛澤東控制了整個中國，他立刻循著史達林的路線，開始建立現代化的國家，而那個國家對土地與人民擁有絕對的控制權，包括他們的惡癮。落後的成癮者與毒販都被送往勞改營，或者送到當地的行刑場去。「殺掉毒蟲比殺反革命份子更容易獲取人民的認同。」中央委員會在一九五二年末這麼說道。據傳，地方政府處決了至少二〇%被捕的犯人，罪名都跟毒品有關。新政權也沒放過匪徒、老鴇、皮條客、酒吧和俱樂部主人，以及過去糜爛社會的寄生蟲。毛澤東甚至禁止了高爾夫，稱其為「綠色鴉片」。高爾夫球場都被拆毀，或者另做他用；一九五四年，原本高不可攀的虹橋高爾夫俱樂部變成了人人可去的上海動物園。在這些充滿諷刺的故事中，這也許是最諷刺的一個。清教徒主義並未逝去，而是活進了毛主義，隨後或者起步稍晚，抑或稍縱即逝，最終發展成了革命意志，進行著屬於它自己的激進反惡習行動主義。⑥⓪

就像中國在毛澤東時期所發生的很多事情一樣，這場運動一開始就很特別、很極端，而且獨一無二。二次世界大戰之後的領導人裡，很少人效法這位偉大舵手對抗商業惡習與奢侈品的做法，因為他們自己跟他們的國民，都正朝著相反的方向前進著。

第 5 章
支持惡習的行動主義

Pro-Vice Activism

一九九三年，醫學暨心理學史學家約翰・波爾南姆（John Burnham）出版了《壞習慣》（*Bad Habits*）一書，是美國歷史上有關喝酒、抽菸、非醫療用藥、賭博、婚外及禁忌性行為，與髒話的研究。全書的大意是，上述這些惡習，體面人士曾一度將之與男性地下社會做了連結，維多利亞時代及進步改革人士則曾企圖壓制或將它們邊緣化，可是在禁酒令廢除之後，它們卻以小碎步跑回到商業與文化的主流之路上了。在一九四〇、五〇年代，小碎步變成了慢跑；從一九六〇到一九八〇年代，又成了全力奔馳。

美國變成了維多利亞地下社會的富裕版本，原因很多。經濟大蕭條帶來了酒精收入之外的誘惑：缺錢的電影製片廠，用性的挑逗來填充內容，這種狀況一直持續到一九三四年「電影製作行為規範」（Motion Picture Production Code）嚴格執行為止；拮据的牧師們，不得不把教區大堂出租給賓果遊戲玩家，而隨著遊戲的氣氛越來越緊張，這些玩家們一邊摸著手裡的幸運物，一邊連連抽菸。第二次世界大戰讓成千上百萬人接觸到從前不曾熟悉過的惡習，也接觸到市場行銷、交通運輸、科學技術的嶄新發明。當消費者可以從電視機上看到廣告，又有電冰箱可以冷藏新流行的六罐裝時，賣啤酒就變得很容易了。消費者們也有了更多的休閒時間；戰爭之後，舞會從星期五晚上就開始了，不是星期六。

自由主義者和放蕩不羈者都越來越明目張膽。休・海夫納（Hugh Hefner）在一九五三年創辦《花花公子》（*Playboy*）雜誌，在許多裸體照中間，夾雜著譴責清教徒主義的社論，以及販賣高級轎車、音響、前衛時裝、古龍水、烈性酒、香菸的廣告等。香菸廣告商愛極了《花花公子》，因為他們的讀者群偏年輕，菸癮又大。海夫納的公式被大量複製，也就是在一個被解放的消費文化裡，把無節制的性幻想與向上移動的社會夢想互相結合，海闊天空，包括違禁藥物在內，或者至少是軟性的、壯陽的種類。一九七〇年代，海夫納支持「全國大麻改革法案組織」（National Organization for the Reform of Marijuana Laws），簡稱 NORML，這個組織持續遵循反禁酒運動者的言辭套路：「個人自由、花費、犯罪、禁果、法律限制的失敗，還有，每個人都在這麼做。」①

事實上，並非每個人都在這麼做。海夫納和其盟友們激起了傳統衛道人士的同仇敵愾，並再度掀起了一個與百年前潔淨聖戰類似的文化戰爭，儘管共和黨靠著保守的道德政治獲得了執政優勢，但他們與他們的企業支持者們，卻已不可能讓走向主流的惡習浪潮改弦易轍。到一九九〇年代，便利商店架上已堆滿了啤酒、菸草、捲菸紙、樂透彩券、保險套，以及色情刊物，簡直像一八九〇年代美國的低級酒館一樣。美國的軍隊服務俱樂部設有吃角子老虎機，每年可從大兵們身上賺取價值一．五億美元的零錢。過去曾經一度被視為反文化、不名譽的行徑，今日已成為商業上正常的、社會上司空見慣的事。②

在一個具有禁酒心態的社會，甚至在一九二〇年代期間，全世界有一半的新教傳教士都來自於此，而各式惡癮居然能在這裡成為主流，此一發展堪稱神奇。事情應是在一九四〇年代發生的，其時美國的社會文化充滿活力，變成了領導世界的超級強國與文化參考指標，這本身便是一種全球性的重要發展。「當我第一次聽到搖滾樂時，」捷克音樂家彼特．揚達（Petr Janda）

回憶說：「感覺比我的初夜經歷還更美妙！」其他人的頓悟，則來自於美國毫不掩飾的消費主義，用一種簡化的、超越國界的英語，向歡迎「週末」（*le weekend*）到來的法國年輕人，以及用「酷」（*cool*）的語調讚賞的德國人廣播宣傳。一九七九年的美國，佔據全世界人口的五%，卻擁有將近全球五〇%的廣告支出，以及四分之三的大型跨國廣告公司。一位智威湯遜（J. Walter Thompson）廣告公司的主管，曾說出了當時一般人的心聲，他寫道，很多國家的年輕人，例如西班牙，都認為所有的好東西全來自美國，他們也許不在乎美國政治，但他們都喜歡美國的音樂、電影、汽車、鈔票和自由，如果將這些特點連結到一個品牌上——他想到的是雲絲頓（Winston）香菸——就可以看見銷售量的飆升了。③

戰時

維多利亞主義的全球退卻，並不完全只是追隨文化領袖的風潮作崇而已。許多改變了美國道德平衡的因素，也都同時卻又各自獨立地在其他地方，尤其是西方社會運作著，絲毫不受計畫經濟或伊斯蘭宗教束縛的影響。其中一個重要因素就是第二次世界大戰。有七千多萬人，大多數是符合徵兵年齡的男性，曾到全世界的武裝部隊服役。從訓練營開始，他們就接受了兵營的生活，在這裡，虔敬成為一種社會負擔，有街頭智慧的人才能呼風喚雨。「軍人的社會不是一個禮貌的社會，」《步兵雜誌》（*Infantry Journal*）在一九四三年坦承道：「這個社會接受男人們並不需要經常清潔身體，他們獻身執行殺死他人的艱難任務，他們的訓練在強調某一種程度的回歸原始，並不見得有什麼不好。」而有如在加強這些訊息似的，美國陸軍部隊提供給軍人們廉價啤酒、寫真女郎海報、每個月五千萬個保險套，以及免費香菸，當他們被派遣到海外時，這些香菸通常會被當做性的交易品。④

比較精緻的娛樂也會振奮士氣。德意志國防軍（Wehrmacht）為他們的部隊贊助了一個收音機點播節目和綜藝節目。被困在史達林格勒（Stalingrad）的德國軍人，當他們在殘破的街上發現一架大鋼琴時，也為自己即興演奏：上百位頭盔上蓋著毯子凍得發抖的士兵們，聽著同袍流暢地彈奏貝多芬《熱情奏鳴曲》（*Appassionata*），無視於蘇維埃的砲火攻擊。然而在另一方面，德國軍人也跟其他國家表現得一樣惡劣。德國戰俘的祕密記錄揭露了德軍的性旅行，波爾多（Bordeaux）成了「一個大妓院」，巴黎則是一個軍人只要「去個酒吧，如果桌旁有個女人坐著，你大概就知道她是否會跟你回家」。⑤

但這樣可不行。德國官員反對不正常關係，以及可能伴隨而來的性病，但他們也知道，麾下的軍人不太可能放棄征服或佔領所帶來滿足性慾的機會，因此他們建造了五百多間妓院，強迫非德國裔婦女在嚴格的衛生紀律下工作。軍人們要接受衛生檢查，蓋上印章、日期，拿起一個包裝好的保險套和一小瓶殺菌劑，然後加入排隊。當時十七歲的馬丁・艾森瑟（Martin Eichenseer）很快就發現，陪伴他的是一個跟他年齡相仿的斯洛伐克女孩：「跟她做愛很棒，雖然我聽不懂她在說些什麼。」他回憶道。「最糟的部分是，當她張開雙腿時，我必須向她噴灑殺菌劑，只有那個時候，她才能在我的卡片上簽名，然後你必須把空罐子跟通行證一起繳回去。如果你沒噴，或者沒繳回去，就要被罰兩個星期的勞動和守衛。」⑥

貫穿這些故事的軸線，就是惡習的正常化：香菸隨著配給而來，妓女則帶著一張通行證和一個包裝好的保險套。戰時還培養了一些行為——雖然那時尚未被當成惡習——後來才發現原來是有習慣性的，其中最典型的例子，便是甲基安非他命（methamphetamine）藥丸的使用，德國人稱之為拍飛丁（Pervitin，或稱冰毒）。戰爭剛開始的時候，這個藥物跟軍隊並無特別關係。一九三〇年代末期，德國糖果工廠還會把它加到賣給家庭主婦的盒裝巧克力裡（*Hildebrand-Pralinen erfreuen immer*，意思就是說，「希爾德布蘭（Hildebrand）巧克力永遠取悅你」，可能是最真實的廣告標語了）。當德軍發現拍飛丁含有抑制恐懼和睡眠的物質時，它就變成了閃電戰（*Blitzkrieg*）的關鍵成分，以及高度優先的軍事用藥。德國人和芬蘭的滑雪部隊分享此一發現，使他們在對抗紅軍（Red Army）時表現卓越。英國人和美國人也很快跟上了，開始給他們的飛行員及軍人提供大量的安非他命（amphetamine），研究人員發現士兵們的情緒有所改善。休假的德國人也是，他們把拍飛丁稱為「休假藥丸」，珍惜藥丸帶給他們的男性雄風。⑦

另一種休假藥物就是酒精。德國軍方不顧納粹的意識形態，容忍能夠消除壓力的飲酒，軍委會販售杜松子酒（schnapps），這種安排讓軍人們的酬勞獲得循環利用。在醫院休養的軍人會喝酒，有個具同情心的醫師告訴在東線戰場受傷的步兵海因里希・伯爾（Heinrich Böll。編註：德國戰後文學作家，一九七二年諾貝爾文學獎得主），多喝點酒，傷會好得慢一點，也就能晚一點回到戰場上去。正在積極執勤的軍人也喝酒：「每次出擊之前，我們都會痛飲一番。」有位轟炸機駕駛員邊說邊在他的酒裡加進拍飛丁，以確保自己維持警覺。軍官們發放烈酒做為額外工作的獎勵，包括處決的任務在內。一九三九至一九四四年之間，德意志國防軍有高達三分之一不明原因的死亡率，後來法醫鑑定的結果都是跟酒精或毒品有關。即便如此，研究戰爭飲酒史的歷史學家彼得・史坦因坎普（Peter Steinkampf）寫道：「軍方領導階層還是對酒精的使用睜一隻眼閉一隻眼，只要不至於在部隊上公然醉酒出醜就行了。」⑧

利用化學藥物增強警覺或放鬆的循環，在戰爭的壓力下得到了道德豁免權，有時候還更甚於豁免權：在棄船之前，船員被指示一定要抄查船艙內的香菸，因這是鼓舞救生艇士氣的必需品。問題是，退伍軍人不一定能夠拋開戰時養成的習慣，例如曾在戰爭期間服用拍飛丁的伯爾，戰爭結束後仍繼續在晚間寫小說時服用藥物，而且他還有很多「同伴」——安非他命和甲基安非他命，像腎上腺素一樣的藥物，可以增強精力，降低憂鬱，抑制食慾，在一九三九年之前便已開始受到歡迎，戰爭只是個加速器，製造了更多使用者，更重的苦難，以及更大量的庫存，在戰後悄悄流入了黑市。

無家可歸的日本孤兒以偷來的食物換取甲基安非他命，好給自己精力，不受飢餓所擾。日本人不分老少，都會拾取菸蒂和討來的香菸，然後利用放大鏡聚焦光線點燃，因為火柴供應不足。電車售票員如果對乘客指著「禁止抽菸」的告示牌，往往就會被回嗆：「我們已經有民主了，不是嗎？」最有害的逃避，便是摻了甲醇的廉價飲料，日本投降後的一年裡，有數百名飲用這種飲料的人死亡，至於有多少日本人——包括身體殘缺的退伍軍人在內——眼睛瞎了，根本沒人知道。⑨

戰後的遊樂聖地

如果樂趣、惡習和成癮的歷史，是與逃避無聊、苦痛和壓力密切相關，那麼它和移民、交通運輸與傳播的轉變，也同樣緊密相連，而戰爭對這些全都有影響。儘管軍隊編組用地變得坑坑疤疤，許多船隻也紛紛被擊沉，但大量製造的商船、運輸機、機場設施，對於長途承載物資與人員的流量都大大提升了。一九三九至一九五〇年間，經過通貨膨脹調整的海運價格降低了四六％，機票價格也降低了三八％。DC-4 是軍事運輸機的民航版，點綴在從阿根廷到斯堪地那維亞的天際之中。⑩

能夠負擔得起的海上與空中運輸，帶動了移民潮。英國在一九四八年放鬆移民政策，直到一九六〇年代初期，接受了超過五十萬移民，其中有大麻（ganja）及哈希（hashish。編註：大麻的濃縮製品）的吸食者，他們使國內的大麻（cannabis）市場——戰前還只是惱人的小麻煩——在戰後擴大了，且不再是個暫時性的問題。一九五〇年代末到一九六〇年代初，抽大麻的習慣已從「沒有工作的有色人種」——借用藥品部門主管的說法——傳到了當地英國人身上。而當年輕的白人點燃大麻時，就刺激了更多的負面宣傳，更嚴格的律法，以及被登上頭條的逮捕新聞，如滾石樂團（Rolling Stone）主唱基思・理查茲（Keith Richards）在一九六七年嗑藥被捕的醜聞，即是一例。⑪

到遙遠的地方渡假旅遊，是爭議較少的事，而其中最受歡迎的目的地，就變成了遊樂聖地，很多場所被一一建立起來，汲汲營營接待眾多前來朝聖的旅客。跟其他許多經濟活動一樣，遊樂聖地之所以能夠興盛，必須仰仗著它們的相對優勢，其中最成功的幾個地方，通常會同時擁有美景、歷史與建築地標、文化與反文化場所（例如大客車遊覽嬉皮區的行程）、餐廳、體育賽事、遊樂園、購物商場，以及不可避免的——惡習。但也絕不只是惡習。有個關於阿姆斯特丹的笑話，將該地區形容為一個被大麻商店環繞的機場，這並不公平，完全忽略了荷蘭國家博物館（Rijksmuseum）、安妮之家（Anne Frank House）、阿賈克斯足球俱樂部（Ajax football club）的存在。旅遊業最理想的配方，便是各種樂趣的混合，無論是紀律所帶來的樂趣或其他樂趣，這樣才能吸引有著不同品味、不同消費力、多樣化的顧客群。

除了少數幾個世界級的都會像巴黎、倫敦和紐約，各有他們高額租金的遊客區如第七區（7th Arrondissement）、西區（West End），以及曼哈頓中城（Midtown Manhattan）之外，鮮少有幾個戰後的遊樂聖地能夠提供全方位的吸引景點，然而還是有別的管道能夠打入市場：德國人在遭受砲火重創的慕尼黑、烏茲堡（Würzburg）等城市，精心重建中世紀區，確保鐘樓的鐵琴都能準時敲響；荷蘭人最懂得再利用，位於阿姆斯特丹水壩廣場（Dam Square）的新教堂（Nieuwe Kirk），變成了演奏會場所和展覽廳；一座靠近比利時邊界的布雷達（Breda）女修道院，蛻變成了國際賭場。其他企業家也都對當地可利用的景點各取所需——海灘、遊獵、少見的特色美食等——然後以獨特的方式將之排列組合。多重感官娛樂的總和比單一部分更強大，你不是單純在聖托里尼（Santorini）用餐而已，而是在戶外，在一個能夠眺望著火山港灣壯麗景象的陽台上享受美景、美食。

從一九七〇年代起，聖托里尼和其他景觀海港就開始有越來越多的郵輪停靠，這些郵輪猶如浮動的遊樂聖地，裡面裝滿了歌舞表演、賭場、餐廳、商店、洗浴中心、泳池邊點綴著酒漬黑櫻桃的甜蜜調酒。平均起來，乘客們每航行一天，體重就增加一磅，悠哉游哉地從一個旅遊地再到下一個。對那些比較有文化傾向的人，可以選擇歐洲河川郵輪。一九九二年，萊茵—美因—多瑙運河（Rhine-Main-Danube Canal）的開通，使跨歐陸的旅行成為可能，將萊茵河上的古堡、半木造的城鎮、巴洛克式宮殿一一串起，彷彿河上的珍珠項鍊。維京遊輪（Viking Cruises）堪稱業界龍頭，採取全球性的「白天旅遊、夜間舞會」模式，在尼羅河、長江和湄公河都提供了類似的旅遊套餐，在舉辦飯後歷史講座的同時，船上的酒吧也同時營業著。⑫

飛機——大多數郵輪乘客抵達他們啟航港口的交通工具——則有不同的起源。飛機的主要賣點是速度而非奢華，但即便如此，一九三〇與一九四〇年代，航空公司就開始提供香菸和酒類，做為一種便利的娛樂設施，也是一種鎮靜劑，尤其是在國際航線上。波音公司在 377 同溫層巡航者（Stratocruiser）客機的肚子裡造了一個雞尾酒吧，每當座椅安全帶的指示燈熄滅後，就有一堆人急著前往。到了一九五〇、一九六〇年代，成箱的酒精飲料成了經濟艙的常態，也是

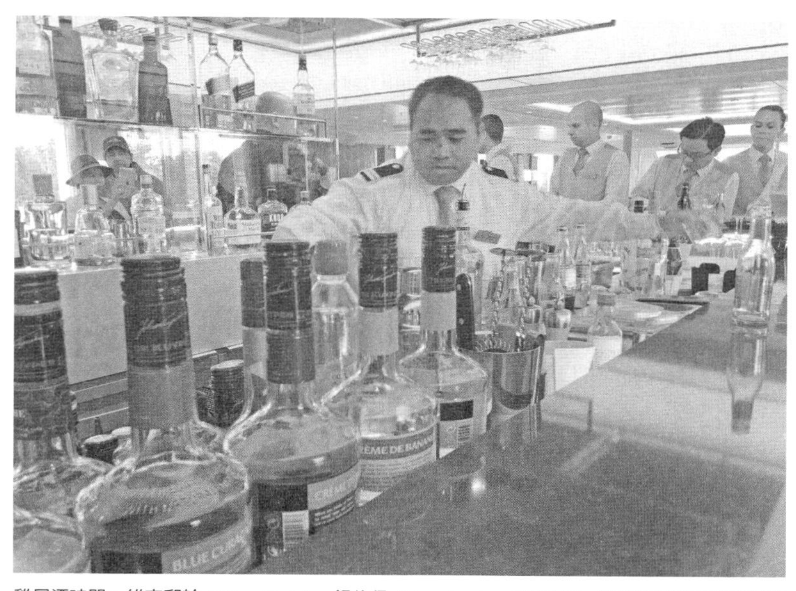

雞尾酒時間，維京郵輪（*Viking Skirnir*），紐倫堡（Nuremberg），2017 年。遊樂船艇用很多不同的吸引力彼此連結，其中最慣常的手法之一便是酒。對現代旅遊工業而言，酒精無可取代的地位，如同汽油和噴射機燃料。

航空公司的另一個利潤中心。機組人員也玩得很兇，一邊吸著氧氣，一邊吞下右旋安非他命（Dexedrine），幫他們在中途短暫停留時往返於酒吧與床之間的跳躍式生活恢復精神。「你應該要尋歡作樂，玩得越兇越好。」有位泛美航空（Pan Am）的空服員回憶道：「那是六〇年代，所以除了酒精之外，還有很多的大麻、哈希和其他藥品……可能很讓人吃驚吧？但當時就是這個樣子。」⑬

注意那是過去式。藥物測試已抑制了機組人員的狂歡，勒令禁菸也清淨了機艙的空氣，但航空產業並未放棄休閒娛樂裡的不良嗜好：一九九七年，瑞士航空與新加坡航空公司都在長途航班的座椅背後加裝了賭博遊戲，刷卡就能玩；在阿姆斯特丹轉機的旅客，如果玩膩了吃角子老虎，也可以趁著轉機期間，試試玩二十一點或賭盤的手氣。「真的很好打發時間。」一位有五小時轉機時間的希臘旅客說。設於法蘭克福國際機場的性愛商店也是同樣的意思。比較傳統的機場用於分散旅客注意力的方法包括酒類、咖啡、壽司吧，按摩店、餐廳、精品店、免稅商店等。梵蒂岡城沒有機場，但有一個老火車站，一九二九年的《拉特朗條約》（Lateran Treaty）允許這裡建造一座三層樓高的免稅商場，可以販售戈登琴酒（Gordon's Gin）及古巴雪茄。⑭

戰後的旅遊業和旅行方式，將過去一度被認為是惡習的事物正常化了。渡假者或許會刻意避免到有上空日光浴的甲板上，或者不涉足隨處可見的酒吧及吃角子老虎機，但他們卻無法避免一個訊息，亦即這一切都已是現代遊樂景觀的一部分！過去歐洲王公貴族們才能享有的奢華與誘惑，早已向下滲透，使中產階級和富裕的勞工階級都能接觸到。一九六〇年後的半世紀裡，旅遊業擴張了三十倍，佔全球國內生產總值的五％到一〇％，許多新興的旅遊目的地城市像曼谷、澳門、杜拜等，不僅是一種東方奇觀，也是一種西方現象。⑮

除了不斷擴建的機場大樓之外，曼谷、澳門、杜拜的共同點，在於他們都有一套官方允許的對待國外訪客的法令，以及一套非官方允許的對待惡習的政策。舉杜拜為例，如果當地的酋長們不敞開雙臂歡迎非穆斯林投資人、居民、遊客和移工，基本上也就是所有來自阿拉伯聯合大公國（United Arab Emirates）之外的人，那麼杜拜不可能有今天的現代形貌——繁榮的城鎮、稅金的天堂、洗錢事務所、航空樞紐、建築勝地、全球妓院等等。豪華旅館為初來乍到的性工作者提供免費住宿，彼此有默契地知道她們將為旅館客戶提供服務。雖然為了面子，杜拜當局偶爾也會進行取締，但大多時候他們對迪斯可舞廳、香檳早午餐，以及和新來的華人對手削價競爭的烏克蘭妓女都是睜隻眼閉隻眼。⑯

在鄰國巴林（Bahrain）的首都麥納麥（Manama），惡癮也幾乎同樣公開，穿著貝都因（Bedouin）服裝的年輕人，一邊暢飲一邊瞅著異國情調的舞者。「你得喝酒，才能享受別的東西。」有位週末固定會來的沙烏地訪客解釋道。沙烏地的飲酒，與阿拉伯的飲酒一樣，是隨著石油的繁榮而增加的，西方廣告商也很狡猾地鼓勵這樣的趨勢，將數千本在黎巴嫩印製的雜誌與報刊空運進王國，而黎巴嫩是容許酒類廣告的。沙烏地檢查員會盡力撕掉他們能撕得掉的部分，但廣告商知道，檢查員主要是針對廣告中穿著暴露的女子，所以他們很多的威士忌廣告其實都能安全過關。然後在一九八六年，法赫德國王跨海大橋（King Fahd Causeway）開通了，將沙烏地阿拉伯與巴林直接連結起來，於是湧入了大批渴望喝一杯的內陸訪客。到二〇〇九年，每年都有四百萬沙烏地人去巴林，消費高達巴林經濟的十分之一。⑰

南非的變通措施，則不成比例地使一個人受益——索爾．克茲納（Sol Kerzner）。克茲納號稱「南非的川普」，他在一九七七年得到一個大契機，當時實施隔離政策的南非政府，賦予波布那（Bophuthatswana）名義上的獨立，這裡是一個為特定種族預留的家園，從約翰尼斯堡和普利托利亞（Pretoria）開車即可抵達。克茲納在這裡建了太陽城（Sun City）——一個賭博與高爾夫渡假村，主打出名的演藝人員、色情劇場、不同膚色的上空歌舞女郎。「讓我感到興奮的，」克茲納後來說：「是在一個用法律把種族分開的國家，我們卻能創造出一個地方，讓不同膚色的人都能一起用餐，一起賭博，一起觀賞國際表演，甚至一起睡覺。」他認為，沒有一個保守的南非白人在來過此地之後，其想法不會產生變化。克茲納用自由主義的論述粉飾了對種族不公法律的剝削，他所謂的改變是否進步，自得另當別論了。⑱

迪士尼世界，賭城規則

遊樂聖地不只是一個地方而已，還是一種不斷衍化的享樂模式，企業家們不斷試驗對其中的元素加以調整、改進、複製，以便讓利潤極大化。惡習絕非唯一的元素，杜拜就有一個超巨型的商場，裡面有座室內滑雪場。然而，某種程度的惡習又必不可少，就連迪士尼公司也不例外。

華特．迪士尼（Walt Disner）是一個鍥而不捨、鉅細靡遺的企業家，對文化衍生品的促銷很有天分，而且在友善的外表之下，很能成功說服工作夥伴們修改技術，以便符合自己的遠見。自從在一九三〇年代末、一九四〇年代初發明動畫長片以後，迪士尼耗費了一九五〇年代和一九六〇年代初期，去征服一個新的娛樂媒介——電視，以及一個老舊低俗的娛樂形式——遊樂園。迪士尼想要淘汰掉那些沿街叫賣的小販，以及「愛的隧道」這類老掉牙的把戲，增添對童年的緬懷，對未來的幻想，還有充分的停車空間與健全的娛樂。

這是一個完美的公式，時機也恰到好處，但迪士尼仍未能在他的伊甸園裡完全盡除惡習之蛇。最原始的迪士尼樂園，在一九五五年於加州安納海姆（Anaheim）開放，主街上設有一家菸草零售商。迪士尼本人抽菸很兇，是他在第一次世界大戰擔任救護車駕駛員時養成的習慣。他也喝酒，不過他並不想在樂園裡賣酒，就這一點而言，他——或者更精確地說，是他的企業繼承者們——失敗了。迪士尼在佛羅里達州奧蘭多開放的神奇王國（Magic Kingdom，這是迪士尼本人設想出來的，可惜沒能親眼目睹它的開幕），名義上全園禁酒，但是在有附餐飲的特別活動裡，還是會有酒，而且到了二〇一二年，開始在一家跟《美女與野獸》有關的法國餐廳裡，販售啤酒與葡萄酒。「重點真的跟酒無關，」迪士尼的一位主管說：「重點是這家餐廳的特色，以及我們想要給人們一個很棒的、神奇的經驗。」這麼棒，怪不得在二〇一六年，這家遊樂園又開了四家同樣的餐廳。於是，主題性的飲酒，已成了其他迪士尼樂園的常態，包括奧蘭多的科技烏托邦未來世界（Epcot Center），從一九八二年開幕之後就開始賣酒了。迪士尼的郵輪上也都設有酒吧，跟他們的競爭對手一模一樣，唯一還沒有開放的是賭博。⑲

迪士尼公司的訣竅，是從邊緣擴展可接受的尺度，而不讓家庭友善的品牌受到妥協。雖然公司並未主動發起始於一九九一年奧蘭多的同志日（Gay Days）——有三千名男女同志在某個星期六同時造訪迪士尼樂園——但他們亦未阻止。事實上，不阻止是明智的，因為同志們花很多錢在旅遊上。一九九六年，迪士尼成為第一個為同性伴侶提供福利的大型機構之一，到二〇〇七年，這個措施延伸到童話婚禮（Fairy Tale Wedding）套餐方案，平均售價兩萬八千美元。奧蘭多主掌浸信會的神職人員對此表示遺憾，但也顯得並不意外：「追根究柢，」有位教士說：「他們的目的還是要賺錢。」迪士尼製片廠又何嘗不是如此？行政主管們以迪士尼的名號發行家庭電影，成人題材便交由旗下的另一家公司製作發行，反正都是他們日益茁壯的媒體帝國的一份子，分屬不同群體的電影觀眾也無從分曉。⑳

拉斯維加斯的訣竅則是反向操作，從第一線的賭客及歌舞女郎開始衍生，直到成為一個國際娛樂、會議、家庭渡假勝地，但又一直保持著「萬惡之城」（Sin City）的名聲不墜。和其他的遊樂聖地一樣，拉斯維加斯仰賴公共基礎設施，以及有利的法律環境：拜聯邦胡佛水壩建築計畫（Boulder Canyon Project）之賜，這個沙漠城市享有廉價的能源和可靠的供水，而且聯邦高速公路使之與快速發展的加州連結，這自然是它的主要市場。即便如此，若非噴射機革命發生，以及聯邦政府資助，拉斯維加斯很可能僅發展成一個區域型渡假勝地。噴射機旅行使票價大幅降低，讓來自六大洲的賭客們，只要坐上一天的飛機便可抵達。有個賭場老闆山姆．包伊德（Sam Boyd），經常在檀香山（Honolulu）做廣告，航空公司從各大城市提供直飛航線，以及飲料、餐點、吃角子老虎機的福利票券。豪賭者——從賭場記錄便可得知，或者透過顧客轉介——可以免費搭機；其餘的則由旅行社全權包辦，安排一個廉價的旅遊行程，讓賭場渡假村的操作者整年都有利潤可賺。他們能夠合法運作，又是另一項經濟大蕭條的遺澤；一九三一年，內華達州政府讓成年人賭博合法化，並且加快了離婚的手續。立法委員和州長只花了五星期的時間，就徹底推翻反惡習行動主義者五十年的努力成果。㉑

如果說比爾・哈拉播下現代賭博工業的種子，創造了適合中產階級遊客的氣氛，那麼哈拉最喜歡的建築師——小馬丁・史登爾（Martin Stern Jr）——則是以大型規模實現此一視野的功臣。史登爾提高了拉斯維加斯的天際線，開創了自給自足的渡假旅館，改變了世界上遊樂聖地的面貌，而任何在拉斯維加斯出現的建築與設計，也不會只留在拉斯維加斯，一定會被傳揚出去。

史登爾學的是藝術與建築工程，在一九三九年的《亂世佳人》（*Gone with the Wind*）片中擔任布景設計。戰爭期間，也曾帶領一小隊的戰鬥工程師，為自己的部隊搭橋，並爆破德軍的橋。接著他就開始重建工作了，成為軍事管理階層，很快學習到協調食物的配給、能源、運輸、財務，以及營造等事項。回到洛杉磯後，他運用自己的後勤知識設計所有的東西，包括從陸軍基地到汽車友善的咖啡廳不等。一九五三年，他打進了拉斯維加斯市場，得到一個為撒哈拉飯店（Sahara Hotel）房間擴建的委託案，增建了一座高塔與會議設施。史登爾贏得了飯店及賭場設計的聲望，且對事物本質的嗅覺特別靈敏。詐賭者是個問題嗎？史登爾在鑄幣廠飯店（Mint Hotel）的賭場天花板加裝監視器，透過單面玻璃，讓專業的監視人員可以注意賭場內的一舉一動。

史登爾最大的天分，在於能夠設計整合型的賭場渡假村。他的代表作——國際飯店（International Hotel）——於一九六九年剛開幕時，是全世界最大的飯店，一個呈Y字型的超大型渡假園地（房間位於兩個分支，電梯位於中心服務區），共有一五一〇間空調客房，數量一樣多的吃角子老虎機和賭博遊戲台，華麗的酒吧與餐廳，皮草、服飾、珠寶店，兒童照管服務，會議設施，還有一個又大又深的秀場，由芭芭拉．史翠珊（Barbra Streisand）擔任開幕表演佳賓。飯店附設的賭場也是當時全世界最大的，引誘著在前台辦理住宿登記的所有旅客。㉒

史登爾本人不屑賭博，連撲克牌也不玩，但莊家優勢又是另一回事。史登爾主動放棄了他部分的建築費，換取飯店及賭金收入的百分比，這項決定使他變得非常有錢，在多維爾（Deauville）和馬里布（Malibu）都有置產，娶了只有他一半年紀的第二任妻子，還擁有一個業務蒸蒸日上的建築事務所。隨著他改裝國際飯店以及更大的米高梅大酒店（MGM Grand）——一九七三年開幕，現今的巴利拉斯維加斯飯店（Bally's Las Vegas），他對拉斯維加斯和全球的其他渡假村都有極大的影響力，其中好幾個是由史登爾親自操刀設計，或者是由曾在他事務所工作過的建築師所設計。㉓

雖然我們可能想把史登爾看成是拉斯維加斯的哈華德．洛克（Howard Roark。編註：美國作家艾茵．蘭德〔Ayn Rand〕小說《源泉》〔*The Fountainhead*〕的主人翁，為一有理想、有志氣的青年建築師），但賭場超級渡假村的成功，須得仰賴立法的操作，以及精明的市場行銷。內華達州在一九六七、一九六九年修改了賭博法，以利公開上市的公司能夠入主賭場經營，使大型計畫的財務來源得以簡化，也讓曾在二十世紀中期造成拉斯維加斯惡名昭彰的私酒商、不法財團等，被加速淘汰。大公司如米高梅、凱悅（Hyatt）、德爾．韋伯（Del E. Webb）等，紛紛買下了現有的房地，又在拉斯維加斯和其他內華達城市蓋了新的建築，招待記者、公關專家、電影工作者

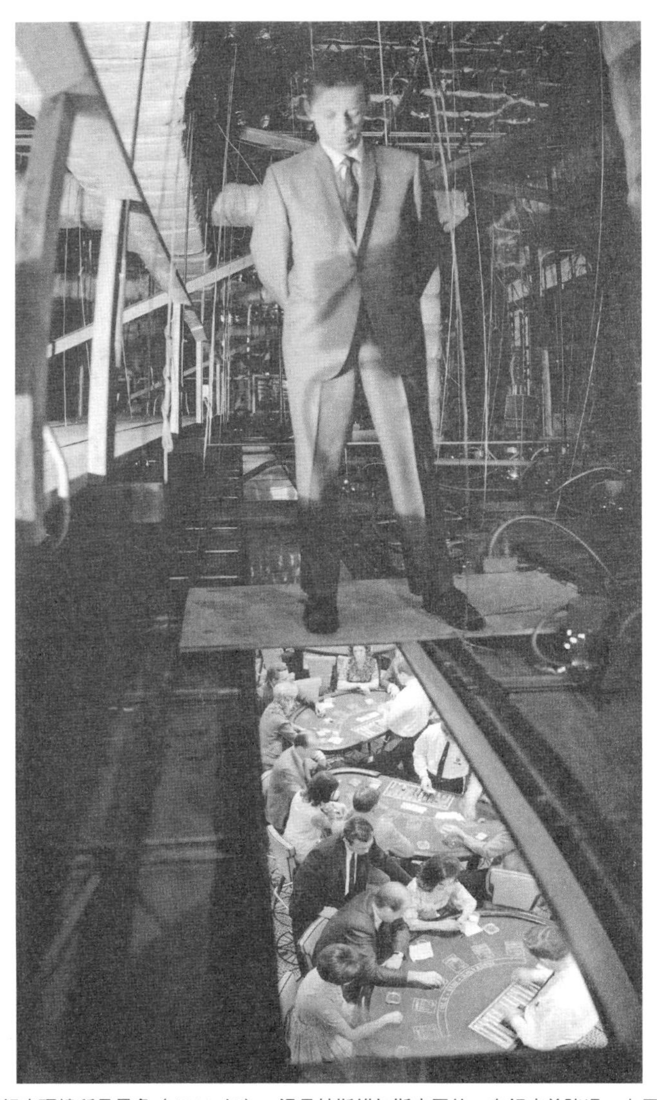

鑄幣廠飯店頂樓所見景象（1969 年），這是拉斯維加斯市區的一家飯店兼賭場，由馬丁．史登爾裝潢，此時監視器的使用尚未普及。鑄幣廠飯店僱用從前的職業賭徒擔任監視員，專門偵察騙徒，賭場把他們的存在說成是「為了安全起見」，並為客人們安排免費的幕後參觀行程。監視員的主要工作，是要確保「羊毛出在羊身上」的流程有序進行。

等，為賭城打造一個安全的娛樂形象，然後透過新聞報導、閒談軼事、旅遊專欄，乃至電影作品像一九六〇年的《瞞天過海》（*Ocean's Eleven*），以及一九六四年的《賭城萬歲》（*Viva Las Vegas*）等傳播出去。「一個令人興奮的地方，」諧星鮑伯．霍伯（Bob Hope）信誓旦旦地說：「你不會覺得那只是一個賭博的場所。」雖然文化人士還是不敢恭維，「很糟，並不好。」安迪．沃荷（Andy Warhol）評論道。但他們的良知還是被喜歡拉斯維加斯的報紙娛樂版和旅遊專欄作家淹沒了，飯店經營者很樂於提供這些人免費住宿、餐飲及表演票券。㉔

拉斯維加斯的經營者兩面討好，他們一方面採取傳統「失去的週末」生態系統，以腐敗、危險的樂趣為核心——賭博、痛飲、抽菸、拳擊、召妓——然後將之穿上拿得出檯面的娛樂外衣。他們把這個欲求的包裝，行銷成一種解放的經驗，一次華麗的出走假期，到一個成人遊樂場，短暫逃離日常工作的世界。這個重新塑造的品牌十分成功，使拉斯維加斯的遊客人數從一九四一年的八十萬人，一躍而成二〇〇五年的三千八百六十萬人——光是那一年裡，造訪拉斯維加斯的觀光客人數就比到波蘭或加拿大的人口還多。㉕

旅遊業到了那個規模，就能創造賭博之外的穩定利潤，而最懂得掌握多元發展邏輯的創新者，莫過於史帝夫．永利（Steve Wynn）——永利不賭博，因為他父親是強迫性賭徒，害得家庭負債累累。跟哈拉與史登爾一樣，永利發現自己的天賦在於整合型的享樂設計，一九八九年，他開設了自己的創新資產，那是一個有南太平洋風情，由垃圾債券資助的渡假村，叫做海市蜃樓（Mirage）。這個資產本身一點兒也不垃圾，單是塔身的設計，就經過了五十種不同的造型提案，最後才讓永利拍板定案。他請來名廚為顧客烹調美食，在大廳裡造個雨林，以及著名的魔術師搭齊格弗里德與羅伊（Siegfried and Roy）的白老虎魔術秀。海市蜃樓是一個自給自足的娛樂渡假村，恰好裡面有個賭場，而不單只是一個賭場順便提供一些娛樂。根據永利的觀察，他心目中的拉斯維加斯，主要在給訪客提供「一種豐富且深刻的情緒體驗。客人們通常喜歡做自己已經熟悉的事物，可是當他們去渡假的時候，他們希望可以把這些事做得更大、更好。」㉖

華特．迪士尼可能也說過類似的話，所以老賭徒們會抱怨永利的成功，把拉斯維加斯轉變成「成人版的迪士尼樂園」了。鼠黨（Rat Pack。編註：指一九五〇年代一個以知名演員亨弗萊．鮑嘉〔Humphrey DeForest Bogart〕為首，由電影演員們所組成的非正式團體，經常在拉斯維加斯演出並聚會）年代的賭場，蛻變成了超大型的主題渡假村；過去賭場老闆及荷官都能叫得出常客的名字，此一景況已不復見；事實上，連賭桌也不見了！被賭場設計師們取而代之的，是迂迴排列的數位吃角子老虎機，以及用顏色分區的地毯，好讓玩家們流連忘返。川流不息的會議參加者和渡假客人，常會支付高價選擇其他的娛樂方式，從六十美元一份的神戶牛排漢堡，到超過六百美元一瓶的上好伏特加，所在多有。伏特加會出現在擁擠的跳舞俱樂部裡，裡面有明星ＤＪ，門外大排長龍，其中有家俱樂部——永利的ＸＳ——生意好的時候，一個晚上就可以有一百萬美元的收入。賭博做為賭城全部營收的比例，一九九六年時佔了超過一半，到二〇一六年僅剩三分之一。此外，打折的客房、廉價食物、免費飲料等，這些曾經用來吸引顧客進入賭場的花招，已經都成了過去式，「現在飯店會從他們所有的設施賺錢，」有位賭場經理如此說：「比從前要

商業化得多了。」㉗

「科技上的理性化」，應該是比「商業化」更恰當的詞彙。電腦會追蹤電玩遊戲撲克吧檯的玩家，當他們賭夠了，有資格喝上一杯免費飲料時，有色的燈光就會閃閃發亮。（有個充滿同情心的酒保告訴他的一個客人說，要在「最大賭金」連按四次。）「那些處理數字的人，錙銖必較的統計專家，毀了拉斯維加斯，」有位長期訪客如此抱怨：「一點價值也沒有；毫無益處。」馬克・古柏（Marc Cooper）是個新聞記者，也是傳統二十一點的玩家，痛恨新的經營模式，將之視為新自由主義（neoliberalism）的寓言。「拉斯維加斯常被形容為美夢與幻想之城，金絲銀線的偽裝。」他寫道：「但這是本末倒置。拉斯維加斯其實是美國市場道德被赤裸裸地剝開，一個免除了弄虛作假和現代消費資本主義協定的迷你世界。」㉘

當古柏在二〇〇四年發出上述的哀嘆時，「美國」這個詞毋寧是多餘的。十多年來，一個多國的、愈形整合的賭場渡假村工業已將拉斯維加斯帶向全球，越來越昌盛。一九九四年時，希爾頓飯店（Hilton Hotels）的一個子公司收購了史登爾的國際飯店原型，已在加拿大、土耳其、澳洲、烏拉圭和埃及開始經營或者籌備賭場渡假村。埃及的渡假村每天都吸引上千名以色列人前往，賭徒們很樂於把前仇舊恨一筆勾銷。希爾頓的對手將目標放在東歐、加勒比海，以及南美洲；永利認為阿根廷北邊的伊瓜蘇瀑布（Iguazu Falls）非常理想。經濟學家比爾・愛丁頓（Bill Eadington）發明了賭博研究，他說：「也許除了亞洲國家之外，」其他國家的政策態度都已經從「把賭博看作惡癮，轉變成將之視為值得開發的機會。」㉙

永利和其他賭場渡假村的開發商，尤其是謝爾登・阿德爾森（Sheldon Adelson），懷疑亞洲是否真的例外。澳門是葡萄牙殖民地，一九九九年末成為中國控制下的半自治區，似乎是個良好選擇；澳門位於繁榮的珠江三角洲西側，五個小時的飛行範圍可觸及三十億人口。迪士尼計畫在崛起的東方，建立一個屬於自己品牌的渡假聖地，自一九八三年起就在東京擴張了，也即將在鄰近的香港開幕（編註：香港迪士尼樂園已於二〇〇五年正式開幕）。阿德爾森心想，澳門同樣擁有開發賭場的潛力，問題在於，這個城市給人的印象是邋遢、高犯罪率的區域惡習中心，很像過去聲名狼藉的拉斯維加斯，只不過去澳門一日遊的菸槍賭客們，可能比較喜歡百家樂更甚於雙骰賭博而已。㉚

阿德爾森有了解決之道。在一九九九年，他推出了自己的拉斯維加斯超級渡假村——威尼斯人酒店（Venetian），裡面有商場、貢多拉，以及唱歌的船夫，他還需要做的，只差把這個經營模式全球在地化而已。二〇〇四年，他開發了金沙娛樂場（Sands Macao），裡面有東方和西方的桌上遊戲，符合亞洲品味的投幣遊戲機，一個五十噸的水晶吊燈，雪茄酒吧與室內桑拿，國際美食，菜單從韓式生醃母蟹到法式焦糖布丁應有盡有。顧客們簡直趨之若鶩，使阿德爾森在九個月裡就付清了建築貸款（兩億六千五百萬美元），而且開始擴張，成了億萬富翁，並在美國和以色列政壇呼風喚雨。到了二〇一四年，他又在澳門多購置了三處房地產，讓這座城市搖身一變，成為真正的遊樂聖地：有高級商場與餐飲，歷史和建築旅遊行程，召妓的傳單，以及六％的當地賭博成癮率，且逐年攀升。澳門成了「東方的維加斯」，將近四四％的國內生產總值來自觀光旅遊業，同時因為賭場在中國仍是禁止的，所以澳門的賭博量也高居全球之冠，即使二〇〇七到二〇一二年間發生全球財務危機，景氣蕭條，大家都很擔心對貪污敏感的執政當局可能會掃蕩博彩仲介，加上來自其他亞洲賭場之虎的競爭也日益激烈。到了二〇一四年，澳門的博弈收入已是拉斯維加斯的七倍，當時拉斯維加斯已是一個成熟的市場，面臨著來自美國其他州的賭場渡假村激烈競爭。㉛

這個模式並不難找，賭場企業家和設計者如哈利、史登爾、永利，以及阿德爾森，他們都發現了多管道的收入來源，收入刺激模仿，模仿鼓勵正常化，正常化加強收入，於是創造了將惡習淨化的正向循環。對這個螺旋成長最主要的威脅，並非來自老一代的聖戰，而是來自過度開發的競爭，以及實體商業前景的暗淡，因為新一代的數位企業家，已經找到了其他的方式將惡習主流化。

行銷惡習

行為經濟學的主要洞見，就是市場交易往往並不理性。這些交易裡的每一份子，包括專家在內，都無法逃脫認知偏見和情緒弱點，這是人類演化的遺跡。這些遺跡中最重要的一項，便是我們透過故事來理解世界，包括那些誘人的、開脫式的故事，目的只是要說服我們冒著財務、健康，以及道德危險去消費各種產品。經濟學家喬治・艾克羅夫（George Akerlof）與羅勃・

席勒（Robert Shiller）稱這種故事為「釣愚」（phishing for phools）。「釣」的行為會發生於財務服務與消費產品兩個市場，都是為了相同的理由；如果一家公司不這麼做，另一家也會。一九九三年時，美國銀行（Bank of America）決定不再處理內華達州妓院的信用卡業務了——妓院在該州的鄉村縣市是合法的——於是對手銀行決定填補空缺，提供需要的服務。「他們對於能接手我們的業務，高興得要死，一點問題也沒有。」當地妓院野馬牧場（Mustang Ranch）的主人解釋說，他們一個晚上就能刷掉數千美元：「畢竟你知道我們是合法生意。」㉜

「合法生意」就是一個因背景而異的故事，內華達州在一九七一年修改立法，而這種改變影響了我們對惡習的態度。戰爭期間，為了軍隊衛生及種族意識形態，德國和日本設立了被規範的妓院，在那裡，生活在被佔領地區的女性被迫賣淫。但這些例子是面對改變的環境而做出的「反應」而已，無論是好是壞。上個世紀真正的改變，在於企業家有越來越大的能力去「設計」背景，減少或消除有關惡習的不安之感，以便為惡習的商品化及銷量的增加鋪路。

他們的主要手段就是廣告，廣告幾乎能為任何事情扭轉故事，包括避孕藥在內。雖然避孕藥後來被廣泛接受，也被認為是性解放的重要工具，以至於我們很容易忘記，當初避孕藥在一九六〇年引進商業市場時爭議有多大。跟保險套不同，口服避孕藥缺少一種預防疾病的合理說辭，增加了對男女亂交的社會憂慮，把性和生育分離的宗教異議，以及很多先天論者（nativist）的憤恨，慨嘆應該被鼓勵生養的人，反而生育率不斷下降。就連進步人士也不見得願意買單，例如德國女性主義者愛麗絲·史懷哲（Alice Schwarzer）——其聲望相當於美國女權運動中的葛洛莉亞・斯泰納姆（Gloria Steinem）——痛斥避孕藥為父權的陰謀，意在確保女人對性的可用性永遠存在。

然而面對上述各種疑慮，有一個赤裸裸的商業事實：一九六〇年時，超過五分之一的地球人口，也就是六億三千萬人，為生育年齡的女性。如果廠商能在擔憂人口過剩的這張牌之外，把避孕藥重新包裝成一種道德上可接受的醫學用藥，就會更容易敲開這個市場。於是有一家多國大藥廠先靈（Schering AG），針對德國醫師主打廣告，呈現一個穿著整齊的家庭主婦帶著一個小孩，手裡又抱著一個，眼睛向上看著一位老醫生懇求道：「兩個小孩接踵而來，擔子對我真的太大了！」既然有安無妊（Anovlar 21）可以用，又有哪位負責任的醫師可以拒絕她的請求呢？年輕的未婚女性自又另當別論，所以廣告商強調預防過早懷孕的需求，試圖打動醫師為人父母的同情心。在西班牙，鼓勵生育的觀念根深柢固，而且弗蘭西斯柯・佛朗哥（Francisco Franco）的威權政府禁止避孕廣告，於是先靈和其他藥廠就選擇了隱性行銷，把他們的新藥說成是「抑制排卵」，適用於不規則來經或痛經的治療。儘管委婉的說辭並不能終止爭議，終究讓這款藥進入市場，然後到一九七〇年代就門戶大開了，當時西班牙正經歷民主轉型，而且對家庭計畫的需求也帶動了市場變革。㉝

樂透彩券的行銷則相對容易，尤其當它跟巨額獎金與慈善捐款相連結時：教育跟老人服務是很好的選擇，承諾整建約克大教堂（York Minster）或是完成雪梨歌劇院（Sydney Opera House），也都能獲得廣大支持。做為政府、非營利機構，以及廣告商的大金牛，樂透在二十世紀末快速拓展。一九七〇至一九八八年間，美國樂透彩券的銷售量，平均每年增長三一％，因為有一州又一州相繼跳上樂透的列車。新教大本營的南方堅持最久，三K黨人還曾一度鞭打賭徒跟私酒商——但當主流政治人物及企業領袖為了保持低稅率而支持樂透法案時，這裡也淪陷了。鄉間居民不像城裡的窮人那樣熟悉非法的數字遊戲，須得透過傳單及電視廣告學習怎麼玩樂透，結果使賭博這項過去的犯罪惡習改頭換面，反而成了一種公民美德。㉞

酒精的挑戰就比較大，唯戰後的美國廣告商證明了他們依舊勝任無虞。啤酒是等著被採摘的果實，所以針對不置可否的家庭主婦推出了「啤酒屬於」廣告：屬於野餐、屬於烤肉、屬於新冰箱。針對年輕消費者又有不同，他們的看法和習慣來自信用卡，品牌忠誠度可以長達一生，而且已經偷偷在喝酒了，所以在大學刊物充斥廣告，在校園裡增派銷售代表，提供他們情緒上的認同，播放密友音樂，切到舉杯慶祝的畫面，讓一般人都能覺得自豪、男性化、有運動精神。在體育比賽播放廣告，花大錢在大型活動上，例如美式足球超級盃大賽（Super Bowl），這樣才能在歡慶的環境下觸及到龐大的受眾。插入公共服務廣告，提醒酒醉者需找人代駕，還要加入飲酒的啟動器——琥珀色的燈光、倒啤酒的泡沫——定格在這個點上，把飲用的效果放到最大。讓這些廣告在市場上密集轟炸兩個月，然後暫停，接著又重新恢復。此時召回力會是即時的，不斷的重複已將訊息烙進了觀眾的神經迴路，加強他們接受喝酒能夠增進情緒、表達自我的認知。如果情緒的增進變成具有強迫性，就把這個問題歸納到少數的未知弱勢族群，表明他們的困境值得研究——研究經費是我們贊助的——但完全沒有必要喊卡，營業如常進行。

㉟

這種策略可以用於正在嶄露頭角的市場上。馬來西亞主要是個伊斯蘭國家，嗜酒者為少數，都市的夜生活充滿活力，而政府很能順應民意，因此受到跨國酒商的矚目。一九九五年，墨西哥金快活龍舌蘭（Jose Cuervo tequila）僱用了「酒促小姐」，給她們闊邊帽、露肩低胸襯衫、牛仔短褲，然後叫她們到檳城的酒吧去。為了提高對品牌的注意力，酒促小姐會邀請歡呼的顧客先從她們的胸前舔鹽，一口喝掉一小杯金快活珍藏 1800 陳釀龍舌蘭（Jose Cuervo 1800），接著再吃掉她們叼在嘴裡的一塊萊姆。嘉士伯（Carlsberg）的手法比較含蓄，他們的廣告裡有位金髮女郎，還有一名「嘉士伯男子」（Carlsberg man），一個有著泛亞洲面貌的男性。北歐女神或許遙不可及，但是啤酒——擬人化成一個友善的傢伙——則可以常伴你左右（當然是指那些已達合法飲酒年齡的人）。至於未滿十八歲的青少年，可以去參加嘉士伯贊助的搖滾音樂會，或者去參觀貼滿品牌標籤的音樂和漫畫書店。帝亞吉歐（Diageo）公司負責行銷約翰走路（Johnnie Walker）威士忌，指出馬來西亞廣告的訴求為「啟發個人的進步」，他們發起一個由約翰走路贊助的活動，讓馬來西亞人從一張全球人物的名單中，選出他們最心儀的人物典範，候選人中包括了曼德拉（Nelson Mandela）、德蕾莎修女（Mother Teresa），以及——別著急——甘地。㊱

嘉士伯和帝亞吉歐在其他很多地方還有相似之處：他們都是經過整合後的企業，在一九九〇年代末、二〇〇〇年代初，從事全球性的寡頭競爭。他們的管理階層知道，未來必須仰賴經濟正在成長的開發中國家，他們人口年輕，相對於已經成熟的西方市場，酒類消費仍然相對較低。他們也深知，廣告對於尚感新鮮或至少是尚未疲憊的消費者，最有效果，畢竟正如一位美國電視撰稿人所說的，在你開始重新思考禁酒令的智慧之前，你就是得看這麼多啤酒廣告。尚未飽和的市場適於高─低行銷手法。跨國企業會一邊引進高級品牌做高價銷售，一邊收購、創造、促銷當地品牌做大量販售。他們會用最低價提供某些產品，以便排除盜賣者。他們也會在本土的廣播電台做廣告，講的是當地方言，針對單一族群或者是單一的鄉鎮。他們還會在學校附近搭起廣告看板，把自己的品牌融進受歡迎的休閒活動之中──如果當地咖啡廳或體育館裡的每個人都會喝上幾杯，那麼喝酒可真的有什麼不對嗎？他們用經銷商做為正常化的代理人，是他們反對惱人法規與稅金的盟友，也是轉移未成年飲酒者注意力的手段之一。他們更會用負責任的飲酒廣告及慈善活動來掩飾這些手段的痕跡。㊲

其結果也正如預期。二〇〇六至二〇一〇年之間，那些被跨國酒商做為目標的地區──西非、西南非；南亞、東南亞和東亞；以及中安第斯山脈──位於其間的國家，酒類的人均消費最可能增加；從二〇〇六至二〇一三的七年之間，奈及利亞因酒駕而發生的交通事故死亡率增加了三八%。釀酒商忽略了貼上法令要求的標籤，零售商忽略了執照和年齡的禁令，政府也因收受了好處而睜一隻眼閉一隻眼。㊳

二〇一一年，紐西蘭研究員莎莉．卡斯威爾（Sally Casswell）對酒類控管的爛帳做了調查，寫道：「我們面對的是一個全球製造與供應的機器。全球製造商所贊助的機構，積極提倡無效的政策，而全球消費市場則運用全球媒體，和越來越全球性的年輕人文化互相交流。」本章的重點——其實也正是本書的主旨——便在指出同樣的商業主宰，振興了所有惡習的財富，不只是喝酒而已。到了二十世紀末期，全球反惡習行動主義，已經被一個可以稱為全球支持惡習的行動主義所擊潰了，因為多國發行和銷售的機器，已在一系列可能帶來習慣性嚴重危害的產品周遭，建造了說服的鷹架，並用一些策略性的公關勸誡，將自己做了深層的偽裝。㊴

更糟的是，不同惡習產品所帶來的威脅，已被順序化或互相重疊的消費模式大幅增加了，雖然研究者們對於惡癮連結的因果關係尚無定論，但對於數據所呈現出來的事實，卻無人懷疑。舉例來說，戰後嬰兒潮世代如果先有抽菸或喝酒習慣的人，就比較可能會抽大麻，而如果他們抽了大麻，也就比較可能會去使用其他的非法藥物——此一發現已在北美洲、歐洲、中東、亞洲、大洋洲等社會重複印證過。澳洲在一九七〇年代中期，大麻和海洛因的使用量突然飆升，犯罪學家莫爾坎・霍爾（Malcolm Hall）下了結論，除了他的同胞們大量增加使用酒精、尼古丁、地西泮（diazepam。編註：一種鎮靜安眠劑）之外，找不到其他的解釋。商業惡習高漲的浪潮讓一切船隻載浮載沉。㊵

菸草出麻煩了？

香菸近來的歷史，向我們提出了幾個問題：某些合法的產品其實帶著很大的危險，雖然行銷的各種努力使它們獲得了數十年的成功，但或許它們終究會失敗？採用經典的「釣愚」技巧——抽菸很現代、有品味、性感、能減肥、適合女性，也是電影明星及影迷必不可少的配備——菸草工業在兩次世界大戰的推波助瀾之下，為這個成癮產品創造了一個以北美洲和歐洲為中心的國際市場。一九一〇年時，抽菸仍被視為不良習慣，陌生人會從在街角浪蕩的年輕人嘴裡抄走點燃的香菸，但到了一九四〇年代，香菸已經變成了一種必需品。一九四四年八月二十五日，巴黎被解放的頭一晚，一切仍極度混亂，戴高樂（Charles de Gaulle）告訴他的美國聯絡人說，他需要三件東西，以便讓法國政府開始運作：香菸、C——口糧，以及柯爾曼燈（Coleman lanterns）。抽菸簡直成了戰後公民權，布宜諾斯艾利斯（Buenos Aires）的廣告商還添加了一絲裴隆主義（Peronist）色彩，告訴熱愛香菸的市民們說，「每個人」都有權利抽「有正統阿根廷味」的香菸品牌。一九四九年，十個英國人裡有八個抽菸，十個女人裡有四個抽菸。瀟灑的英國情報員詹姆斯．龐德（James Bond），在一九五三年的小說裡首度問世（故事描述他曾射殺一名海洛因走私販）。在作者伊恩．弗萊明（Ian Fleming）的十三部小說裡龐德菸酒不停，直到同樣菸酒不離手的作家本人死於心臟病為止，享年五十六歲。㊶

弗萊明於一九六四年過世時，很多證據都已顯示，香菸和其他菸草產品與早發性的致命疾病有關聯，包括呼吸系統的癌症在內。如果大眾被菸草工業編造的謊言所蒙蔽——我們正在贊助各種研究，意外傷亡並不確定，放心，繼續抽菸吧——流行病學家卻並未被愚弄。接下來的三十年中，他們編纂了一張極重要的清單，羅列出與抽菸有關的各種傷害，最關鍵的是包括那些不抽菸者因暴露在二手菸中而罹患的疾病。馬里蘭州（Maryland）一位熱愛運動的酒保，被診斷出需要做冠狀動脈繞道手術時，他十分不滿，抗議說自己從不抽菸呀！但醫生告訴他，喔，不，你抽了，你的顧客們替你抽了菸。於是他忽然明白，還有他的父母、同學、隊友，甚至教練都幫他抽了。他被阻塞的動脈只是附帶傷害，他的故事也成了對菸草工業慣常論述的有力反證，業者總是說，成年人是自由地選擇了冒抽菸的危險。㊷

還有更糟的，便是菸草企業模式被揭穿的真面目：鼓勵青少年成癮，設計各種宣傳活動吸引新的抽菸者，以便填補那些死去的或戒菸成功的人。被流出去的文件以及種種揭發，使我們看清楚菸草產業一方面掩飾著他們的行銷手法，一方面不斷在加強產品的上癮能力。如果菸草是抓住人心的鉤子，那麼現代香菸便有如魚叉。製造廠商加入了薄荷醇（menthol），提高滑順與麻醉效果；加氨，強化味道和尼古丁的刺激。他們有計畫地讓香菸更富成癮性，從而帶來了對大眾健康空前的危害。㊸

政策上的反擊，從一九六〇年代中期溫和地展開，到了二十世紀末終於凝聚了真正的動力。西方各國政府要求廠商得做越來越直接、畫面鮮明的警告標籤；給予更多的廣告限制，且提高稅金；贊助反菸草訊息；打官司要求廠商負擔醫藥費用；通過法令禁止在公共建築物、餐廳、酒吧的室內吸菸。迪士尼樂園也禁止室內吸菸，先在一九九一年關閉了園區內的菸草店，又在一九九九年結束了一切香菸銷售。同樣在一九九九年，美國司法部對香菸製造商及其相關貿易組織提出訴訟，控告他們四十年來的詐欺，以及非法獲利兩千八百億美元。這樁有史以來最大的民事詐欺訴訟案件，原是以打擊組織性犯罪的法律為立足點——而這也正是政府部門的

用意，指出菸草工業無法無天地運作了幾十年，現在該是他們得報應的時候了。㊹

從一方面來說，他們的確是受了報應。在認真進行反抽菸活動的西方國家，香菸銷售量一落千丈：一九九三年英國成年人的吸菸比例，比一九七三年平均少了四〇％，連詹姆斯・龐德都不在銀幕上抽菸了。但還是有個問題：報酬遞減（diminishing returns）。在英國與其他地方，那些開始抽菸及堅持菸癮的人，多是教育程度較低、較不顧及未來的人，另外還有罹患心智疾病者。「親愛的塞勒姆（Salem）人，」有位住在麻州的婦女寫了封信給雷諾菸草公司（R. J. Reynolds Tobacco Company）：「我有躁鬱症，我聽得到聲音。一九九〇年，我聽到一個聲音，他要我抽菸。如果他要我抽菸，我就得抽菸。」不過手頭很拮据，請問公司可以幫她取得七個月分量的塞勒姆香菸嗎？「我極其需要這些香菸才能不發瘋。」㊺

抽菸者的階級與精神健康狀態的變化，可能導致了戒菸率的減緩，但在另一方面，卻也幫助了醫療人員。當一個產品被聯想到向下移動的社會階層以及行為異常時，此產品的行銷就會比較困難。在法國，抽菸已被看成是相當可厭的習慣，到了二〇一〇年時，大部分的非抽菸者說，他們不可能與抽菸者約會；在美國，有菸癮的人也發現，他們的朋友已經越來越少，而且朋友的社會關係也越來越差。社會學家兼醫師尼古拉斯・克里斯塔基斯（Nicholas Christakis）觀察說，抽菸不僅對你的身體健康有害，對你的社會健康也有害。那麼，失敗者的身分，會變成走上成癮的陷阱，還是從成癮逃離的動力？抑或兩者皆是？對此問題，論者並無共識。許多反菸人士提倡「去正常化」，有些更大膽的人還宣揚將抽菸污名化對健康的好處，儘管後者或有過

激之嫌，尤其是對那位患有躁鬱症的女士來說，不過對其他類型的抽菸者而言，或許能給他們一些心理上的打擊作用吧？㊻

一九八〇與一九九〇年代期間，菸草公司面對日增的危機，開始執行全球戰略轉向。他們藉著貿易自由化與海外投資的契機，開始擴張對菸草控制較少的低中收入市場，在塞爾維亞、菲律賓等地購買、整修、興建工廠。他們發現亞洲、非洲，以及拉丁美洲的青少年，也都很容易受到哄騙。

健康行動份子積極奮戰，擊退一個正在隱然成形的大流行病。他們在二〇〇三年發起了「菸草控制框架公約」（Framework Convention on Tobacco Control，簡稱 FCTC），是一個世界衛生組織的公共衛生公約，呼籲所有的參與國，實施一系列的國內菸草控制措施。雖然最後有一百八十個國家加入公約，但其中很多相對貧窮，例如肯亞，他們國內的抽菸情況依舊廣泛，同時香菸的走私也很普遍。在二〇〇八年，全世界有高達九〇%的人口，對於菸草的廣告行銷沒有任何防衛。㊼

最後的結果是，在二〇一〇年代初期，全球人均香菸的消費被壓制了，但是抽菸者的總人數和香菸數卻持續上升。一九八〇年，有七億兩千一百萬名抽菸者，消費了五兆根香菸；二〇一二年，有九億六千七百萬名抽菸者，消費了六．二五兆根香菸；二〇一六年下降到五．七兆，不過這是否為菸草控制的結果，或是從菸草轉向其他產品的使用，我們不得而知。可以確信的是，一九〇〇年，全球消費了四十億根香菸，一個世紀下來，人口總數增加了四．五倍，香菸的銷售卻增加了一千倍。並非所有的香菸銷售都合法，跨國菸草公司在低稅市場傾銷受歡迎的品牌，明知這些香菸可能會被偷渡到高稅市場，然後在街頭、商店或酒吧裡販售。這種做法很普遍，以至於二〇〇四年時，菸草巨頭菲利普．莫里斯公司（Philip Morris）同意支付歐盟十二．五億美元的罰款，這是做生意的代價。⑱

全球菸草行銷其實也搭上了人口學的順風車。一九九〇年時，全世界有四四%的人住在城市；二〇一八年時，有五五%，而且呈現加速上漲的趨勢。跟其他的壞習慣一樣，城市生活會助長吸菸，因為壓力較大，匿名性較高，同時有較多零售商和各種宣傳推廣，所以暴露性也較強。更有利的是從菸草產業的角度來看，全世界年輕、都市化的人口，目前在發展中國家增長得最快，而這些國家又是對菸草控制最弱的。⑲

中國的情況又有不同。因為菸草是由國家長期壟斷，主要的競爭對手來自於仿冒者，而不是跨國企業。仿冒者在國內與海外銷售他們的香菸，試圖不把包裝搞錯，或者在警告標語上拼錯字，不過，無論是否仿冒品，香菸銷售量都在新中國節節上升，這是拜收入的增加之賜，而且傳統上中國人是把菸草跟富庶相連結的。到了二〇一三年，中國的抽菸者平均每天消費二十二根香菸，比一九八〇年多了五〇%。㊿

這並不是說跨國控制菸草的努力失敗了，而是進步本就是逐漸遞增的，跟一個世紀之前的毒品控制一樣。當各國政府終於接受菸草控制框架公約的行銷規範，並開始增稅時，效果就出來了——舉例來說，烏拉圭的年輕抽菸人口，開始以每年八%遞減。但在另一方面，菸草跨國企業確實熬過了世紀末的危機，他們在海外擴大市場，並在國內打了一場有利潤的保衛戰，拉攏種族和其他弱勢團體，包括同志在內。重新整合過後，又掌握了高科技，菸草工業保持高價格、低成本，利用有機器人設備的工廠大量生產香菸，並在電子菸的卡槽裡注入液體。電子菸是一種新產品，有無盡的口味和組合的可能，帶來新的策略優勢，分化了產業的反對者，因為它們一方面代表已克服可燃香菸的缺點，但在另一方面，卻也帶來了重新讓年輕人對尼古丁上癮的威脅。[51]

菸草工業的堅持與別出心裁，獲得了投資人的獎勵。跨國菸草公司的股票本益比，在一九九〇年代下滑，但二十一世紀初又快速回升。最大的幾家公司，無論是市場需求或全球規模都很穩定，利潤空間高，進入市場的門檻也高──一個廠商如要在全球香菸市場有效競爭，成本至少需要三億美元以上，這還不包括發展高級品牌所需投入的時間和金錢，以及培養一群律師、遊說團體、專家、研究員、公關顧問等的薪水，而這些人的工作──從長期的股票所得看來──便是在捍衛上個世紀這個最成功的企業成就。[52]

全球資本主義，跨國犯罪

簡言之，莎莉．卡斯威爾有關酒類產業的論述──它已成為一個全球性的供應機器，有無窮無盡的行銷花招──對菸草也能適用。它還適用於賭博與正在浮現的惡習，如數位遊戲，以及添加大量的糖、脂肪和鹽的食品。第一個出現在北京天安門廣場的女神雕像，並不是一九八九年由抗議者創作、後來被軍人們摧毀的那座民主女神塑像，而是一張拍攝了美國自由女神像的照片，展示於一九八七年在中國開幕的第一家肯德基炸雞店裡。照片中自由女神出現在一張海報裡，上面寫著「美國——抓住他的精神」，以及一句桑德斯總裁（Chairman Sanders）的金句：「好到吮手指。」[53]

這個景象能夠發生，是因為中國的領導階層已經離開毛主義的道路，在一九八〇、一九九〇年代走向經濟自由化，同時中國的道德標準也開始鬆動：根據報告，北京居民的婚前性行為，已從一九八九年的五．五%，躍升到二〇〇五年的七〇%；一樣在二〇〇五年，廣州市舉辦了性與文化節，吸引了五萬名訪客前來參觀情趣用品，大部分都是在廣東省製造的。二〇一〇年，《人民日報》有點感情矛盾地報導，世界上大多數的「跳蛋、假陽具，以及性感內衣，都掛有『中國製造』的標籤。」比較令人憂心的，是色情行業、妓女、性病和毒品在中國境內的猖獗，尤其是位於東岸與東南海岸的經濟特區格外明顯。年輕的讀者和有毒癮的人，在棉棉的小說裡找到了屬於他們的包斯威爾（James Boswell。編註：英國傳記作家，年輕時生活放蕩，後染性病等惡疾而死。著有《詹森傳》）。棉棉是復元中的海洛因上癮者，在二〇〇〇年出版了一部辛辣的小說《糖》，小說背景設定為深圳與上海的尋歡場所。中國當局下令禁書，反而成了國際暢銷書。[54]

鄧小平說：「對外開放，是會有蒼蠅、蚊子飛進來，但是隨之而來的還有新鮮空氣。」中國當局對毒害最甚者給予重擊，新聞報導了毒品走私犯如何被「正義之火」殲滅，並呼籲關閉所有的非法賭場和妓院，因為它們不符合「我們的社會主義制度」。不過，隨著社會主義有了彈性，貪污開始橫行，嫖妓和毒品也回來了。「你知道，顧客就是上帝，」有個上海的生意人說：「你要先得到他的心，才能接到他的計畫案。」而他發現，要得到某些人的心，最快的辦法就是透過他們的鼻子。給他們冰毒，就聞得到錢味。另外有位上海女商人也同意說，忘了無聊的晚宴，你需要的是開一個私人房間，可以在裡面吸食冰毒，做桑拿，還有個酒吧女郎陪你同樂。㊹

新菁英階層因「關係」資本主義而致富，也重新發現舊日的奢侈享受。高爾夫球場開始像蒲公英一樣，在中國的土地上隨風飄散開來，北京和上海都會主辦高爾夫秀，以及為有做過和未做過整形手術的候選佳麗舉行特別的選美比賽。帝亞吉歐開了「威士忌使館」，裡面有量身訂做的調酒，以及最高級的品牌。昂貴的瓶裝酒成為最佳禮物，可以潤滑互相嚙合的生意與政治齒輪，除了三不五時進行的反貪運動期間之外，那個時候最好不要被人看到你在任何環節上，或者用單一純麥蘇格蘭威士忌在敬酒。㊺

最令人擔憂的，永遠都是年輕人。中國之非宗教官員所面臨的挑戰——一個正在興起、躁動不安的網絡連結世代，傾向於西方的自由與惡習——跟保守伊斯蘭國家的宗教官員彼此呼應。年輕男子，尤其是富裕階層，如來自沙烏地阿拉伯與其他波斯灣國家者，他們在鄰近的遊樂聖地如杜拜和麥納麥，通常會有一個謹慎的安全閥，但其他人就比較冒險了，例如伊朗，這裡的道德警察會用鞭打和絞索來懲罰惡習。中國可能用槍來取代絞索，用《中國日報》（*Chinese daily*）取代伊朗伊斯蘭共和國通訊社（Islamic Republic News Agency）的新聞快報（「全國有六十八名毒品走私犯被吊死」），然而不同的是，中國官員採取彎而不折的政策，他們會容忍迪斯可與酒吧，但不會允許在中國設立賭場或走私毒品。57

伊朗清教徒般的嚴厲禁止，重新塑造了禁酒令時代的一些條件：私酒商把黑色塑膠袋包裝的瓶子送到德黑蘭（Tehran）的公寓及住家，有些很大膽地設有背光式的吧檯，如果警察沒預警地突然出現，那麼總是有一些協調賄賂的空間，要不然犯罪者可能會面臨被鞭打、高罰金、入獄，以及如果是第三次再犯被抓的話，可就是死刑了。然而，這些危險卻都沒能杜絕走私。「市場的需求量很高，收入非常好，」有個私酒商說：「很難放棄不做。」喝酒也是。有一位德黑蘭的譯者，每天工作十四個小時，週末時會在她的兩房公寓裡開舞會，她舉起一杯走私酒說：「如果沒有這個，那我的生活裡還有什麼呢？」58

答案是，生活會同時變得更悲慘也較不悲慘。這個具有解放性及奴役性的樂趣，已使兩萬名伊朗人淪為酗酒者，另外還有數千人因此過著充滿不確定風險的日子。私酒商販賣私釀的酒，也賣法國葡萄酒與俄羅斯伏特加給那些負擔得起的顧客。走私犯還會冒更大的風險，提供鴉片劑與甲基安非他命，估計全國有兩百萬人染毒，其中大多數已從傳統鴉片轉換到較好藏匿及摻假的海洛因。鴉片劑來自阿富汗，冰毒來自非法轉換的偽麻黃鹼（pseudoephedrine）——這是合法的化學前驅物質，伊朗是全世界第四大進口國。59

伊朗的酒精和毒品有很多不同的來源，儘管禁令森嚴，但邊界一樣容易被滲透，也使我們對二十世紀末、二十一世紀初的世界產生新的認識。中國的對外開放，以及蘇聯在一九八九至一九九一年的解體，為第二波全球資本主義的到來埋下伏筆。第一波原是隨著歐洲帝國主義向外擴張，但已在二十世紀中期的危機中崩塌，直到冷戰結束時重新浮現，因為各國政權都追求私有制、市場經濟，全球商務則由政府間的機構像世界貿易組織（World Trade Organization）來監督。到了二〇一〇年，廉價勞工和高效率的船運，使進出口貨物佔了全世界經濟生產的一半以上，相較於一九〇〇年只佔了四分之一，而一八〇〇年時甚至不到十分之一。[60]

全球貿易固然是大貿易，但不盡然都是合法貿易。跨國性的犯罪組織，與當地或區域性團體合作結盟，以便把物品或人口非法長途運送，或者為了洗錢，也都因此找到了新的機會。黎巴嫩的偽造者做出了山寨威而剛（Viagra），賣給巴勒斯坦人和以色列人；哥倫比亞的毒販把古柯鹼藏在塑膠玩具和香蕉梗裡，然後把它們裝入貨櫃送往佛羅里達及安特衛普（Antwerp）；歐亞大陸的走私者，利用中國西方邊界上許多貪污腐敗的政府當局，可以一路通達中東、巴爾幹半島及至歐盟。沿著這條新絲路，他們運載毒品、武器、販賣人口、偷魚子醬、盜砍原木、捕獵瀕臨絕種生物，堆積了成疊的百元美鈔——這是全世界罪犯最愛的貨幣。很多現金會流入杜拜，因為在這裡任何人都能開立銀行帳戶，然後從這裡，資金便可以被轉帳到走私販的庇護所如巴基斯坦，而巴基斯坦的工廠製造了海洛因，不僅外銷，也用來暫時滿足國內一百五十萬名毒癮者的需求。以物易物又是另一種選擇：流動的墨西哥走私販，會用黑焦油海洛因交換偷來的 Levi's 501 牛仔褲，後者在夏里斯科（Xalisco）極為搶手；南非的幫派會用偷來的開普敦鮑魚交換中國冰毒，在當地販賣，或者透過空運或海運送到北美洲去。[61]

無論他們的產品或運輸方法是什麼，犯罪組織都會利用行動電話與電腦網路來簡化聯絡與後勤工作。非正式經濟提供了廉價、可拋棄的勞力，到了二〇〇七年，全世界有一半以上的工作者，都是以自僱或不計入帳本中的約聘方式，勉強維生。住在里約（Rio）貧民窟的人，經常加入毒品幫派，政府大掃蕩的時候收斂起來，看著警察和軍隊離開了，就燃放鞭炮通知重新開業。其他的拉丁美洲地區，懶散的年輕人被稱作 *los nini*（從 *ni estudia ni trabaja* 而來，意指那些不讀書也不工作的無業遊民），他們常會變成毒品加工者、錢騾（編註：指利用假帳戶收取不法所得並將資金轉移到另一個國家的人）、軍人、毒販，從而有了固定收入，還有某種程度的地位。一位在墨西哥米卻肯州（Michoacán）製作冰毒的廚子向紀錄片訪談者坦白說，是的，我們是在傷害美國人，「但還能怎麼辦？我們一貧如洗。」他另一位穿著米卻肯州鄉村警察制服的同胞也說：「這永遠不可能停止。不可能。」如果他的州沒製造冰毒，也會在錫納羅亞州（Sinaloa）或格雷羅（Guerrero）製造。[62]

那些窮途末路的、負債累累的人本身，也會變成一種違禁品。自從冷戰結束以後，人口販賣又再度復甦。從二〇一三至二〇一七年間，全世界每天都有兩千三百萬至兩千七百萬人，被騙或被威逼成為受迫的性勞動者。聯合國調查員發現，女人和女孩是人口販賣受害者的大宗，她們的命運通常是淪為妓女。有些人持假護照和簽證坐飛機抵達目的地；也有些人帶著麵包、

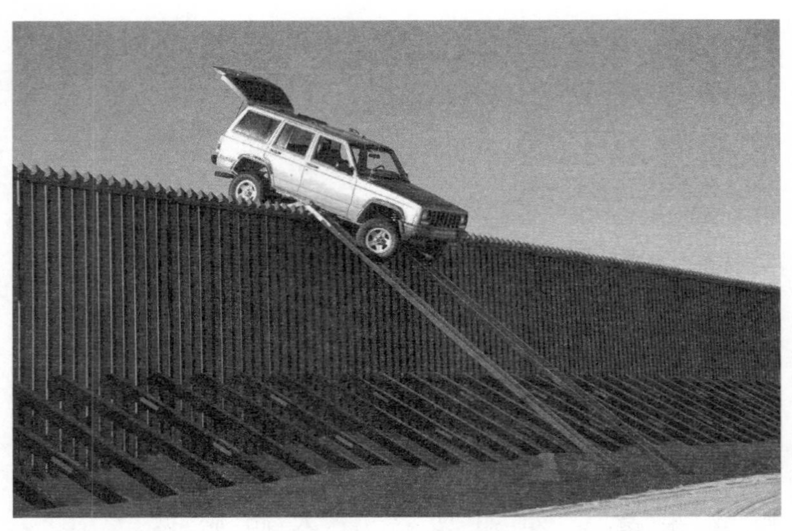

邊境圍牆，帝國沙丘（Imperial Sand Dunes），加州，2012 年 10 月。當美國邊境保衛局（U.S. Border Patrol）的警察接近時，走私販立刻丟棄他們吊在半空中的吉普車和自製的斜坡，逃回了墨西哥。他們可能在運輸毒品、人口，或兩者皆有。吉普車不算太大的損失，有些偷渡客會買二手的拖拉機拖車，然後在送達違禁品以後就把拖車丟棄。做這種買賣真正的成本，在於武裝私人軍隊，以及買通墨西哥警察、武裝部隊、還有政府。冷戰結束之後，墨西哥的準軍事部隊走私組織就全球化了，延伸他們的供應鏈向西到中國， 向南到安第斯山脈，他們的發行網向東到非洲與歐洲，向北到美國，那也是他們最主要的市場。

水和一條毛毯，藏匿在運輸貨櫃裡。匪徒用威脅、毆打、毒品、刺青等手段逼這些人聽話。有個墨西哥的犯罪組織叫塞塔斯（The Zetas），他們在他們的財產上烙下「Z」的印記；在馬德里（Madrid）市區強迫貧困移民女子接客的羅馬尼亞皮條客，則會在企圖逃跑的妓女手腕上烙下標記；奈及利亞的走私客倒是不用烙印，而是用巫術威脅想要逃跑、嚇破膽的受害人。[63]

全球惡習交叉跨越了合法與非法商業的界線，到了二十世紀末，當菸草稅越來越高時，據估計，國際上有三分之一的香菸交易都變成非法的。在歐洲港口都市（如漢堡）的抽菸者，如果走進他們平常愛去的小酒吧，問酒保要「藍標」香菸，就可以省很多錢。所謂藍標，就是一張藍色的紙條，合法廠商將之貼在香菸包裝上，上面有著繳稅的印花，但是菸草公司和走私者顯然被縱容，所以有些印花不見得繳了稅。每個國家都有香菸掮客，在安哥拉，所有的香菸無論是合法的、仿冒的、走私的，最後都會來到小商店主人的手裡，然後他們就叫戰爭孤兒們到街上去兜售。這類交易究竟應該稱作什麼才好？[64]

大麻的使用與走私也是處於灰色地帶。在西班牙，大麻非常普遍，到了二〇〇七年，已取得了一種合法的非法藥物的地位，有點像未成年人在年紀較大的朋友幫助下喝酒一樣。「想到有這麼多人都在吸食大麻，」有個學生告訴研究人員說：「你就比較不那麼懼怕去試試看。」另外還有人說，如果別人抽了沒事，那你抽了應該也不會怎麼樣才對。好幾個西班牙自治政府都允許個人栽種，以及在家或在私人俱樂部裡使用，但是禁止走私以及在公開場合抽大麻。不過走私者還是繼續從摩洛哥偷運大麻，只要在週五晚上的巴塞隆納吸一口氣，你就知道不准公開抽大麻的禁令，並不是警察們執法的重點。[65]

此外還有俄羅斯的賭場，一九九〇年代間，開了兩千七百家，名義上雖是合法，但通常都是由黑手黨操作，佔了執照發放及經營者檢查鬆懈之便。二〇〇七年以後，俄國政府試圖對合法經營賭場的地方進行規範，但犯罪者只是聳聳肩，然後回頭繼續非法營業，包括海外賭注的登記、網路賭博遊戲，以及洗錢的運作等。政治學者威廉斯（Phil Williams）觀察說，跨國企業學會了不受國家主權的干擾，但跨國犯罪組織卻學會了讓國家主權承受永久的巨大壓力。[66]

這個壓力代表了長久以來積累的反轉，現代化國家從帶著矛盾打擊商業惡癮的立場，轉變成今天明確的防衛。十九世紀末、二十世紀初，當許多政府決定要規範至少某些惡習時，這些政府就扮演了守門員的角色。他們面對的是兩種不同的侵入者——通常彼此是對手，但有時也會結盟——一個是犯規和逃稅的企業，另一個是挑戰禁令、完全不納稅（除了賄賂之外）的犯罪集團。各國政府還需要安撫彼此爭吵不休的改革派別，這些派別堅持自己所提倡的禁令、規範、稅金、懲罰等，是最符合公眾健康、安全、道德、秩序、收入、富裕並做足準備的（倒也不一定照此順序：改革的難題之一，即不同的價值觀會帶來不同的順位）。其結果是永無休止的政策辯論，而其中最清楚的趨勢（除了非醫學藥物的使用之外）便是大家對嚴格禁令的幻想破滅。

那是一九三〇年代初期的情形，接下來是改革計畫企圖將惡習縮小、分化、污名化的目標，變得越來越遙不可及。隨著經濟蕭條與世界大戰，商業惡習從陰影中重新浮現，透過精巧的廣告和行銷活動，享樂工程與環境設計，休閒和旅遊產業的興起，以及長途運輸的改善，惡習工業一日千里。這些變化，加上非正式經濟的成長，以及多國企業、跨國犯罪網絡、無國界貿易等，創造了一個全球惡習的超級高速公路，使波爾南姆研究的壞習慣變得稀鬆平常，而想要壓制它們的努力也越來越徒勞無功。

第 6 章

食物成癮

Food Addictions

波爾南姆的壞習慣清單——飲酒、抽菸、吸毒、賭博、不當性行為、惡言謾罵等——都很傳統，凡維多利亞時代有點身分地位者，都能認出這些是不良嗜好，也會對這些行為在二十世紀的正常化感到驚駭。但真正令他們大驚失色的，應該是迄今居然有這麼多新奇的娛樂、惡習、成癮，不斷在增殖擴散。

此處的關鍵點，在於享樂的加速改變——亦即大腦獎勵的摩爾定律（Moore's Law）。史前時代的過程是漸進的，而且經常是偶然的：採獵者發現新奇的食品藥物，然後由農人們栽種、培植這些作物，減輕了文明的負擔。長途貿易散布了新鮮事物，例如玩牌、抽菸、蒸餾等，加強了賭博、菸草、鴉片和酒精所帶來的歡快與悲傷。歐洲的帝國與莊園使得食品藥物變得便宜、普及，工業化與都市化使它們的力道增強了，並產生較高的社會爭議性，導致十九世紀末、二十世紀初的禁酒戰役，可是一旦改革的砲火平息了，惡習企業家就立刻從狐狸洞裡鑽了出來，一開始還小心翼翼，但旋即快速而緊密地集結起來。

惡習企業家所面對的抵抗是支離破碎的：公共健康的倡議者們雖曾試圖反擊，不過都是站在安全的基礎上出發，訴求具有選擇性，例如規範香菸行銷，保護非抽菸者免於二手菸的危害，或者嚴禁酒駕等等。他們無法達到像維多利亞時代或進步時期所曾迄及的那種跨國性（通常也是宗教性與烏托邦式）反一切商業惡習的行動主義。「惡習」這個詞，幾乎也已從公共健康的字典裡消失了，因為擔心讓患者污名化，干擾了降低傷害的努力。即便如此，在成癮的領域裡，還是有些人對加乘的威脅毫無感知，而其中最嚴重的，便是本章題旨——對食物的成癮，以及對數位產品的成癮，亦即下一章的主題。

並非人人都認為這些行為本身具有構成脫序成癮的條件，他們以為主要是某些個人習慣性地吃太多，或者傳太多簡訊的問題而已。不過，懷疑論者們確實發現他們所面對的，是一種新的挑戰：有個自信滿滿的高科技成癮研究機構，已將許多不同的成癮，重新視為一系列有關大腦的疾病。嗜醉癖——這個已被遺忘的假說，指出不同的嗜醉物質，會在脫序的神經細胞上產生一種相同的症候群，以報復性的方式返回——此處所指涉的，已不限於酒精、菸草、麻醉藥物……等醫學研究人員過去涵蓋在成癮學說裡的物質而已。

大腦疾病模型

超藥物（the beyond-drugs）研究者中，最著名的莫過於諾拉．沃爾科沃（Nora Volkow），她出生於墨西哥城大都會環境，也在此受教育，父親是化學家，曾祖父是里昂．托洛斯基（Leon Trotsky）的革命信徒，母親則是馬德里的服裝設計師，但因西班牙內戰而逃離家園——這一切造就了沃爾科沃的學術天才，她什麼都讀，精通四種語言，是泳賽健將，受過醫學訓練，並曾在美國擔任精神科駐院醫師。沃爾科沃在美國建立了研究事業，利用神經成像來研究精神失調的問題，成癮是其中之一。她最喜歡的舅舅以及外公都是酗酒者，外公最後還走上自殺一途，因此她一直很困惑，為什麼這麼多人會因破壞性的習慣而自我毀滅？為什麼他們雖曾試圖改變，卻仍無法控制這些習慣？為什麼成癮的力量如此強大？

一九九〇年代期間，沃爾科沃終於獲得發現答案的契機，她和團隊開始研究各種重要精神藥物對神經的效用，從而加速轉變為對大腦疾病成癮模型（Brain Disease Model）的探索。此模型非常重要，於是有了簡寫 BDM，且提出宣言：「成癮是一種大腦疾病，至關緊要。」這是美國國家藥物濫用研究所（National Institute on Drug Abuse，簡稱 NIDA）主任亞蘭．萊許納（Alan Leshner）所言，出現於一九九七年《科學》（*Science*）期刊的標題之下。萊許納指出：「我們現在必須將成癮視為心智（亦即大腦）已被藥物徹底改變的人。」因為改變是永久性的，成癮可以說啟動了一個「隱形開關」，影響著每一個區域、每一個程度的大腦活動，隨時都存在復發傾向。然而我們仍應抱持一線希望，因為醫學研究可以追求反成癮醫藥，以便改正或彌補神經的變化，此變化顯然是每天都在發生的。一味專注於犯罪或社會層面，是在迴避問題，畢竟「如果大腦是問題的癥結，」萊許納總結道：「那麼針對大腦的需求，才能對症下藥。」①

無論萊許納訴求的內容有何優點，推動本研究的時間點終歸是無懈可擊的。NIDA 認為神經成像、神經科學，以及被藥物所挾持的大腦可能透過醫學研究獲得拯救，使這三個長期匱乏的領域有了新的聲望、焦點，以及樂觀的前景。二〇〇三年，小布希總統（George W. Bush）任命沃爾科沃為 NIDA 的主任，更使此領域得到一個充滿精力和魅力的領導人。沃爾科沃並不滿足於讓 NIDA 僅做為一個擁有將近十億美元經費（佔全世界成癮研究機構八五%的預算）的行政管理機關，遂更進一步將其轉變為大力提倡成癮神經科學的媒介平台。②

成癮神經科學可延伸到強迫性過量飲食，這是沃爾科沃於二〇一四年在TEDMED大會上演講時所強調的重點，講題為「為什麼我們的大腦會上癮？」。演講開始時，她提出了很多耳熟能詳的因素：酒精、毒品，以及不良的性格缺陷。沃爾科沃說：很多人都會輕視酗酒者和有毒癮者為意志軟弱的個人，只為了稍縱即逝的快樂而犧牲一切。然而，成癮患者卻經常承認，用藥對他們其實早已不再有任何樂趣。從動物研究中，科學家已然知道了為什麼一開始會帶來歡愉：藥物或其他的刺激物會釋放多巴胺，從而啟動大腦的獎勵迴路。不過，人類大腦影像會添加關鍵性的細節，長期來說，重複刺激會減少某些神經受體的可用性，尤其是多巴胺D2受體。多巴胺D2受體的喪失，會使大腦不再敏感，因而提高了對外來刺激的忍受力與依賴性。受體的失去，不僅發生在大腦中影響心情的邊緣結構裡，也發生在與它們相連的額葉區域，掌管了調節判斷和自制的功能。成癮有如反向的訓練，不是隨著活動所帶來的快感而增加自律，而是冷酷無情地不斷降低自律。

那麼，為什麼我們會堅持去做對自己有害的事呢？因為「演化」喜歡人類獲得動力去從事增進身體健康的活動，例如食與性，所以我們的大腦已演化出不同的方式來釋放多巴胺，以便對這些活動給予獎勵。不僅當我們在進行這些活動時，大腦會釋放神經傳導物質，即當我們只是接觸到與這些活動的相關提示時，神經傳導物質也會被釋放出來。人們會對有條件的刺激物與過程做出反應，這些從影像研究中便能偵察得知，可以用來解釋習慣的持續性，無論是好習慣或壞習慣。任何能夠增加大腦激勵迴路中多巴胺的東西，就能維持執行該行為的動力，以便取得大腦的獎勵，即使獎勵本身的強度已然衰退。渴望的增強與其所製造的快樂之間是彼此獨立的，因此成癮很難戒掉，又很容易復發；欲求無疑是比喜歡更加敏銳、也更持久的感情與感受。

沃爾科沃認為雙軌多巴胺是演化在面對動力問題時巧妙的解決之道，可惜另一種過程和文化卻打亂了此一安排。文明把獎勵和身體健康切割開來，這個陷阱，從大規模栽培食品藥物如可可、甘蔗等讓人類融入難以抗拒之美味的實例中，即有明證。沃爾科沃放映了一張古柯鹼成癮者大腦正子斷層造影（PET）的投影片，接著放了一張病態肥胖症患者的大腦成像，兩者高度相似，最後再放一張讓人食指大動的巧克力照片，說：「這個動人的巧克力畫面讓我現在就想要吃它。」因為一預測著那個即將到來的獎勵，她的多巴胺就已經開始流動了。③

許多證據支持著沃爾科沃的論述，也就是興奮之情除了是來自感覺之外，也出於期待，除了來自攝取，也出於建議和暗示。因此安慰劑能釋放神經傳導物質，包括多巴胺在內。人們會在他們的想像中經驗到歡愉，在白日夢裡享受「擬真」，就跟享受真實一樣。心態與背景——形塑人們的用藥經驗與行為——是需要條件和提示的，成癮者對後者尤為敏感。杜斯妥也夫斯基嗜賭的另一個自我，只需聽到隔兩個房間之遙的賭盤桌上銅板微弱的聲響，就能讓他「幾乎進入痙攣狀態」，他的大腦在他的手能夠下注之前，就已經先衝出去了。菸草廣告商和警告標示則進行著行銷的柔道對決，從大腦掃描的證據可以看出，他們利用不經意的暗示來刺激抽菸者的渴望。在某些具條件性的狀況之下，僅僅是暗示，就能夠先一步阻止退縮症狀，例如醫師們利用沒有添加任何東西的消毒針筒注射，即能使住院的毒品成癮者獲得穩定。新聞記者彼得·格佐斯基（Peter Gzowski）為了戒掉菸酒，住進康復中心，卻因為暗示的力量而染上了咖啡因的癮。他需要能振奮精神的東西幫他展開一天的生活，當他的身體終於不再搖擺顫抖，好讓他可以順利握住一杯咖啡放到唇邊時，他深深記得當時所體會到的那種解放感。直到離開康復中心之前，他不斷用咖啡來強化自己，後來才發現，原來中心員工給他的都只是低咖啡因飲料而已。④

然而，條件反射作用（conditioning）並不能解釋為什麼大多數的人暴露於快感的刺激之中，卻並未發展出全然成癮的大腦。於是沃爾科沃將成癮的大腦比喻為煞車失靈的車子，更明白地說，某些大腦比其他的大腦具有較好的行為煞車機制，基因扮演其中一個角色，成長過程和社會環境亦然。不過，有效的防治不只需要指認基因的突變以及個人的不幸，還需要正視從我們年少時期開始，各種紛至沓來減弱人類大腦刺激物的社會變化。沃爾科沃指出，人類會在變遷的環境中突出、茁壯，何不改造我們的環境以加強而非減弱我們的生物機能呢？如果在小社區提供健康食品的選擇或鼓勵運動，能達到降低肥胖症的效果，那麼這些實驗計畫便應擴大範圍，這樣無論在操作上或道德上，路徑都是很清楚的，也就是要將資源分配到已被科學證明其價值的人道計畫上。⑤

這種想法基本上是不錯的，但它沒有回答一個關鍵問題：如果不先摧毀那些鼓勵不健康活動的企業，沃爾科沃建議的這種啟發性行動真的能夠成功嗎？托洛斯基是個熱切的禁酒者，他曾用軍法處分了一位軍團團長，因為這個團長在革命的週年慶宴席上端出了酒，讓大家喝酒。做為托洛斯基革命信徒的曾孫女，沃爾科沃應該被提醒，「進步」是需要以破壞舞會為代價的。反惡習行動主義（對污名充滿警戒的沃爾科沃是此行動主義情感矛盾的後人）認為，商業惡習利用有害習慣所賺取的金錢資助了企業和帝國，它們必須受到壓制，進步性的社會機制方能取得勝利。如果法律沒有先強行關閉私營的酒館，建立壟斷制，那麼創造受規範的酒吧，讓工人們可以清醒地離開，然後去享受酒商贊助的公園和圖書館，還有什麼意義呢？⑥

如果說沃爾科沃的政治思考有些漏洞，那麼她研究的大腦疾病模型史也一樣。雖然她強調大腦成像所扮演的角色，但科學理解的改變其實開始得更早，一九四〇至一九五〇年代間就發生了，那時酒精研究的主要人物是博學家Ｅ．Ｍ．傑里納克（E. M. Jellinek），他把酗酒症重新定義為一種發生在少數飲酒者身上的慢性疾病，是當這些人從週期性解放式飲酒，進展到他們無法控制的延長性醉酒狀態時所發生的病症。和傑里納克同時期研究藥物的專家是神經心理學家亞伯拉罕．維克勒（Abraham Wikler），他是 NIDA 前身成癮研究中心（Addiction Research Center）的一名天才型學者。維克勒表示，毒品會透過整個中樞神經系統製造生理上的改變，也證實了潛伏在社會生活中的暗示，會讓對此暗示敏感的人，在長期戒除之後又重蹈覆轍。一九五〇年代中期，心理學家詹姆斯．歐茲（James Olds）與彼得．米爾納（Peter Milner），透過在老鼠身上的實驗，展示了大腦中隔區自我刺激的獎勵通路，能夠製造強迫性的行為，而研究調查人員也在小至蝸牛大至人類等生物的身上，重複了他們的實驗，證明藥物的輸注能發揮類似的功效。一九五七年，神經藥物學家亞爾維德‧卡爾森（Arvid Carlsson）更證明了多巴胺（不同物種皆有之）的作用有如一項關鍵性的神經傳導物質，其研究最後還為他贏得了一座諾貝爾獎。⑦

研究發現的腳步在一九七〇年代加速，研究人員畫出了大多數成癮藥物的受體位置，並證明了具多重功能的內源性鴉片藥物系統（endogenous opioid system）確實存在，包括對多巴胺的刺激性效用在內。一九七五年，NIDA 針對大腦獎勵召開了第一次工作坊，詹姆斯．歐茲也來參加了；一九七〇年代末至一九八〇年代初期，NIDA 的研究人員將各種大腦獎勵通路連結起來，根據他們的形容，和退縮症狀的解剖通路有顯著的不同。此外，對成癮的診斷標準已經從物質上的依賴，改變成大腦長期變化所引起的強迫、渴望和快感缺乏症狀，於是研究人員也開始調查，不同的物質和行為是否能夠啟動相同的獎勵通路，而此一假說已被新興一代的神經成像學家所證實，並生動地呈現出來，正如研究員麥克．庫哈爾（Michael Kuhar）所說的：「那就像我們把身體變透明了一樣，彷彿童話成真。」⑧

儘管沃爾科沃將大腦疾病模型史侷限於最近的一段時日，但她對其未來發展卻保持開放，因為她相信，對身體內部的透視，將能揭露超乎毒品效果的更多祕密。事實上，在沃爾科沃的 TEDMED 演說裡，她幾乎完全沒提到毒品成癮者，反而把焦點放在沒有辦法停止飲食的病態肥胖症患者身上，其中一個個案是一名年輕女性，因肥胖而飽受欺凌，已到了想要自殺的地步。這名患者跟沃爾科沃的外公一樣，是個備受煎熬的受害者，他們已被改變的大腦，迷失在承諾解放與獎勵的刺激之海中，唯一的差異在於這名女患者的觸動點是食物。

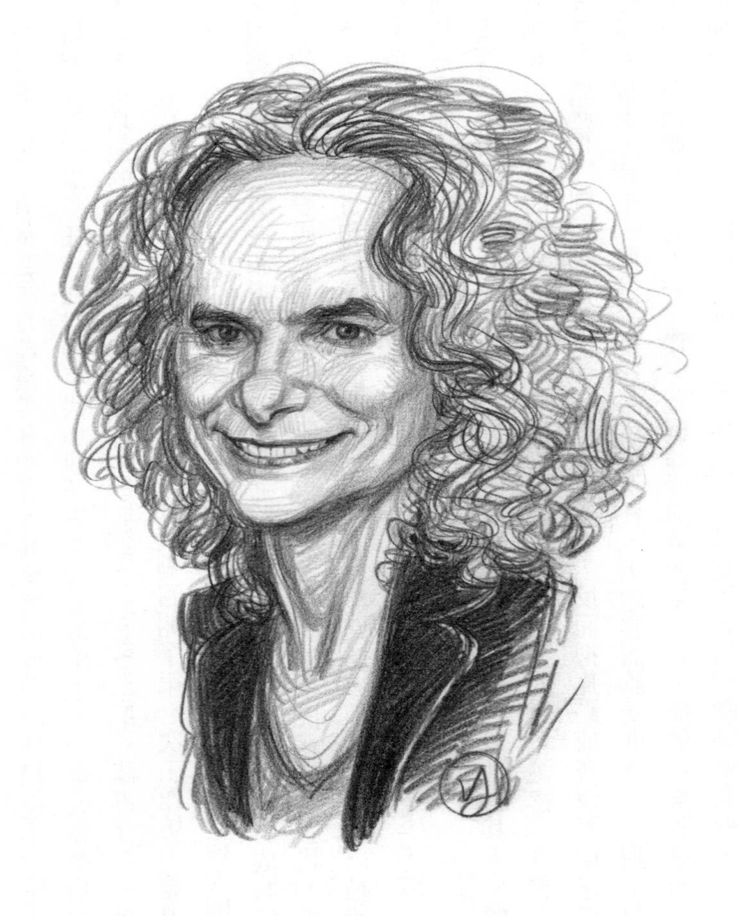

維克多・胡哈茲（Victor Juhasz）2014 年為諾拉・沃爾科沃（Nora Volkow）所作的肖像畫，捕捉住了 NIDA 主任的精力與自信。沃爾科沃極其有效地普及大腦疾病模型，即使是那些拒絕接受此一概念的人，例如心理學家史丹頓・皮爾（Stanton Peele），都公認沃爾科沃在此領域的全球性領導地位。皮爾曾在 2015 年表示，真正的挑戰是要如何「阻止諾拉・沃爾科沃佔領全世界」。

一個政府贊助的大型藥物研究機構主任，原和同樣受政府贊助的動物飼料與高果糖玉米漿無關，卻把研究焦點轉移到食物成癮之上，也許有點匪夷所思，但其實沃爾科沃的目標，是比藥物更龐大的獵物——她想要為一系列行為的病態學習找到一個科學性的解釋，而根據所知，這些行為正是導致大多數世上已知之慢性疾病與促成早逝的危險因子。如果能夠發現究竟是什麼在摧毀大腦食慾控制的機制，那麼我們就能知道到底是什麼在殘害生命。當然，沃爾科沃並非唯一追求此答案的人，庫哈爾曾沉思道：有多少疾病可以回溯到有瑕疵的獎勵控制系統上？醫學界必須開始將大腦的獎勵及條件通路視為病態學所仰賴的生物中央系統，「遠超乎藥物濫用」的重要性——這就包含了習慣性過量飲食在內，因為這是眾所公認最重要的一種以獎勵為基礎的病理學。⑨

這個想法本身也是有歷史的。自從一九五〇年代末期，醫師們就低調地嘗試在討論食物成癮的概念，而這個概念與暴食的症狀密切相關，同時也是在一九五〇年代期間，哈佛大學有位生叫巴爾特．霍貝爾（Bart Hoebel），開始對肥胖症感到非常好奇。霍貝爾主修心理學，想法很有原創性，而且興趣異常廣泛，他固執地從事老鼠對糖成癮的爭議性研究，最後在普林斯頓（Princeton）得到了教授職位與實驗室，成為食物成癮研究社群的先鋒。二〇〇七年，霍貝爾參加了來自二十多種領域、將近四十名專家共襄盛舉的指標性國際會議，討論主題為食物與成癮，與會者包括傳奇心理學兼神經科學家凱利・布勞內爾（Kelly Brownell），以及精神科醫生、神經科學家暨成癮研究先驅者馬克・高德（Mark Gold）在內，會議地點（耶魯大學）、主講人（沃爾科沃），還有會議手冊的出版社（牛津），都在在說明了食物成癮研究以及大腦疾病模型，已經爭取並延伸到了怎樣的機構支持與高度學術聲望。回首前塵，早先企圖整合成癮領域的嘗試，不也就是一直希望著有朝一日能夠獲得這種支持和聲譽嗎？⑩

食物成癮獲得許多正面的報導，重要作家如大衛・凱斯勒（David Kessler）——前美國食品藥物管理局（Food and Drug Administration，簡稱 FDA）主任——以及獲得普立茲獎（Pulitzer Prize）的新聞記者麥可・莫斯（Michael Moss），都出版了指控食品公司用大量的糖、鹽、脂肪吸引顧客的暢銷書。「如果它叫得像隻鴨子，它就是隻鴨子。」高德如此寫道，而他的文字很具有大眾訴求的力道。「極端美味又富含能量的食物變成了被濫用的物質。」女性時尚雜誌開始介入此類報導，例如「你對糖『上癮』了嗎？」《費加洛仕女》（*Figaro Madame*）問道，幾乎將糖比擬成了古柯鹼。此外，許多知名人物紛紛加入討論：「我的藥物選擇就是食物。」歐普拉・溫芙瑞（Oprah Winfrey）如此寫道：「我吃食物的理由，就跟（毒品）成癮者用藥的理由是一樣的：尋求慰藉、安撫、減少壓力。」⑪

即使一般民眾也都學會了使用同樣的語言。食物成癮者康復無名會（Food Addicts in Recovery Anonymous）的加拿大成員就說，他們整天想著食物，當他們感到絕望無助時就會暴食，又說他們如何在「艱困的日子」中掙扎著抵抗對食物的渴望，他們跟戒酒無名會（Alcoholics

Anonymous）的成員一樣，都必須仰賴贊助者幫他們控制「持續一生的成癮」。瑪格麗特．布里特—約納斯（Margaret Bullitt-Jonas）是美國聖公會的牧師，她盯著眼前空空如也的肉派盤子，感到一陣噁心的自我憎恨，覺得食物成癮就跟其他任何具有壓倒性的衝動一樣，可以突然破壞你的決心：

> 你可能在週六上午開著車子，想著自己的事，但忽然間卻產生一種強烈的慾望，要你停在糕餅店前，買個香蕉奶油派，然後立刻開車回家把整個派吃掉，而且要狼吞虎嚥很快吃掉。因為你是強迫性過食者，這個念頭對你來說並不顯得荒謬或奇怪，反而覺得非常合情合理，而且還很迫切。你無法說服自己消除這個突如其來的渴望，同時也不確定你是否真的想說服自己。這與你是否覺得飢餓無關——生理上的飢餓何曾有過任何干係？即使那個上午你剛剛對自己發過誓，說你今天絕不要做任何跟食物有關的瘋狂舉動，但也都變得無足輕重了！當那想吃的慾望加諸在你身上，你就只能做一件事：吃。

作家凱倫．莫然（Caitlin Moran）同意道，關鍵在於那種全神貫注。一般的過食者會在假期大吃特吃，強迫性過食者則無時無刻都想著吃，他們會在焦慮的狀態中走進自己的廚房，然後把自己一直吃到彷彿出神了一樣平靜，他們會吃到胃撐壞了，或者吃到排山倒海似的悔恨讓他們停止，「就跟威士忌或毒品讓你終於昏過去了一模一樣。」⑫

懷疑論者將食物及藥物成癮的比擬斥為流行一時的醫學合理化，成癮研究者則以行為表現具有客觀及可測量之相似性做為反證。強迫性過食和藥物成癮一樣，會造成疾病與早逝，導致肥胖症的增加，而這又是帶來心臟疾病與至少十三種惡性腫瘤的關鍵性危險因子。（因此減肥手術能夠在十年內減低癌症風險三分之一。）肥胖症更與糖尿病息息相關，而糖尿病是富裕國家如波斯灣各國與中收入國家如墨西哥等地導致成人死亡的主要因素，且此趨勢無疑是全球性的——從一九八〇至二〇一五年間，肥胖症在七十三個國家成雙倍成長，也在大多數的國家和地區穩定上升。⑬

並非所有肥胖症患者都是食物成癮者，但其中有四分之一以上符合一項成癮的基本醫學條件，他們習慣性被慾求驅使的行為，不但對他們自身有害，也造成了社會的負擔，而美國人更為此付出了特別高的代價：到了二〇〇六年，超過三分之一的美國成年人患有肥胖症，人數是一九八〇年的兩倍。同一年間，肥胖症患者所需的醫療費用，比正常體重的患者每人要多出一四二九美元，平均每年的價格差異高達四二％。⑭

大腦成像還揭露了食物與藥物成癮的另一種相似性：食物成癮者的成像掃描看起來就像其他成癮者，多巴胺Ｄ２受體以及透過獎勵暗示啟動同一個神經通路的數量雙雙減少了。向一位女性食物成癮者展示奶昔所產生的大腦成像，就跟向酗酒者展示酒類具有相同的結果。抗癮劑納曲酮（Naltrexone）研究顯示，這種視覺上的相似性並非偶然，拮抗劑（受體阻斷劑）可用來治療藥物中毒，抗癮劑也可用來治療酒精中毒和強迫性過食、賭博，以及性行為。與類鴉片受體結合，抗癮劑在人類與動物（包括老鼠）的實驗中抑制了多巴胺的活動，讓老鼠減少食用牠們熱愛的巧克力。而同一種拮抗劑能對不同的成癮行為發揮相同的抑制效用，便證明了它們具有一種共同的神經化學基礎。⑮

另外還有替代行為的問題。身體質量指數（簡稱 BMI）越高的肥胖症患者，就越不可能使用酒精和非法藥物，相對地，當抽菸者和其他藥物使用者戒掉之後，他們通常會因為多吃甜食而發胖。雷根總統（Ronald Reagan）吃果凍糖的習慣（他最喜歡的口味是甘草），就是他從政以後戒掉抽菸斗所造成的結果。菸草、酒精和其他藥物，會和食物，尤其是甜食，競爭大腦獎勵部位。正如戒酒團體所說的，如果你想要保持清醒，就不要讓自己太飢餓。新聞記者大衛・卡爾曾因古柯鹼與酒精而接受治療，對上述忠告最感同身受，他用甜甜圈的習慣取而代之，結果使他從原來的型男模樣變成只能穿得下運動褲。⑯

喬治・庫柏（George Koob）是行為生理學家，後來還成了美國國家國酒精濫用暨酗酒研究所（National Institute on Alcohol Abuse and Alcoholism，簡稱 NIAAA）主任，他曾說人類的樂趣儲存量是有限的，不經意地揮霍它們會招致懲罰。庫柏將這種懲罰稱之為「生物學的喀爾文主義」，是一種達爾文式的悲劇。樂趣是生存和繁衍所必須，但其限度便是在尚未變成破壞性或有毒性之前，因此體內的享樂控制系統應運而生，然而，透過例如像大量使用古柯鹼的方式，我們發現了摧毀此一控制系統的途徑。激烈的快感會使我們對暗示所啟動的渴望變得脆弱，更糟的是，高潮過去之後，便是流連不去的無聊、持續性的沮喪，以及加深的壓力。⑰

持續性的退縮效果解釋了故態復萌與替代行為。對食物或任何其他東西成癮的人，當他們所習慣的獎勵不存在之後，往往選擇其他的物質或行為來學習應付退縮與節制症狀，因此減肥手術存有一個令人驚訝的風險：術後第二年，酒精濫用的情況顯著增加，尤其是已經熟悉替代性大腦獎勵如抽菸、喝酒、嗑藥的年輕男性病患為甚，他們會尋求其他的宣洩管道，毒品成癮者亦然。一九七八年二月，一場冬日風暴襲擊了康乃狄克州的紐哈芬市（New Haven），被雪困住的美沙酮（用於戒除海洛因毒癮）使用者有三天無法去診所，於是大部分的人開始喝酒，有些人大喝特喝「彷彿在過感恩節」，直喝到反胃嘔吐為止，另外有些人則用彎柄湯匙燒融糖霜，把糖漿液裝入針筒，然後喝下去或從皮下注射進去。換句話說，無論他們做什麼，都是為讓自己可以渡過那個夜晚。⑱

食物、藥物，以及行為成癮都具有共同的危險因子，正如沃爾科沃所說的，它們往往會一起運作。有個理論強調「獎勵缺乏症狀」，意指有缺陷的基因和艱難的生活環境，例如不停歇的壓力或者社會挫敗，會剝奪某些人與動物正常數量的多巴胺Ｄ２受體，而當這些人發現可樂與薯條——抑或是藥物、賭博或另一種刺激行為——可以提振他們萎靡的精神時，他們就會站到自我用藥的跑步機上去，其中垃圾食物便是好幾種可能的選擇之一，而他們在這座跑步機上待得越久，對他們的享樂調節系統及大腦、身體其他部分的傷害就越大。在一個針對肥胖症患者的控制研究中，沃爾科沃與同事們發現可用的多巴胺Ｄ２受體和身體質量指數之間呈逆向關係（0.84），但他們無法確定，受體的數量低落是一個先行存在的危險因子，抑或是習慣性過食所造成的結果，雖然還有一個很大的可能性——從證據所展現的更大圖像看來——或許兩者皆是。⑲

另一種可能性，以及另一條食物與藥物成癮的平行線，便是危險因子可能延伸數代。好幾個研究都顯示，懷孕的食物成癮者可能傷害未出生的孩子。對動物來說，懷孕期間食用高脂肪，會改變下一代多巴胺與類鴉片基因的表現，加強他們對高度美味食品的喜愛；對人類來說，肥胖症女性如果經常攝食富含脂肪與糖分的食物，她們所生的孩子就比較容易成為胰島素抗性（insulin resistance）、肥胖症、注意力不足過動症（attention deficit hyperactivity disorder，簡稱ADHD）的高危險群。最後這項特徵——注意力不足過動症——與其他較高危險的成癮行為如抽菸、強迫性使用網路等，也都有關聯。⑳

這個研究進路令人沮喪地聯想到造成貧困代代遺傳的謎底：我曾在本書第三章裡提到過，酒醉與成癮歷來都會交互運作，困住社會的低階層，另外也有人強調因種族、膚色、階級、教育、性別、住所而造成的歧視；貧窮孩童因社會化而生出自暴自棄的態度；根據孩子教育前景「選擇婚配」而造就的基因效果（意思也就是說，父母親的成績單將會有長遠的影響）……等。而在這所有彼此間並無牴觸的解釋之外，我們還需增添一項可能性，便是低階層母親們的飲食若富含糖分且經常攝取其他不健康食品，研究發現這會造成或加強貧窮孩童生活機會（life chances）下降的特徵，因此研究員卡若蘭·戴維斯（Caroline Davis）向所有懷孕的母親們提出警告說：甜食會造成「『胎兒糖類譜系障礙（Fetal sugar spectrum disorders）』，症狀跟孕期間喝酒婦女所生下的孩兒相當類似」。㉑

食物論戰

姑且不論習慣性過量食用高蛋白、高脂肪食物是否會損傷下一代，它真的是如今天神經科學家們所說那樣類似酗酒的成癮現象嗎？有些評論家並不以為然，堅決反對將食物或任何其他東西上癮視為慢性、復發性大腦疾病的廣泛論述，兩造已衍生成雜亂而具高度爭議性的辯論，我將之重新劃分為「支持食物成癮論」與「反對食物成癮論」兩大陣營，一一討論箇中的衝突。反對方是複合多元的，爭端則是真實有據的。㉒

反對：不應將藥物與食物相比，因為我們不必非得吃藥，但一定得吃食物。

支持：吃食物，是的；吃加工食品，不然。人們並非過量食用玉米，而是過量食用玉米加工而成的芝多司（Cheetos）、多力多滋（Doritos），以及其他大量生產的合成加味食品，其設計目的都是在將大腦獎勵極大化。

反對：那麼就不要購買垃圾食物。

支持：但如果你已經上鉤、被套住了，就沒有那麼容易。

反對：那就需要解套。這是一種壞習慣，不是真正的大腦疾病，如精神分裂症或多發性硬化症（multiple sclerosis）。人們隨時都在戒掉壞習慣。

支持：人們不會戒掉渴望或忘記暗示。人們是無法在彈指間就修復已經失去的。

反對：可是人們可以學習其他較健康的習慣來取代壞習慣。他們可以改變自己的日常作息，開始去參加像慧優體（Weight Watchers）這種減肥機構，別再去麥當勞。你所說的成癮，其實都有一些選擇的成分以及發展的軌跡在內。隨著年齡增長，人們也變得較有智慧，可以擺脫成癮，而且通常是自動自發戒掉的，因此在好幾個已開發國家裡，戒掉菸癮的人數已比仍在抽菸的人還要多。

支持：但就像你說的，人們還是得吃，所以需要去店裡買各種雜貨，而這就牽涉到暗示了！雖然人們確實是有一些學習用新鮮、謹慎衡量過、低脂食材做飯的管道，也可以學習避免果糖，因為那純粹是一種刺激大腦歡快的添加劑。

反對：大部分的人至少偶爾都會吃、喝到果糖，還有其他各種會讓人感到愉悅的添加劑，可是他們不會全都淪為成癮者。

支持：同樣的立論也可以用在藥品上。曾經試過古柯鹼或海洛因的人中，只有少於二〇%會染上毒癮，但比這個數字更多的人卻面臨飲食控制的困難，並在此過程中損壞了健康。

反對：你的意思是說，有糖、鹽、脂肪的食物比硬性藥物更容易成癮？

支持：不是的，但即便如此，成癮的潛力並不能決定成癮的患病率；可取得性、價格，以及容易受影響的程度都是關鍵因素。比起加工藥物，加工食品更便宜，也更廣泛、容易取得。此外，在貧窮社區有所謂的「食物沙漠」，加工食品基本上是住在那裡的居民唯一可取得的營養來源，而那些人本來就是較容易成癮的高危險群。價格與社會分布大致解釋了為什麼我們會面臨較多食物而非藥物控制的問題，儘管大多數人從攝取高蛋白、高脂肪食物所獲得的多巴胺尖峰，會比從使用像海洛因這樣的藥物小得多。

反對：「控制問題」和成癮是兩回事。你總是把吃太多的問題與成癮混淆不清。

支持：而你卻總忽略成癮行為是在一個範圍裡發展的事實。人們可以過量賭博或飲酒，但不一定會變得具有強迫性。在美國，前一〇％的酒精消費者中有較多的酗酒者，他們平均每天至少喝四次酒，比起下一個一〇％的酒精消費者，他們平均每天喝兩次至四次酒。但是在這第二個一〇％的人群中，他們**變成**酗酒者的機率，比起那些只喝一點點或滴酒不沾的人高出很多。同樣的模式也發生在高蛋白、高脂肪、含糖的食物上。重度和暴食的消費者或許只屬於亞臨床，也就是說他們可能還沒有各種成癮的症狀，甚至可能因為貪食症或其他清除型飲食失調（purging disorders）而尚未變成肥胖症病患，但他們都仍身在危險群中。

反對：亞臨床是「大多數」的代名詞。假設有些病態肥胖症暴食者有著無法控制的食慾，但他們是**異常值**，他們只能解釋 NIDA 的患病大腦模型，而這是以極端個案為基礎的模型，適用於藥物和食物之上，研究對象比一般人都有更多的精神問題。根據有精神疾病因而容易再犯的亞族群所做的研究，而把在一生中某個時候對某件事物成癮的人——也就是我們大多數的人——貼上有大腦疾病的標籤，是一個嚴重的錯誤。一般有某種成癮的人，隨著年紀成熟與生活環境的改變，通常就會戒掉或減少那個習慣。

支持：那也要他們活得夠久去改革，而不是在他們累積了嚴重的個人與社會代價之前斃命才行。

反對：但那可能是社會與環境因素所造成的，而不是大腦開關卡在「餵我」的緣故。世界上有一半以上的成年人口過重或肥胖，他們不會全都是食物成癮者。如果導致肥胖症真正的因素是像食物沙漠、食品工業贊助、人們開車而不走路、大分量與高熱量、廣告，以及對過度放縱的文化默許——嘿，球賽開始了，打個電話叫披薩外賣吧！——之類，那麼成立更多的食物成癮匿名復原團體分支並非解決之道。

支持：沒有人認為肥胖症的全球性趨勢只有一項成因，而且醫學文獻也說得很清楚，大多數的肥胖症患者並不符合食物成癮的臨床條件。要說高度美味的食物能夠發揮像成癮藥物那樣的作用，並不需要所有的肥胖患症者都變為成癮者，就如同要求槍械管制，並不需要所有的被害人都死於槍擊一樣。即使是像史丹頓．皮爾那樣的大腦疾病評論者也都承認，有些人已經變得非常依賴過量食用以便獲得情緒上的滿足，並因此付出高昂的代價，這些人「或多或少已符合了非常接近成癮的條件」。一件事可以是真的，即使它不一定就是最平常的。

反對：一件事也可以成為特洛伊木馬。食品加工業在大腦疾病模型中是有利益衝突的，尤其是從遺傳的角度，因此業界可以說，哦，讓我們指認並警告那些特別容易受影響的不尋常個體，看看他們吃些什麼，然後在面對一般大眾時，又跟往常一樣照章行事。酒精與賭博工業幹的這種欺騙手段早已行之有年了。

支持：哪一項疾病沒有某種程度的社會建構？又或者，哪些符合某種概念的病患不曾因對其程度與原因的社會意義、官方定義，以及醫學意見有所改變而增加或減少？我們沒有理由忽視病態生理學或遺傳因素，這有可能是社會影響所造成，雖然不是由社會所編造的。就以自閉症為例吧，有過度診斷之嫌嗎？或許吧！它是行動主義者、研究人員、臨床醫師們的一項收入來源嗎？是的。它是一種神經發展失調，或者失調範圍具有遺傳性並可能有環境原由，會破壞兒童與其家人的生活嗎？當然是的。如果忽略了這個事實，那就太沒有同理心也太不科學了！

反對：你並不能選擇自閉症。

支持：你也不能選擇強迫性過量飲食，那是一種可危及性命的生物行為失調，伴隨著細胞與分子層面可被觀察、被預測、且有持續性的大腦變化，包括基因表現的改變等。它是一種疾病，符合美國成癮醫學學會（American Society of Addiction Medicine）對成癮的定義：「一種大腦獎勵、動機與相關迴路的原始、慢性疾病……反映在個體透過物質的使用及其他行為病態追求獎勵及／或解放。」

反對：告訴學會，真正的疾病會有特定的生物性標誌，是可以用某種東西，例如血液化驗偵測並加以診斷。學會在這裡所說的疾病只是一種依賴症候群，或者是複數型態的症候群，有很多的途徑與觸發點，有些是文化的，有些是生物性的。

支持：什麼是有關基因的文化？家庭、收養、雙胞胎研究不斷證實超過半數以上的成癮問題可以歸因於遺傳。

反對：「可以歸因於遺傳」正是所有謬論的根本起源。易感基因（predisposing genes）不是成癮的充分條件，也非必要條件。遺傳是在特定的環境背景中影響行為的。我們應該觀察具有可疑基因的孩子們，如果讓他們免於早期的創傷與暴露，給他們安定的社區、機警清醒的父母，然後再看看他們的成癮機率究竟如何。

支持：如果環境因素是恆常的，越多的基因遺傳傾向（genetically predisposed）就會造成成癮。

反對：那又如何？NIDA 的世界觀並不能拯救他們。把各種截然不同的症候群全部放在一個通用的疾病模型底下，根本無法達到治療的目的。你能指出一個從食物成癮神經科學發展出來具有突破性的治療方案嗎？儘管大腦疾病論述充斥，全世界還是越來越胖。就酒精、菸草，以及其他藥物而言，我們既然已有經過證實有效、以全國人口為對象的預防策略像高稅金、廣告禁令等措施，為什麼還要去追求高科技的大腦干預呢？大腦疾病模型錯置了很多努力與資源。

支持：科學性的理解往往要比有效的治療提早數十年。細菌理論在十九世紀就成熟了，抗生素療法卻要等到二十世紀。醫學研究人員也許尚未發現降低食物與其他成癮可能發展趨勢的途徑，或者減低它們所造成的傷害、污名、增進預後，但想想類鴉片，我們已經有藥物可以抑制渴望、減緩退縮症狀、倒退過量用藥——

反對：——在 NIDA 愛上大腦成像掃描之前，你說的每件事就已經是醫學科學所熟知的了——

支持：——研究人員們正在實驗疫苗以便防堵古柯鹼這類藥物所帶來的欣快效果。這些努力可能可以預防新的成癮案例以及既有案例的復發。

反對：細讀文獻之後，你就會發現，熱切支持反成癮疫苗的人也都承認，任何這種「突破」都非常複雜、昂貴，牽扯著無數技術與道德問題，而且並非百分之百有效。更深入鑽研，你還會發現神經科學家們在關鍵議題上意見分歧：多巴胺是比較傾向渴望或喜歡？是壓力荷爾蒙在啟動退縮與復發的嗎？只有一種大腦適應模型還是有很多種？每一種模型都對應到一個不同的成癮刺激物？幕後有太多劍拔弩張的爭議了。

支持：這跟癌症的化學治療與免疫療法有何不同？我們不是在談仙丹妙藥（magic bullets）與因循守舊的科學，而是要用努力獲取的知識來追求持續的進步，以便對抗與生物性相關的致命疾病。大腦疾病模型或許不完美，但它**是**合理且具有一致性的，足以讓全世界的成癮調查者們，有史以來第一次，用相同的神經解剖學和神經化學語言進行對話。這個事實本身就值得讓我們付出耐心，進行更多的研究。㉓

或許它**並不**值得更多研究，端視你在這場辯論中所採取的立場，而除了上述種種操作性與經驗性的問題之外，使這個判斷更加困難的，是其間所存在的另一組哲學與政治議題。評論者，尤其是社會科學家，抨擊大腦疾病模型的倡議者們奉行化約主義、生物決定論，以及天真的實證論，他們偵測到此模型傾向同情毒品戰，因為以大腦的弱點為藉口，暗示著有採取更嚴格政策管制藥物供應的必要，同時他們也責難研究人員運用視覺上的狡猾手法，以鮮明對比的顏色凸顯成癮大腦掃描之神經成像的微妙差異。㉔

化約主義固然是最普遍的指控，但往往既正確卻又不切正題。科學的進步來自於根據狹窄問題所做的聚焦研究，舉例來說，如果基準研究想知道缺乏某個特定的突觸前受體（presynaptic receptor）將如何破壞抑制反饋，或者 DNA 的變化將如何創造受體亞基增加成癮的可能性，社會學和經濟學並不能幫他們找到答案。二〇一五年間，沃爾科沃和庫柏對他們的批評者做出了回應，他們指出，在大腦疾病模型的架構下耐心解決這類技術問題，是最有希望實現進一步治療方案，為成癮去污名化，並且有效制定預防計畫的做法。現階段實驗性的工作或許顯得單調乏味，但指導這些工作前景廣闊的新範式卻令人振奮不已。所以，讓我們保持專注，繼續贊助，持續關心。㉕

然而要關心什麼呢？只有一個頻道嗎？真正的問題是因為沃爾科沃與其科學盟友們吸收了幾乎所有可用的資源與對外宣傳，造成了附帶性與集體性的化約主義。NIDA 大手筆的國際計畫，到二〇一四年中期時，便已訓練了來自九十六個國家、超過四九六名研究員。NIDA 具有全球性的影響力，而這個影響力又因 NIAAA 接受大腦疾病模型從事酗酒研究而獲得強化。但其實 NIDA 也有一種窄化的效果，轉移了我們對社會因素如貧窮、巧妙市場行銷，以及成癮產品設計等的注意力。當萊許納在一九九七年貼上大腦的標籤時，他聲明成癮是「一種大腦疾病，任其發展及表現的社會背景至關重要」。今天反對成癮神經科學的癥結在於隨後的研究幾乎都只重視前半句話，而忽略了後半句話；失調神經元和有缺陷的基因獲得了注意，但其他因素卻全都只變成了唾沫而已。

這種忽略已到了讓成癮研究領域的領導者們開始發出異議的地步。精神科醫師暨《成癮》

（*Addiction*）期刊編輯格里菲斯．愛德華（Griffith Edwards）寫道，藥物對大腦絕不只是化學作用而已，它們是充滿了複雜社會意義的強烈象徵，對用藥者和藥物政策而言，那些意義在隨著時間變化的特定社會「生態」中，具有真實的、有時候有毒的後果，如果假裝這些都不存在，無疑有如盲目飛行。此外，藥理學家哈洛德．卡蘭特（Harold Kalant）也說，NIDA-NIAAA 的大腦模型「倒退回純粹的醫學本位，全然忽視過去一整個世紀以來在社會學領域、行為學領域、經濟學領域所做的一切努力，我認為這是一個嚴重的錯誤，並相信時候已經到了，所有這些其他領域的重要性都將重新受到肯定。」㉖

經由設計的食物成癮

此刻就讓我提出對食物成癮論戰的評斷：神經科學的說法並不是錯，而是不完整。從對多國食品公司及其廣告商的行為研究中，猶如研究正子斷層造影和抗癮劑試驗，我們都能提出成癮食品與成癮藥物互為比擬令人信服的論述。他們的行為顯然就是邊緣資本主義的一環——我用「邊緣資本主義」一詞來描述大多數不持久的貨物及服務之設計、生產、行銷，以及全球性分配，這些貨物及服務出現的（原始）目的就是要加強消費者的大腦獎勵，藉以培養具破壞力的習慣。大型食品公司跟大菸草商已變得日益相似，高階主管們經常召開沒有書面記錄的會議，擔心他們會被控告產品對健康所造成的危害，而他們也確實是被告了。

在法庭和輿論中，關鍵議題始終是充滿了糖、脂肪和鹽的方便食品。明星廚師沃夫甘・帕克（Wolfgang Puck）說，如果你想知道人們為什麼會吃得過多，注意看這三項配料便知端倪，而這跟霍貝爾的研究結果不謀而合。當霍貝爾要研究助理把納洛酮（naloxone）——一種阻斷類鴉片作用的藥物——餵給自己實驗室裡愛吃糖的老鼠時，老鼠們立刻出現身體搖擺、牙齒打顫的退縮症狀。尤有甚者，人類對糖的喜愛是天生的，說是來自母體的飲食或有可議之處，但無疑會受到早期暴露於甜食的強化，每一口、每一次吸吮都會烙下印記，認為所有的食物與飲料都應該是甜的。脂肪提供美味的「口感」，是糖最完美的佐料，而糖反過來也會遮掩大量脂肪的事實。鹽加強產品的甜度，並蓋住較不讓人喜歡的味道，例如苦味。鈉晶體是天然的防腐劑，但也可以被做成不自然的形狀，黏住每一小片零食，讓口味的爆發極大化，然後再由人工添加物完成最後的包裝，增進新鮮度、質感、顏色和口味。有個伊利諾州的公司列出了八萬種人工口味的配方，光是香蕉味就有一千種！如果想要更具有異國風，不妨試試「香蕉福斯特」（banana foster）口味。㉗

人類感官的享受往往是來自好東西的混合，而食品公司所做的，不過是將混合提升到企業科學的程度而已，正如他們對食物生產、製造、發行、推銷的做法一樣，都是要確保他們快速擊中的產品能夠維持廉價、容易取得。雖然批評家如凱斯勒指出，這些運作模式乃是導致全球性肥胖症的成因，但業界人士也心知肚明，這麼做是為市場成長、為企業生存而戰的必要手段。然而即使這麼做了，仍不見得就能掛保證，君不見業界鉅頭如雀巢（Nestlé）和卡夫食品

（Kraft）併購了老牌糖果工廠像能得利（Rowntree）與吉百利嗎？可見達爾文定理不僅適用於動機神經生物學，也適用於食品與股票市場。

所以真正的問題在於制度——邊緣資本主義的寡頭壟斷，超級美味食品的科學分工——而不完全在於從事這些工作的個人。這些熟悉化學、生物學、數學的技術人員，他們的工作本就是要增進產品，解決問題，例如：微波出來的蛋糕麵糊聞起來像打散的蛋，吃起來像硬紙板嗎？那麼試試在酵母菌裡封入可口的芳香，好在微波爐裡一震動就散發出來，終極目標便是要以最少的價格達到美味極致的「幸福點」。這個過程是需要規劃演算的，食品工程師運用數學模型計算配料混合的可能性，然後用大型實驗驗證結果，於是食物變成了像製藥，新的食品就像新藥物一樣，從數據導向的風選帶上冒了出來。到了一九八〇年代時，只有十分之一的實驗食品可以推向全國或全球市場，其他的都在焦點團體或區域銷售試驗階段淘汰掉了！選擇的壓力無休無止，而它們全都只朝著一個方向——「百分之九十九都是要讓你**感覺**良好。」弗里托—樂事（Frito-Lay）的食品科學家勞勃．林（Robert Lin）說：「而感覺良好的意思就是要吃起來美味。」㉘

食物科學家努力讓美味更美味，廉價更廉價，快速更快速，並在馬鈴薯上達到了這三個目標。廚師們早就知道如何將馬鈴薯變成美食：將之削成細條或薄片，在油裡炸過，然後裹上一層糖跟鹽。問題是，家中自製薯條與薯片的價格相對較高，很像在機器大量製造香菸之前的情況，不過勞工與價格的限制，隨著戰後薯片與薯條自動生產線的形成而消失了：我們有了在大型工業農場大量栽種適合機器製作的馬鈴薯，有了節省時間的便利物品像販售機，速食連鎖店，還有一袋袋包裝好的洋芋片隨時可以購買、打開、享用。一九五五年，通用食品公司（General Foods）總裁查爾斯．莫提摩爾（Charles Mortimer）曾說，便利（Convenience）是食品的一項重要配料，應該用大寫的「C」加以強調。其實價格（Cost）也一樣重要。像美國這種將農業工業化並補助農產品的國家，食品價格需以每小時的工作可購買之等值食物來計算，在第一次世界大戰之後，食品價格下降了十倍，因此洋芋片又便宜、又難以抗拒。「沒有人可以只吃一片」，變成樂事洋芋片的廣告標語，將缺乏節制當成了一種美德來宣傳。㉙

另外還有品客（Pringle），一種形狀統一、能夠整齊堆疊的洋芋片，說穿了也不過就是糖、鹽、脂肪、味精，以及其他調味組合而成的澱粉矩陣。然而在一個實驗中，研究人員發現，咬下洋芋片時，透過耳機傳來的聲音越是清脆響亮，品客試吃者就會覺得他們吃到的薯片越是酥脆新鮮，於是格外鬆脆應運而生，也成為一項新的賣點。㉚

心態與背景影響著所有的食品藥物，不只是洋芋片而已。盛在白色馬克杯裡的咖啡，比盛在透明杯裡嚐起來更濃郁；裝在紅罐裡的汽水喝起來更甜美，正如放在紅色容器裡的爆米花吃起來更香甜一樣。（下回去電影院時，看一下爆米花盒子的顏色。）產品線的延伸也往往需要考慮心態與背景，視特定文化而加以調整，例如北美的居民喜歡酸奶與烤肉口味的洋芋片，俄羅斯人喜歡紅色魚子醬口味，泰國人喜歡辣椒魷魚口味，中國人喜歡番茄醬口味，諸如此類。如果你不是泰國人或中國人，看到這些口味覺得「噁」，那也就說明了文化的差異性。㉛

找到了正確的食品配方，倒也不能保證馬到成功，因為感覺良好的產品，必須面對產品架與菜單空間永無止盡的競爭（到頭來，便是大腦空間的競爭），它們有著太多設計相似、又不斷在升級的對手，這時廣告商就該進場了，他們的首要任務便是抓住消費者的視線。置入性行銷——也就是付費把某一個牌子的產品塞進電視節目或電影裡——是手段之一，而可口可樂是此手法的早期使用者，在一九五〇年代中期，他們的品牌至少每天都會在電視上出現一次，不過大多數的食品公司主要還是依賴付費廣告，而這就勢不可擋地演變成所謂的食物色情（food porn。編註：網路用語，指可口誘人的食物影像）了！分鏡圖插畫師畫出了閃亮的蛋黃在攪拌器上溶解成液態，切成薄片的乳酪令人垂涎地如瀑布般落下，再用頻閃燈光加強效果，「你用到的是同一部分的大腦——色情，食物，」一位商業廣告的導演如是說：「我們只是在做現代的巴甫洛夫（Pavlovs），用這些影像來敲響你的鈴鐺。」㉜

數倍成長的銀幕使人無法逃避影像，牛津實驗心理學家兼食品工業顧問查爾斯．史賓賽（Charles Spence），在形容踏上倫敦地鐵站扶梯旁排滿的影像廣告時說：「從我的眼角滿目所見，是一片熱騰騰的義大利牛肉千層派被緩緩從盤子裡提了起來，被熱氣融化了的奶酪滴落下來，每個銀幕都是。」史賓賽認為那個效果是難以抗拒的，因為我們的大腦已經演化到可以在行進中偵測、追蹤、鎖定蛋白質，對於沒有其他旁騖干擾的消費者來說，那些影像就會在腦中叮叮作響。㉝

廣告商還會用聲音來強化影像。速食產品商業廣告的原聲帶（「最有效的音樂會有一種強力、推動、高節奏的拍子，隨著打擊樂器提升精力」）可能向上或向下調整，背景也可能會有不同變化，但目的都是在召喚好時光，「它永遠都是關於快樂的，」一名澳洲行銷專家說：「所以你該幫自己一個忙，來到這個歡樂園地，高高興興吃一頓。」到了二〇〇九年，快樂飲食也移到了網路上，韓語的「吃貨」（*mukbang*）（或吃播，即飲食直播）變成了網路直播節目的一環，吸引數百萬追隨者與成千上萬美元的收入，是年輕可愛、口若懸河又好吃貪食的「直播主」們的天下，向外即時傳輸業餘的食物色情──一邊吃著巨大盤子裡的美食，一邊對著網路觀眾說話。㉞

職業性的食物色情以孩子為目標，這也是食品廣告最引人非議之處。業界內部的研究、獨立的醫學研究，以及大腦成像等都指向同一個結論：商標的指認與品牌忠誠度會在早期建立，然後變得根深柢固。廣告商在二十世紀初時就已心知肚明，只不過在速食產品的時代，這項原則又獲得了新的迫切性。有些公司，例如賣早餐麥片的製造商，花在廣告上的成本是實際食材的兩倍，而且廣告大都是針對兒童，而食材則包含了大量的糖、鹽與脂肪。㉟

香菸與酒精也是用同樣手法促銷的。這些產品的背後，都有一整個團隊的公關、市場行銷、廣告專家在為能夠形成習慣的品牌正常化、銷售、建立忠誠度，而他們鎖定的目標，無論有意或無意，大多數都是年輕的消費族群──他們獎勵這些消費者予「提振一下」、「完全滿意」、「味覺上的歡愉」，或者其他跟「過癮」同義的委婉說詞。這些行銷廣告被用在各種不同的產品線上，有時也組合運用，舉例來說，在百威啤酒（Budweiser）旁展示小銀魚、奶酪，以及罐頭碎肉，能雙雙提高啤酒與小點心的銷售量，這對雜貨店主來說無疑是雙贏，於是雜貨店的平面圖就成了試驗場，演示如何放置商品並做展示，才能夠將銷售極大化。把有糖的麥片放在跟兒童眼睛同高的位置，接下來就是媽媽們的事了！美國廣告商也會委託製作心理檔案與消費者調查——包括針對重度使用者所做的聚焦、將情緒納入考量的調查——以便讓他們為鬆餅糖漿、糖果棒、啤酒，以及其他類似快速擊中市場的產品所做的廣告更趨完美。到了一九五〇、一九六〇年代，這些複雜老練的訣竅都已是所有大廣告公司慣用的伎倆了。㊱

更重要的是，美國產品及廣告策略都是可以輸出的：點心棒和電視在戰後的歐洲快速竄起，餐廳不顧傳統人士與共產主義者的反對，在店裡販售可口可樂與漢堡。到了一九六四年，卡夫食品利用衛星技術把乳酪的廣告從美國放送到歐洲。廣告大師亞伯特・史特里茲堡（Albert Stridsberg）瞭然於胸，知道傳播的過程比加工產品重要得多，因為傳播才能「同時觸及到數字龐大增加的人群」。馬歇爾・麥克魯漢（Marshall McLuhan）眼中看到了全球電子村的出現，對史特里茲堡及其他廣告商來說，他們看到的則是由自己雙手形塑出來的全球電子市場，而這個市場無疑是大腦邊緣系統的形貌。到了一九七〇年代末、一九八〇年代初，六大種類的品牌吸收了跨國企業花在國際廣告上八〇至九〇%的經費，這六大種類便是加工食品、軟性飲料、酒精類飲品、香菸、藥物，以及化妝品。㊲

與之前的釀酒商、蒸餾商、菸草商一樣，跨國食品公司在開發中國家做了廣告與促銷的投資，因為他們的未來可能得仰賴這些地方。雀巢公司僱用巴西貧民窟的小販在貧窮的鄉里間銷售產品，給予他們一個月的信用展延，好讓他們有購買力，而兩款銷路最好的產品都含有大量的糖。二〇一〇年，有個平底舢舨超市名叫「雀巢帶你上船」（*Nestlé Até Você a Bordo*），開始運送奶粉、巧克力、冰淇淋、果汁給位於亞馬遜偏遠村莊的八十萬個潛在顧客。雀巢公司的批評者反彈說，有如英國東印度公司（British East India Company）給珠江三角洲運送鴉片的借屍還魂——這種說法雖然令人不舒服，但從歷史和神經化學的角度來說，卻都很貼近事實。不過到了二〇一七年七月，當雀巢公司終於停止這項具有爭議性的服務之後，私船擁有者卻填補了送貨的空缺，因為這個鉤顯然已經穩穩地釣上了。㊳

全球食品營銷商也很懂得技巧性應付宗教差異和飲食禁忌。二〇一二年時，麥當勞已在印度市場開了二七一家分店，由於牛在印度教有神聖地位，而且全國有將近三分之一的人口避免吃肉，怎麼辦呢？就將牛肉大麥克（Big Macs）改成雞肉的大王麥克（Maharaja Macs），素食者就給他們麥香薯堡（McAloo Tikki），這是用辣味炸馬鈴薯餅做的。此外，餐廳的裝潢也同樣配合菜單做了調整：麥當勞的雅加達（Jakarta）旗艦店外有一尊四十英尺高的麥當勞叔叔（Ronald McDonald）充氣人偶，呈蓮花座的坐姿。「冥想中的麥當勞叔叔」簡直是企業打模糊仗的神來之筆，既可被當成蘇菲教派（Sufi）的聖徒，也可象徵微笑的佛陀，儘管餐廳裡的消費者們一點兒都沒有顯出剷除慾望的跡象。㊴

這一切的弔詭，在於企業的理性導致了社會的不理性，衍生出的集體性傷害和代價是原先未曾預料到的，而且大部分是由其他人而非生產者來承受。社會學家丹尼爾．貝爾（Daniel

Bell）稱這些外部性為邊緣資本主義的文化矛盾，其他社會學家則喜歡用「麥當勞化」的概念套用於從主題遊樂園到性工作這些日趨受到安排、技術逐漸低落，且都已移至網路世界的所有事物。跟其他任何東西一樣，惡習是可以被理性化的，「麥當勞化」最令人不安的面向，在於它把表面上看來很平常的物品及服務變成了不健康的習慣，而麥當勞化最明顯的例子便是它的原始型態：生產、特許經營，以及銷售速食產品與含糖飲料。㊵

各國政府對此過程的助長及干擾正反參半。二〇一一年時，墨西哥人平均每年消費四五．五美制加侖（即一七二公升）的可口可樂產品，不包括其他糖分的來源在內。那時的墨西哥人罹患糖尿病與被謀殺的可能性比例為七比一，可見消費程度已到了荒謬絕倫的地步，後來墨西哥政府終於認清這個事實，起步雖晚但總算克服了業界的反對，對含糖飲料課稅。這個稅金從二〇一四年初開始生效，第一年就降低了五．五%的銷售量，第二年又降了九．七%，不過在講述這個故事時，有個要點往往會被遺漏，那就是二〇〇〇年代初期，當可口可樂的分裝廠商擴張到墨西哥境內時，墨西哥政府給了他們慷慨的稅率優惠，所以二〇一四年的銷售稅只是政府企圖幫當初那匹脫韁的野馬關上柵門而已。㊶

在墨西哥發生的前後矛盾及吸納手段，在世界各國也都以相同或不同的形式一再重演。行動主義者或許也曾搗毀某幾家麥當勞分店，例如位於法國羅克福（Roquefort）鄉村中心的米約（Millau），有家建了一半的麥當勞就被破壞殆盡，但是麥當勞還在不斷邁進，從羅馬到麥加，從莫斯科到北京都有分店，二〇〇〇年時，麥當勞已設立了超過三萬家門市，並招致了無數的盲目仿效者。全世界都在快樂地吃——同時變胖，糖尿病患者在當地的健康診所大排長龍，速食帶來的樂趣和利潤是以致命的疾病、早衰、蛀牙，以及環境惡化為代價，而環境的惡化又是因為森林砍伐、地下水、含水層枯竭，以及氣候變遷所造成。一磅的漢堡平均會產生二十五磅二氧化碳的排放，另外還有數以億計被圍的、被關的、灌滿抗生素的動物等著被燒烤的命運，更遑論強迫性過食者在大啖撒了鹽又加了糖的鮮肉時感到的苦楚與自我厭憎了。[42]

強迫性過食到底已經有多普遍？運用已被驗證的研究工具如耶魯食物成癮量表（Yale Food Addiction Scale），許多研究已經發現，至少有四分之一的成年肥胖症病患符合條件，而根據世界衛生組織的肥胖症數據來看，在二〇一四年時，全世界已有一億五千萬名成年食物成癮者，比住在俄羅斯的人口更多；如果採用物質與行為成癮專家史蒂夫．薩斯曼（Steve Sussman）較保守的普遍率來計算的話，那麼全球的食物成癮人口也接近一億人。不過，無論是較高或較低的兩個估計數字，都不包括兒童與青少年在內，而他們的一生比年長者有更高的危險可能變成強迫性過食者，同時這兩個數字都不牴觸一個新的現實，也就是人為製造出來的食物成癮，已經是人類社會一個關乎九位數人口的大議題了。[43]

第 7 章

數位成癮

Digital Addictions

雖然沃爾科沃將食物成癮看成大腦疾病的論述在評論家間引發諸多爭議，但除了自由派的教條主義者之外，沃爾科沃有一個論點是得到共識的：過量飲食有其意識性商業設計的元素在內。許多人和沃爾科沃一樣，都對過度刺激的環境深感憂慮，而這並非僅限於關心強迫性過食症的人們而已。賭場產業研究者——包括新聞記者馬克．古柏與文化人類學家娜塔莎．道．舒爾（Natasha Dow Schüll）在內——發現被精心設計的賭博，與被精心設計的食物之間有不可思議的相似之處，而兩者的相似性在拉斯維加斯最為明顯，正如古柏所說的，因為此處的市場倫理最是赤裸裸，所以，精確調整對消費者弱點的剝削之後再加以標準化，評論家將此趨勢稱之為「麥克賭博」（McGambling。編註：指賭博經營的麥當勞化）。

機器賭博

儘管賭場已進入多角化經營並深入耀眼的娛樂事業，但賭場經營者卻從未放棄過博弈，只是他們偏愛自動機台的型態，凡賭場地面擺得下的空間，就會儘可能裝設越來越多的投幣機與電子撲克遊戲機，因為機器不需要休息，不必請產假，毋需任何技巧就能玩，還能以最大的效率套住消費者。「不必做任何決定——所有的決定都幫你做好了。」一名投幣機管理人說：「你只要站在那兒感到興奮即可。」或者說，非常興奮。「對某些人而言，只要一賭博，他們的腦袋就會有某種像七月四日那樣的東西釋放出來，令他們大感興奮。」社會學家伯恩哈德

（Bo Bernhard）告訴古柏：「現在很流行的說法是賭博席捲美國，但很大一部分應該是機器賭博席捲美國，而這些機器是多種因素的融合：資本主義的邏輯、技術，以及對機器舒適感的提升等。」①

強迫性賭徒大多為逃避賭徒，和喜歡擲骰子與二十一點賭桌的行動賭徒有所區別。詹姆斯．龐德不會玩投幣機，但女人會，另外，參與者也不是只有穿著網球鞋的退休人士而已。「今天有問題的賭徒比較可能是三十四歲的女性，有兩個孩子，上過兩年大專課程，」拉斯維加斯心理諮商師羅伯．杭特（Robert Hunter）說：「多為電子遊戲機成癮。我們很少看到多年的行動賭徒為了貪圖一時之快而賭博，比較常見的是那些想要感覺麻痺、想要放空、想要遺忘時間的人。」杭特的一個女性病患就說，重點是想要消失。這名患者三十多歲近四十歲，婚後搬到了拉斯維加斯，她追求消失的行徑使她在三年內損失了二十萬美元。②

如果她的損失不太尋常，她做為賭城居民的身分卻屬司空見慣。從一九六〇至二〇一五年間，拉斯維加斯所屬的克拉克郡（Clark County）居民人數成長了兩百萬，賭博產業趁勢大賺其財，到了一九九一年，賭博已是當地人排名第四最受歡迎的商業娛樂項目，前三名為上館子、看電影及購物。一九九九年時，有六％的克拉克郡居民成為強迫性賭徒，是全國平均值的四倍。暴露於賭博環境是因素之一，新穎性和社會階層也同樣有其影響。最容易變成經常性賭博的人往往是新近居民，以及教育程度低落者，其中很多人就在遊樂區裡做苦工，休息的時候，他們會去光顧附近的賭場，或者到餐廳、酒吧、雜貨店裡千篇一律的機器前「麥克賭博」一下，有些「當地人的賭場」還會施以小惠，經常去玩便可以獲得積分獎勵，積分累積到某個程度可以換取香菸和酒精。③

舒爾想了解為什麼機器賭博這麼容易上癮？又為什麼有這麼多成癮者是女性？答案是商業惡習之獵人獵物故事的數位更新版。以拉斯維加斯做為他們保證的獵場，獵人們喜歡用電腦化的博弈機台做行銷與追蹤的雙重設計，機器的電視主題和酷似日常消費的電子產品的外觀，給予它們一種無害娛樂的光環，吸引了新一代的獵物上鉤。許多年輕玩家是焦慮、憂鬱的女性，她們想為自己在高壓社會的生活暫緩束縛、尋求片刻喘息而不可得，她們很少是為了贏得足以讓自己徹底逃離生活的大筆金錢而賭博，且多是為了暫時逃離而賭，正如有位玩家坦承的，她的目標就是「待在那個機器的範圍裡，不再顧及其他任何事情。」④

賭場建築師很勤快地創造了以機器鋪陳的迷宮，好讓賭客們在其間迷失自我，滿足他們想要逃離的渴望，直至他們的精力或金錢無法負擔為止。單獨、持續、快速的下注，會製造一種入定般的狀態，使玩家無視於焦慮、沮喪和無聊；數位化機器賭博簡直和鎮定劑一樣有效，而且作用更快。經常玩電子遊戲機的人，比起那些用不同方式賭博的人，成癮的速度要快上三至四倍，而且他們玩得很快，每三至四秒就會換掉一副新的電子遊戲撲克牌，他們的手指在操控鍵上動作如飛。最激烈的強迫性玩家整個人會變得呆若木雞，即使飢腸轆轆或膀胱幾乎爆炸，他們仍無法離開眼前的機器。有名退休消防員一次可以玩上十四個小時，他說，就算那個地方失火了，但只要他在機器裡尚有積分，他就會一直玩下去：「別提了！我不會走的，除非我可以把機器帶走，要不然我寧可因為吸入過多濃煙而嗆死。」⑤

遊戲設計師知道成癮的危險，也明瞭獲勝的機率，所以他們避免玩電子遊戲。當雷諾國際娛樂科技公司（international Game Technology）的設計師被問到是否也會放縱自己玩遊戲時，他不以為然地回答說：「只有魯蛇才玩投幣機。」公司的負責任賭博（Responsible Gambling）部門主任則說，她的設計師們不會去想成癮的問題，他們想的只是如何在競爭中脫穎而出：「他們是富有創造力的一群人，想用機器創造出最大的利潤。」但也有人對勝利的代價比較坦率：「坑害老太太們心理上的弱點，並不會讓我引以為榮，」有位電子遊戲開發者告訴舒爾：「我無法坐在這裡大言不慚地說，**我只是在炸彈上裝個螺絲，我只是組裝了個彈頭而已**，因為我相信我製造的產品一定在某個地方摧毀了某些人的生活。」⑥

投幣機確實是被武器化了，這個武器的威力首先在一九八四年獲得了彰顯，那時拉斯維加斯的四皇后賭場（Four Queens Casino）推出裝有微處理器的「虛擬捲軸」投幣機，每部機器都能產生比標準機電模型多十倍的捲軸站點，所以有較多贏得大滿貫的潛力。當賭場員工將新舊機型的表現加以比較之後，發現數位化投幣機的收入是舊機型的兩倍，貿易雜誌隨之廣發了這個好消息。⑦

接下來的二十年間，數位化賭博席捲了整個博奕產業，由一〇%的賭徒提供業界八〇至九〇%的收益，因此任何能夠加快並擴大常規賭客遊戲的方法，自然就能讓業績成長。此外，勞力的支出也縮減了：鑑定玩家身分的卡片以及現金票券條碼，取代了服務員過時的零錢推車，還有從前在鐵柵欄後銷售包裝成一條條二十五分錢硬幣的出納員，甚至連雞尾酒女服務生的工作也變得岌岌可危了！二〇〇八年時，哈拉娛樂公司嘗試在賭場大廳設置自動酒吧，顧客們可以一邊玩銀幕觸碰遊戲，一邊看 YouTube，一邊用按鍵設計、點用他們自己客製化的飲料。⑧

跟渡假村建築的情況一樣，發生在賭城的事情，並不會只留在賭城，從斯堪地那維亞到南非，數位機器賭博在各亟需稅收的國家均快速擴張。設計者會因應當地條件與傳統而做調整，例如柏青哥店，實際上即日本的賭場，也做了徹底的數位化改造。不過無論什麼地方，他們的策略都是一樣的——建立並加強玩家的習慣，其結果便是熟悉的一系列高風險被導向了強迫性及毀滅性的範圍之內。到了二〇一二年，有一千萬人口的匈牙利允許在酒館、酒吧及賭場放置數位賭博機，造成全國估計有十萬名賭博成癮者，同時另有五十萬名賭博常客處於因賭博遊戲而瀕臨失控的危險邊緣。在英國，商業大街上的投注店林立，裡面最受歡迎的是 FOBTs（fixed-odds betting terminals），也就是機率固定的投注機，提供的遊戲從賭博輪盤到吃餃子老虎所在多有，顧客們可以在一分鐘裡燒掉五百英鎊。如果只計算賭客們輸掉一千英鎊以上的場次，FOBTs 每年可賺進二十三億英鎊，難怪有位職業撲克牌玩家很不以為然地寫道，何不乾脆就在乳酪車上放著海洛因，然後把它們留在藥妝店跟公車站呢？⑨

數位賭博遊戲在澳洲幾乎已造成全國性狂熱，一九九〇年代末期，平均每八十名成年人就有一台「撲克機」（pokie），不只各地的小俱樂部、酒吧會裝這些機器，飯店和賭場也會。十個澳洲人裡有八個會賭博，其中四個是經常賭博，賭場則利用忠誠卡給予獎勵、折扣的方式鼓勵他們，此外，便於使用的簽帳金融卡也有默默追蹤顧客習慣的功能，能獲取更多提供最大收入來源之少數成癮者的行銷線索。在一個澳洲賭場裡，二・三%的忠誠卡持卡人創造了七六%的投幣機營收，遊戲大廳保護並擴充了收入的來源。新南威爾斯（New South Wales）是全澳的人口最大州，二〇一五年，該州政府將賭場賭客們可以存在智慧卡裡的金額上限，從一千澳幣提高到五千澳幣，此舉讓業界觀察家們大吃一驚，因為這個設計顯然就是要讓問題賭徒黏在他們客製化的座位上不走了。⑩

對於那些根深柢固的機器賭博成癮者而言，則無論信用額度的界線何在，反正在賭博機前他們都不動如山，因為機器業已成為他們心理家具的一部分了，有如帶他們逃離憂鬱的彈射座椅：「（心理作用）從我到賭場的路上就開始了，」有位已經上癮的賭徒告訴舒爾：

> 我的身體雖然在車裡駕駛著，但在我的腦海裡，我已經進到（賭場）裡面去了，正在走來走去尋找我的機器，而到了停車場，這種感覺還會更強烈。
>
> 當我進入賭場時，我已經有一半進入了（麻醉）狀態。
>
> 這跟那裡的聲音、燈光、氣氛、在通道上走著……，全都有關。然後當我終於坐在機器前面開始玩，彷彿我也不在那兒了——所有的一切都淡出消失了。⑪

機器賭博語言的全神貫注、期待、線索喚起、尋求遺忘等，與藥品及食物成癮者所用的語言有驚人的雷同之處，主要的區別在於食物成癮者無論如何都還是得吃，而藥品和賭博成癮者至少可以試著全部戒掉，然而他們的數位表親——網路成癮者——卻比較像食物成癮者。線上的誘惑幾乎是無可逃避的，在已開發社會裡，網路的使用已經成為日常生活的一部分，成癮諮商師對此心知肚明，因此他們的目標是「對有問題的應用加以節制，達到控制、平衡的網路使用」，這與食物成癮復原團體提倡有所節制、平衡的飲食不謀而合。⑫

但相似性還不止於此。食物與網路成癮者都會變得癡迷、失去控制、展現忍受力（例如更大口地吞口水、延長上網時間等），他們也會呈現相關的失調症狀如焦慮、衝動，並在退縮期間感到沮喪。他們經常不顧家人的阻撓與社會的反對而復發、持續，且他們的人數不斷在增加。根據二〇〇〇至二〇〇九年間在美國與歐洲所做的調查報告，網路成癮的普及率約在一・五至八・二％之間（這是智慧型手機的使用讓情況變得更加惡化以前）；華人學生的數據值在二・四至六・四％之間，雖然某些次團體如台灣的大學新鮮人，已達到將近一八％的成癮率。在已開發國家裡，網路成癮已經變成和食物成癮一樣普遍，在青少年間尤為嚴重。⑬

對網路與其他電子休閒產品的成癮，從節制的角度來看會更加鮮明：二〇一〇年，有個國際研究團隊在十個國家找來一千名大專院校生，要他們在二十四小時之內完全不用電子媒體，並且記錄他們的感覺，結果最典型的反應包括了驚訝、浮躁、無聊、孤立、焦慮和沮喪等情緒的綜合，通常兼有坦承過量使用與成癮的自白，各個文化皆然：

中　國：其實，我對電腦和網路的沉迷已經快成癮了，這個實驗讓我了解到，媒體已擴張得像面大網攫住了我。

烏干達：如果我還不承認我其實已經離不開媒體，根本也無濟於事了。

阿根廷：我發現，每二十四個小時中，我有十五個小時是連到機器上去的。

墨西哥：現在已經很晚了，但我腦海裡唯一的念頭是（一個精神變態者的聲音在說）：「我想進臉書」，「我想上推特」，「我想要 YouTube」，「我要看電視」。

英　國：二十四小時的時限一到，我立刻抓起摯愛的黑莓手機（Blackberry），並打開我的隨身電腦，我覺得自己簡直像個藥品成癮者在戒藥很長一段時間之後需要過癮解脫一下似的。⑭

和酒精、藥物、加工食品、賭博一樣，電子遊戲的消費也是受到毒物興奮效應的影響。消費的程度有一個範圍，從偶一為之有益處的使用以便解除枯燥、提振精神——相當於數位型態的咖啡小憩——到可以傷害自我及他人的重度、逃避式使用不等。臨床醫生對於是否應把後面的情況稱為網路成癮、網路成癮失調、網路使用失調、病態網路使用失調，或者一個完全不同的名詞，至今尚無定論，但他們還是找到了一個共通點：最重度的使用者，便是那些有強烈傾向用網路娛樂生活來忘卻「真實生活」（IRL，即 in real life）困擾的人，他們的行為表現很像機器賭徒進入麻痺狀態那樣，儘管他們活動的很大一部分具有社交的面向，例如玩大型多人線上角色扮演遊戲（massively multiplayer online role-playing games，簡稱 MMORPGs），反而更促進了虛擬的誘惑力。沒有任何一個有自尊的《魔獸世界》DPS（指團隊中負責輸出傷害的職業角色，每秒鐘都能發揮巨大的殺傷力）會想錯失他們公會的下一個大型副本。IRL 類型對這種追求的評價偏低，老師們會當人，父母會施予威脅，老闆會發解僱通知，配偶會訴請離婚，法官們則可能做出診治判決，讓你去參加網路強制治療營。⑮

自由主義者和醫學懷疑論者認為強迫治療荒謬絕倫。有關食物成癮的爭辯——它真的像藥物一樣，是一種成癮嗎？是一種某些人比他人更容易罹患的大腦疾病嗎？——又再度發生於網路成癮之上，但論戰更形複雜，因為網路成癮比強迫性飲食所涉及的活動範圍更廣，成癮的內容包括數位色情、線上賭博、電子遊戲與角色扮演遊戲、成人幻想聊天室、網購如 eBay、社交媒體平台，以及網路衝浪（websurfing）等等。不同群體的人會展現不同的成癮型態：男孩與男人比較傾向線上電子遊戲與色情，女孩和女人比較偏向視覺導向的社交媒體及強迫性購物症。有些精神科醫師將後者歸類為成癮，有些則將之歸類為強迫症（obsessive compulsive disorder）。倘若將食物和藥物成癮相比，有如比較蘋果和橘子一般，那麼將食物、藥物、網路成癮相比，便好像在比較蘋果、橘子，以及好幾種不同的葡萄了。⑯

我們天性裡的壞天使

網路成癮難以評估的另一個原因，在於它的相對新穎性，尤其是透過有攝影機、網路連結功能之行動裝置來使用社交媒體的習性，可用資料相對不足，例如在印度，利用聲音啟動並具錄影導向 App 的廉價設備方起步，使社交媒體革命正在較貧窮、識字率較低的消費者之間展開。但試圖廓清仍有必要，畢竟無法否認的是，在樂趣、惡習、成癮史上數位技術所扮演的角色具加速作用，其中有三個現象最為突出：⑰

第一、數位的連結性與活動性已衍生出全新的成癮行為模式，姑且不論有關分類及成因的學術爭議，這些行為本身已經是一種社會現實。當我告訴人們自己正在撰述更新的成癮史時，他們近乎一致反應，要我應把孩子們離不開智慧型手機的情況納入研究之中。過去一度被視為邊緣化的惱人行為，今天已是一種真實的憂慮，君不見由於駕駛分心而肇事的車禍案件數量攀升，更遑論不斷增加的霸凌、焦慮、學業成績一落千丈等報告了！強迫性地閱讀社交媒體上的訊息，自然不會有時間再去閱讀其他東西。

第二、網路的發展為散布舊的惡習和成癮創造了新的全球契機，包括賭博、精神興奮藥物、娼妓，以及色情。誠然，從網路的商業啟動開始，色情就佔據了網路使用的一大部分，就

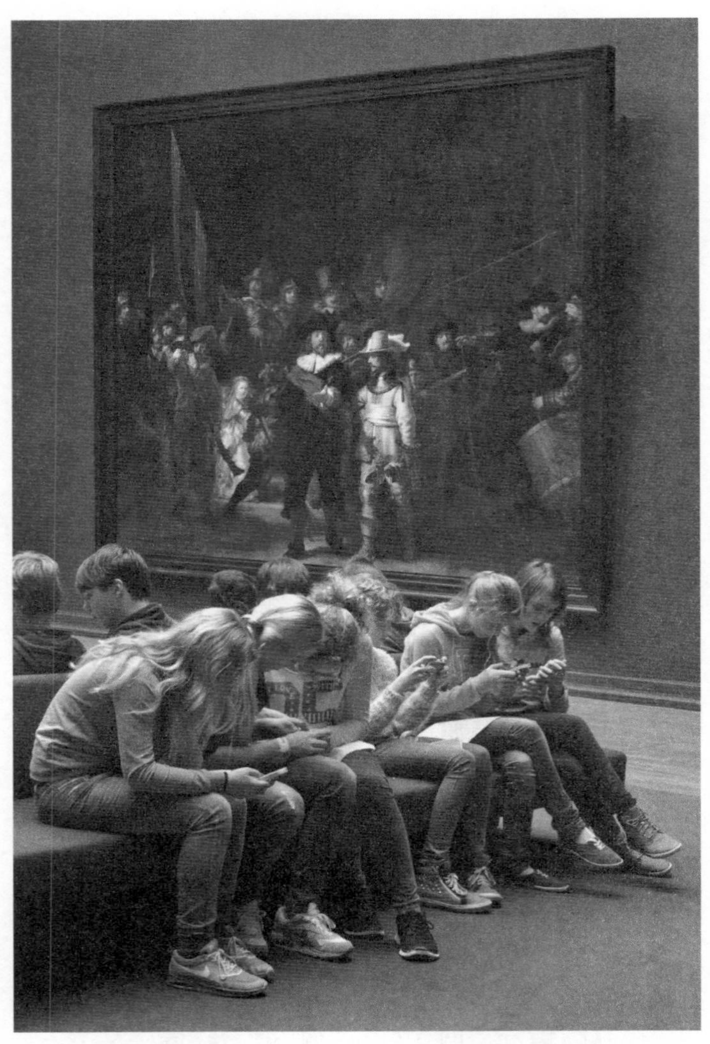

藝術史學者吉斯伯特・范德瓦（Gijsbert van der Wal）在 2014 年 11 月拍攝的照片，顯示學生們對林布蘭特（Rembrandt）的傑作《夜巡》（*The Night Watch*）視而不見，照片在網路上爆紅，猶如對虛擬世代迷失於社交媒體成癮的控訴。有些人抗議說，或許年輕學子們只是利用荷蘭國家博物館（Rijksmuseum）優秀的 App 在搜集藝術史相關訊息而已，但好像不太可能。2017 年 6 月，我站在同一個地方，偷瞄我肩後十四名相同年紀、相同姿勢的學生，其中除了一個例外，其他人全都在看社交媒體，對照於房間裡的其他學生，因有現場解說而使他們受到大師畫作吸引的情況，形成鮮明對比。

連罵髒話——約翰・波爾南姆在其書中所列舉的最後一項壞習慣——也找到了新出路。髒話從來就沒有很多商業面向，所以我不太提它，但它無疑是一項傳統的不良習慣，是一種經由大腦邊緣系統、而非皮質語言區所處理，充滿了情緒的言說，它也是一種禁忌，是具有線索喚起本質的攻擊性行為。跟其他男性化、低階層的相關惡習一樣，詛咒可以冒犯、貶低他人，戰爭時期在軍人之間特別盛行，後來逐漸衍生為普遍的公眾行徑。當《壞習慣》一書在一九九三年出版時，波爾南姆認為髒話的正常化可以看成是美國對抗惡習之戰的又一失利，而在隨後的二十五年裡，此一失利更已成為全球性的潰敗。網路上的放蕩主義與匿名性，挑唆了各種褻瀆、煽風點火，以及其他形式的言論攻擊，例如酸民（trolling），就被網路城市字典（Urban Dictionary）定義成「在網路上當爛人，因為你可以」。[18]

第三、新興的壞習慣以及舊有惡癮的新平台，兩者的發展都被精心設計，以便將收入、消費者數據、花在設備或 App 上的時間極大化。跟賭博機台一樣，注意力是企業資產的關鍵，而行為科學便是獲取之途徑。倫理學家哈里斯（Tristran Harris）指出，每一位想要對玩電腦發揮自我控制力的個體，他們所面對的是站在螢幕背後的上千名專家，而每位專家的工作都是在企圖消解你的自制力。遊戲製造者研究年輕玩家，對他們如何按滑鼠加以分析，設計出能夠延長遊戲並刺激購買遊戲相關產品的加強計畫。有些企業會提供有時限的產品或優惠：你最好繼續玩下去，要不然就虧大了！有些是虛擬金幣，由工廠裡十二小時輪班的中國 MMORPG 職業玩家所「種植」，提供南韓和其他富裕國家迫不及待的玩家所需的虛擬資產，以便快速晉級到下一關。有一位福州的金幣農夫每月可賺二百五十美元，他說，比起其他工作來，這個報酬是很好的。他大部分的薪水，以及中間人的利潤，都來自電腦遊戲工業努力培養、捕獲的無節制花費「鯨魚」（whale。編註：指為網路遊戲花大錢的重課金玩家）身上。⑲

數位惡習與成癮有三個面向：新、舊、被設計的，記者南希．喬．薩爾斯（Nancy Jo Sales）在二〇一六年的著作《美國女孩：社交媒體與青少年的祕密生活》（*American Girls: Social Media and the Secret Lives of Teenagers*）裡都有提到。薩爾斯訪問了兩百名以上擁有智慧型手機、年齡十三至十九歲間的女孩，詢問社交媒體如何影響她們的生活。整體而言，她們已將真實生活錯置為數位領域裡的名人崇拜、生殖器展示、酒醉後的一夜情、色情性交、不時被干擾、集體失眠、惡意流言、網路霸凌、敏感度降低（desensitization），以及對外觀與受歡迎程度的焦慮等。此現象最主要的受益者是化妝品工廠和矽谷老闆，對他們來說，青少年的時間等同於廣告收入。薩爾斯寫道，社交媒體傾向物化女性，男同學會對女同學傳遞色情信息，然後要求對方回傳裸體色情照片。

薩爾斯的研究對象主動告訴她，她們對自己的手機、網路影片，以及社交媒體或已成癮，又或魂牽夢縈，重度使用者每天可花九至十一個小時在上面。與其他的成癮相似，重複加強會有正、反兩面的效果。一則發文或一張照片的每一個「讚」，每一條被重新轉貼的訊息，都是一個隨時可能中獎的小型心理頭彩。訊息的持續流動，尤其是有關某人受歡迎程度的訊息，成為一種有力的獎勵形式，而無法接觸到那個訊息，就變成一種齧心的焦慮來源，這種心理狀態和網路上很多其他的東西一樣，有了自己的專屬名詞——錯失恐懼症（Fear of Missing Out，簡稱FOMO）。

比較年長、性生活活躍的女孩們會擔心錯過週末的大型舞會：「大家都喝得爛醉，然後找對象親熱。」麥迪森說。她是博卡拉頓（Boca Raton）高中的學生，薩爾斯訪問了麥迪森與她的三位友人——比利、莎莉和蜜雪兒。「高年級生就是那樣，活得盡興，反正我們都要去上不同的大學，我可能跟你再也見不到面了，所以咱麼就……你知道，就做吧。」薩爾斯問，接觸色情影片是否影響了喧鬧的性愛舞會：

她們一致回答：「是的。」

「男孩子整天都在看色情的東西，」比利說。

「他們會在課堂上看。」麥迪森說。

「任何時候，如果你私訊一個男生，問他，你在做什麼？他們就會說他們在看色情影片。」莎莉說。「我班上有的男生還會趁別人正在做課堂報告時看色情影片。有個叫珍妮佛（Jennifer）的女生正在台上報告，結果這些男生故意把他們的手機這樣放……」她舉起自己的手機現出螢幕：「然後他們說，嘿，珍妮佛，我有個問題，接著舉起他們的手機，秀出色情影片。害她根本不能集中精神，好可憐，我替她覺得很難過。」

她們的老師坐在教室後面，什麼也沒看見。為什麼她們不告訴老師呢？薩爾斯問。這幾個女孩面面相覷，然後說：「如果你告發他們，他們就跟你沒完沒了！」當薩爾斯在洛杉磯問另一群女生，既然社交媒體讓她們的生活這麼不快樂，為什麼不乾脆放棄算了呢？她們的回答是：「因為這樣一來，我們就沒有任何生活了。」這是成癮者的典型回答，只不過又稍有變異，焦慮和煩躁不安在退縮症狀的清單上顯然已獲得了一個新夥伴，那就是對社交死亡（social death）的恐懼。⑳

其他文化裡連線上網的孩子們，也一樣發現自己和智慧型手機糾纏不清，因為那簡直是全世界最黏人不過的東西。他們說自己無法想像沒有手機的生活，如果丟了手機就會驚慌失措，他們需要 App 來提供自信，渴望完美無瑕的自拍照，每件事都環繞著社交媒體打轉，他們無法拋棄網路上的朋友和深夜聊天的時段，因為他們很怕被排擠。和美國同齡的孩子們類似，他們也陷入了最終的奢侈陷阱。㉑

二〇〇七年之後，當智慧型手機與平板電腦征服了消費者電子市場，使得社交媒體走向行動化之際，這個陷阱也變得更加陰險狡詐了！到了二〇一五年，九二％的美國青少女會每天上網，其中二四％上網「幾乎不曾間斷」，而我們很容易就能看到為什麼：一支裝在個人化外殼裡的智慧型手機，就像是青少年的終極解放，一個隨身攜帶的販賣機，裡面充滿了可以提升心情的 App。不過就跟很多其他的東西一樣，披在「消費者自主」的這張羊皮底下，包藏了遠程性操縱情緒的惡狼。㉒

最令人憎厭的操縱者是那些纏著女孩子要裸照、求親熱的男生，如果女方不從，就騷擾、詆毀她們。不過男孩子為了容易取得無檢查的網路使用，也付出了一些代價，使他們被粗俗的兄弟文化及色情幻想世界所吞噬，其結果可能導致性功能障礙。這便是為什麼男大學生會有不舉的困擾，有位常春藤聯盟的男學生就告訴薩爾斯，都是因為色情的過度使用所致。用網路色情手淫好比一天喝上十杯咖啡，與真人而非色情明星做「隨機不親密性行為」的指望，也具有挑起性慾的功能，但好比只喝兩杯咖啡，「相形之下並非那麼刺激」。生物學的喀爾文主義適用於網路色情，也適用於酒精和藥物的使用，到了緊要關頭，才發現一夜情竟變得令人大失所望，或者甚至完全無法射精的窘況。㉓

可以說，就在一個世紀之內，發生過了三次科技與性愛革命：第一個革命是人工避孕，將性行為與生育分離；第二個革命是數位化色情，將性行為與兩個人之間的肉體接觸分離；再就是第三個革命，線上的遙遠性與非人格性，將性行為與交往及交往之慣常目的——婚姻——分離。當性行為變得廉價、快速、永遠皆可進行時，何必還要為胸衣、晚餐約會、訂婚戒指而操心呢？

然而受到影響的不只是傳統而已，自從諾爾伯特．伊理亞斯（Norbert Elias）的前行研究之後，社會科學家們便發覺，培養並表現良好的禮儀，對於加強控制衝動的能力很重要，而此控制力則是社會秩序之所繫。薩爾斯的訪問對象並不需要一個已故的德國社會學家來教導她們，有哪些事情不對勁了！例如其中有個女孩就告訴薩爾斯說，如果這些男生敢當面對她們說在網

路上所說的那些話，她們很可能朝他們的胯下就踢過去了。㉔

批評家指控薩爾斯有藉機推進女性主義之嫌，忽略了社交媒體的其他用途，例如分享家庭訊息，或者行動主義者間的人脈建立等。沒有智慧型手機，就沒有阿拉伯之春（Arab Spring）；沒有社交媒體，就沒有「黑人的命也是命」（Black Lives Matter）維權運動。新的消費者科技自有它們解放性的一面，心理學家史迪芬·平克（Steven Pinker）在他二〇一一年出版的大作《人性中的良善天使》（*The Better Angels of Our Nature*）指出，一九六〇年代之後加速發展的人類與動物權利革命，其實是消費者電子革命的副產品，整合電路電晶體每年成倍的增長，使啟蒙的文學界大為振奮，因為它連結了文學大眾，廣播了科學及人文革命的方法與理想。有了維基百科（Wikipedia）可查，有害信念的生存機率就降低了，例如誤認某些人種具有內在犯罪性的偏見，或者女人喜歡被強暴，或者打小孩是必要的，或者動物的受苦在道德上無關痛癢等謊言，只要滑鼠一按就能揭穿。網路對那些——藉用伏爾泰（Voltaire）的說法——以為能讓我們信其謬論而犯下滔天大罪的人來說，是個壞消息。㉕

此一理論或有可信度，但並非天衣無縫。從留言串與 Twitter 的推文即可證明，愛好煽風點火的網軍及其麾下的機器人，一樣很擅於把網路空間填滿各種胡說八道與惡意謾罵，此外，誘惑共和國的份子也都未曾懈怠。一九九〇年代中期，網路這個化身博士傑克醫生（Jekyll。編註：出自十九世紀小說《化身博士》〔*Stange Case of Dr Jekyll and Mr Hyde*〕的角色）以學術電子郵件及檔案共享網絡的型態問世，然後隨著全球自由免稅商務、誘人的休閒娛樂，以及惡習的發展，從而代入了第二個類似海德（Hyde）角色的性格。一九六〇年代間，心理學家亞當・奧爾特（Adam Alter）就曾指出，人們是在相對稀少之成癮魚鉤的水裡游動，其中最主要的鉤子是香菸、酒精及藥物，而最後這一項價格昂貴、危險性高，且通常難以取得。但到了二〇一〇年代，消費者的這片水域卻已布滿魚鉤，它們的名字分別是臉書、Instagram、色情、電子郵件和網購，釣魚早已成了釣愚。㉖

奧爾特忽略了食物成癮——充滿了像「吃貨」及速食外送 App 等網路觸發點的真實生活——但若加上強迫性過食及其數位信號來思考，方更能強調上述論點。二十一世紀初是平克所指認的身體暴力數據下滑而權利擴張的黃金時代，但與此同時，人類也面臨了有史以來數量最多、且包裝越來越狡猾的誘惑，將我們導向有害的習慣。

雖然這種傷害在每個國家的情況都不同，但全球性的模式卻很清楚。活在二〇一四年世界裡的一般成年人，死於戰爭或謀殺的可能性，比死於不良健康習慣的可能性低了三十倍，包括我們熟悉的致命惡習像抽菸、喝酒、嗑藥、無保護的婚外性行為，以及相對新近的因素如過食、高鹽與高糖的飲食、科技懶人、分心駕駛等等。這就好比我們天性中最壞的天使在善天使出現的同時也現身了一樣。即使平克認為電子傳播具有安撫及人道作用的看法是正確的，科技革命在為我們帶來重大契機的同時，也帶來了嚴重的威脅。㉗

隨著數量的增加，數位化魚鉤也日益鋒利。二〇〇六年九月，臉書只是另一個「好玩的」新奇網站，任何人只要年過十三歲，擁有一個有效的電子郵件地址，就能使用臉書；十年之後，它已成為一種癡迷，每天都有超過十億人在活躍地使用，佔據全球網路人口將近四〇%，並成為全世界第五大最有價值的企業。這一切均非偶然，跟食品工程師一樣，社交媒體平台與電子遊戲設計師們都仰賴著玩樂的傳統技術組合，不同之處在於不是用糖、鹽、脂肪，而是從心理元素的菜單上來做選擇，其中最重要的六大因子為：設定使用者無法立即觸及但又能吸引他們的目標；無法預測但具有刺激性的回饋；進步緩慢但只要下苦工方可精通的感覺；挑戰性逐漸加強的任務或階段；需要解決之道的張力；和其他心意相通之使用者的社交聯繫。業內人士把社交面向稱為「部落的獎勵」（rewards of the tribe），但部落也會施予懲罰。「你必須持續與虛擬世界的朋友互別苗頭。」英文教授克里夫（Ryan Van Cleave）解釋道，他因為一星期花六十個小時玩《魔獸世界》而丟了在克萊姆森（Clemson）大學的飯碗，當他終於戒掉遊戲，得以避免連家庭都失去時，他卻必須忍受盜汗、噁心、頭疼的症狀。㉘

然而，產品並非得是個遊戲才能發揮遊戲一般的效果，例如 Instagram 是一個照片分享 App，使用人數從二〇一〇年的一百萬人暴增到二〇一七年的七億人，為我們提供了多變性強化作用的典型範例：有些照片無人問津，有些卻會吸引很多「讚」，於是使用者為了追求按讚不斷上傳發布照片，並不斷回到網站去支持他們的朋友。Instagram 簡易、快速、普遍，而且因為是視覺的東西，可以連結到其他平台像推特和臉書上去，又不需要語言程度，所以很有成癮性。「早上一起床，我的心跳就開始加快，」有個使用者說：「我又得到了幾個新的追蹤者？失去了多少人？我今天應該發布些什麼好？」㉙

應用心理學家納爾・亞爾（Nir Eyal）曾是電子遊戲設計師，他認為 Instagram 堪稱設計精密、習慣化產品的釋放，使消費者將之變為日常生活中的一部分。消費者會這麼做，因為 Instagram 和其他類似的 App 剝削了微小的壓力源如無聊、窒悶或錯失恐懼症，將它們轉變成內在的觸動樞紐（internal triggers），刺激「一種幾乎是立即且經常的無意識行動，以便消除負面的感受」。成功的產品設計師知道應該如何結合心理與科技來搔撓這個癢處，使正面聯想與習慣的加強產生連結，增進他們的收益。㉚

這個 App 到底有多厲害，二〇一二年就見分曉了！臉書花了十億美元買下 Instagram，那時 Instagram 還不滿兩週歲。而事後也證明臉書的投資非常值得，因為大部分的臉書活動都與觀看別人的照片有關，所以 Instagram 便是目標廣告最理想的平台。食客們拍下三星級餐飲，縫製棉被的人拍下自己繡的蜜蜂花樣，滑雪者拍下他們喜歡的渡假村。「這些數據價值連城！」熱中科技的勞勃・史克伯（Robert Scoble）告訴《富比士》（*Forbes*）雜誌說，他指的是使用者喜好的相關資訊。當 Instagram 在二〇一三年增加了錄影功能之後，價值就又更高了，讓臉書得到了可以探看攝影愛好者們靈魂的一扇窗——並進入他們的各種壞習慣裡去，當他們打破規則，用難以偵測的阿拉伯語主題標籤（hashtags）分享非法藥品廣告及色情影片時。㉛

吸引使用者前去網路及社交媒體平台的，無論是禁忌內容，還是短期流行的減壓資訊，又或者兩者皆是，評論家都已開始發現對重度使用者的不良影響。除了駕駛與行走分心所造成的創傷之外，其他影響很少是劇烈的，也不會像酒精或藥物那樣具有毒性。網路成癮者不會藥物過量，但他們的重度使用有如慢性毒癮，日積月累下則需付出認知與道德上的代價。

其中最主要的危險，尤其是智慧型手機，便是對個人談話、睡眠、開車、讀書、思考、練習、工作的不斷干擾，導致難以達成或維持親密關係、健康、安全、知識、創造力、專業，以及具有社會建設性的心流狀態。像賭博機台、社交媒體，以及其他數位化消遣，它們透過虛擬的捷徑提供替代性的心流狀態，換取了金錢、時間，降低了真實生活中的成就、滿足，以及對未被電子（產品）修飾之生活的容忍度。「真是令人驚訝，」一名參加享樂節制實驗的墨西哥學生寫道：「我發現原來我處在一個注意力不斷被分散的狀態之中，彷彿我的真實生活與虛擬生活並存於不同的星球上，卻又是等同的時間。」㉜

或者是不等同的時間，畢竟一天只有那麼多個小時。「臉書仍舊是我生平僅見對我工作最大的干擾，」作家扎蒂・史密斯（Zadie Smith）坦承道：「而這正是我愛它的原因。」不過畢竟影響所及是她的文學生涯，所以兩個月後史密斯就和臉書分手了，而她這麼做是非常聰明的。小說家強納森・法蘭岑（Jonathan Franze）在撰寫《修正》（*The Corrections*）時，有一部分書稿是用布條蒙著眼睛、戴上耳塞寫出來的，他很懷疑任何有網路連結的人有辦法寫得出好小說來。教授們懷疑當學生擁有這麼多設備時，可還有能力保持原創性？他們的擔憂源自於研究顯示，社交媒體的使用與成績呈負面關係。心理學家證實，僅僅是和靜音後的智慧型手機保持近距離，就能夠削弱認知能力，尤其是對習慣性使用者而言，而如果會發光或震動，手機更無疑會轉移注意力，用任何形式經常接觸網路都是如此。㉝

此條件有個名稱，即「浪費時間」（time suck），城市字典是如此定義的：「（一種使人）全神貫注並成癮（的東西或事情），但卻因此使你不去做真正重要的事，如工作賺錢、吃一頓飯，或者照顧你的孩子。」跟其他形式的成癮行為一樣，浪費時間是會自我長存不廢的，例如若在真實生活中怠忽職守造成了壓力，或者沉浸在虛擬世界中帶來了寂寞、焦慮、憂鬱等感受，那麼你可能就會更想逃避現實。喬治．庫柏曾針對酗酒症帶來不斷加劇地增加的壓力說過一段話：「人們會喝酒，通常是因為他們心情不好，但喝酒其實讓他們的心情更不好，所以他們就喝了更多酒。」這個說法同樣適用於數位成癮。㉞

網路和有連線的行動裝置會降低我們的自制力，就這點而言，它們便是平克在另一個情境下所說的去文明化過程，此標籤可適用於所有邊緣資本主義的形式，雖然並非一切資本主義皆如此。生產並交換無懈可擊的產品與服務，通常都是進步的動力，市場競爭使一般的人民獲益，很少有人想住在只有一間國家壟斷商店的城鎮裡。商業與工業資本主義培養了自我約束、未來導向，以及有效時間管理等特質，資本主義創造了財富，資助了負責公共健康、安全和教育的機構，使人們能過上更宜居、更有保障，且更理性的生活——這些條件是平克認為暴力與殘忍能夠長期下降的原因，而同樣的這些特質與環境，似乎也應該對惡習與成癮發揮反向作用。㉟

所以謎題來了：為什麼當暴力和殘忍正在下降之際，商業惡習與新奇成癮卻激增了？一個答案是：暴力科技——武器——與成癮科技——武器化的樂趣——是有心理上的特點的。坐在電腦前倒數計時發射飛彈的軍官，他們的脈搏是穩定的；電子撲克成癮者坐在嗶嗶聲作響的機台前，他們的脈搏卻跳得很快。「人類的行為是目標導向，而非刺激導向的，」平克寫道：「所以對一個暴力事件來說，最重要的問題是，這個人是否想要殺死另一個人。」不過事實上，行為既是目標導向也是刺激導向，雖然平克的立論依舊成立。科技使武器變得更加致命，但致命性卻不見得會維持更高度的暴力死亡。歷史發展使人們比較不傾向去殺死別人，而且此一發展累積出了一張現代化的清單，其中第一條就是法律保障下的個人安全，以及互惠互利貿易的擴張。平克將貿易稱為「溫和的商業」；他的盟友羅伯特・萊特（Robert Wright）則稱之為非零和賽局。「如果你問我，為什麼我不贊成向日本投彈，」萊特說：「當我說因為他們建造了我的汽車時，這個答案只算是半個玩笑。如果你的想法是，別人的福祉其實跟你自己的福祉息息相關，那麼你自然比較會給別人留餘地。」㊱

但如果你的貿易夥伴製造的不是汽車，而是垃圾食品或成癮藥物與 App 呢？邊緣資本主義是資本主義邪惡的孿生兄弟，它以刺激為基礎，不溫和，而且追求零和賽局。它製造了龐大可維持的利潤（並藉此阻礙對手），進行的是會引來反對的商品的貿易，如色情、香菸，或者以食品和電話來說，用成癮的設計使日常產品變得令人惶惶不安。好、壞兩個孿生兄弟是連體的，但不是連在他們的臀部，而是連在科學與技術能將商品轉變成惡習的那個歷史時間點上。有時候發展的過程並非刻意，例如皮下注射是一種醫學上的重大突破，但它卻也始料未及地帶來了麻醉藥物成癮的更大危險。不過，自從十九世紀末，惡習產品的發明、精煉與行銷，已經成為一個刻意的過程，破壞了啟蒙運動希冀溫和貿易將能帶領一切水漲船高、造福所有的願景；真實的情況是，資本主義的這一對連體雙胞胎，既能載舟，亦能覆舟。因此主流的反惡習行動主義者，以及他們致力維護公共健康的後人，都是偏向規範惡癮和選擇性的禁止，而不傾向全面性的社會主義，因為他們改革的目的只是想要殺死那個邪惡的孿生兄弟而已。

「雙」言巧語

消弭惡習的道德立論是很直截了當的：在它們摧毀我們和我們的社會之前，應先摧毀掠奪式產品。面對這個論述，掠奪者們回答：問題不在產品，而在個人，無論我們的產品吸引力有多大，人們還是可以抗拒它。他們在相同的言論上做些小小的修正，捍衛了每一項成癮產品、休閒設計，無論數位化與否，而他們所需要的只是一種花言巧語的能力而已。納爾．亞爾在行為設計會議的習慣高峰會（Habit Summit）前的兩場演說，為邊緣資本主義數位支部年度聚會（每個席位要價一千七百美元）做了典型論證。

二〇一四年，他的第一場演講將焦點放在習慣性產品設計的四大原則：它們需提升「顧客一生的價值」，也就是從一個使用者身上可汲取之金錢的總和；它們必須允許價格較大的增長空間，因為需求的彈性較小；需利用「短暫蔓延耗時」（short viral-cycle time）增加成長動力，意即讓已投入的使用者願意很快招募其他人加入；最後，它們必須加強顧客的「防禦力」抵抗對

手。接著他放映一張轟炸機上裝滿機關槍的投影片，其中的訊息再清楚不過：我們抓到你了，我們會不斷地讓你受盡折磨。㊲

三年之後，亞爾在二〇一七年又一次到習慣高峰會演說，他幫大家走了一遍各種掛羊頭賣狗肉的論述。是的，會產生濫用，干擾注意力也是個問題，但這些都能用溫和的社會壓力來解決，例如試著對餐桌上放不下智慧型手機的討厭鬼說：「一切都還好嗎？」；鼓勵你的顧客下載幫忙集中注意力的 App，讓他們可以阻絕網路觸發器，並限制他們花在機器上的時間。怎麼？他自己也會用這些 App 呀！那些將社交媒體看成毒藥的人們錯了：「我們不是在這裡賣臉書的毒或注射 Instagram，」亞爾說道：「我們不相信自己是毫無招架之力的。只有當我們這樣認為時，才會真的變得毫無能力。」他幾乎拳拳擊中沃爾科沃的要害，並放映一張糕餅店充滿碳水化合物的投影片：「就像我們不會指責糕餅師傅做出這麼美味的食物來，我們也不能埋怨科技製造者生產了這麼優良的產品，讓我們想去使用它。」他說。「科技公司當然會這麼做，但是憑良心說，我們不正希望如此嗎？」㊳

立足深圳的騰訊公司是中國互聯網服務供應商的佼佼者，他們的經理人與上述說法有志一同。二〇一六年，騰訊公司的利潤成長了三八％，年度報告指出網路遊戲是重要引擎，而成長來自資料探勘，用以微調現有遊戲的表現，並獲得對玩家行為「更深的洞察」，意思也就是說，了解是什麼因素讓他們持續上線，然後投注心力去改進遊戲裡的角色。其中最大的贏家是《王者榮耀》（*Honor of Kings*），這是一種角色扮演的幻想遊戲（細節在報告中略去），被國營的《人民日報》斥為「毒」與「藥」，不過與其為這個比喻爭辯，騰訊公司的管理階層將之扭轉，告訴投資人說，他們提倡這項智慧手機線上遊戲的策略，是要「爭取更廣大偶一為之的玩家，再慢慢將他們進級到中度核心，然後是重度核心的類別裡去。」至於那些已經是《英雄聯盟》（*League of Legends*）死忠玩家的使用者，則透過「資料探勘獲取的洞悉」，可以為之提供「具有吸引力的新內容」來安撫他們。㊴

但有些業內人士再也無法忍受這些委婉說辭與模稜兩可了！羅倫．布里克特（Loren Brichter）發明了下拉更新（pull-to-refresh）的機制，讓推特及其他 App 使用者們可以在觸控面板上往下滑動，更新他們的消息來源，二〇一七年時，布里克特說這個發明使他追悔莫及，稱其具有成癮性，猶如吃角子老虎機的拉把手。賈斯汀．羅森斯汀（Justin Rosenstein）設計了按讚原型的編碼，也說但願自己當初沒有為這個注意力已形分散的世界增添「假樂趣明亮的叮噹聲」。臉書前副總裁查馬斯．帕里哈畢提亞（Chamath Palihapitiya）曾負責開發更多客戶，說他痛恨「我們所創造的短暫、多巴胺導向反饋迴路，它們破壞了社會的運作模式，沒有公民對話，沒有合作，資訊錯誤，事實錯誤」，他並強調，這不是美國的問題，而是全球的問題，且已根深柢固。抓住（人們的）眼球並將之金錢化，已經成為難以抗拒的遊戲了。㊵

無論懺悔與否，矽谷菁英們對自己家人的眼球倒很在意。「我們對孩子在家使用多少 3C 產品會加以限制。」蘋果公司的賈伯斯告訴一臉不可置信的新聞記者說。這個記者想像賈伯斯家裡的晚餐桌上一定堆滿了 iPad。「才怪！」賈伯斯回答說，他希望自己的孩子們能在家庭用餐時間討論書籍與歷史。前《連線》（*Wired*）雜誌編輯克里斯．安德森（Chris Anderson）有五個孩子，全都抱怨父母親不准他們使用科技產品的家規。「這是因為我們從第一手看到了科技帶來的危險，」安德森告訴同一位記者：「我自己就親眼目睹，我不希望看到同樣的事情發生在自己孩子身上。」帕里哈畢提亞說得更直白，他自己不用「這坨屎」，也不會讓他的孩子們用。其他科技主管與工程師會利用時間限制的方式來處理問題，例如禁止他們的孩子在進入青少年中期之前擁有手機，也不讓他們在房間裡置放螢幕，至於家庭以外的地方，他們則延伸了低科技的手段，例如讓孩子們就讀禁止使用 iPhone、iPad，甚至標準平板電腦的預備學校。㊶

從功能與美學的角度來看，無人懷疑 iPhone 與 iPad 是傑出的科技成就，然而載送鴉片到中國的飛剪式帆船（clipper）又何嘗不是？創造力和寄生病，華麗與虛偽，在邊緣資本主義的歷史中比比皆是，猶如明亮交織的線索。那些數錢的人很了解這個真實面，那麼他們是如何處理箇中難堪的衝突呢？跟我們大部分的人一樣，把問題區隔化後分開處理。

馬丁．史登爾是這方面的能手，他是構想出高樓賭場超級渡假村的建築師。一九六九年的某一天，史登爾駕車駛向國際飯店，也就是他在拉斯維加斯的設計原型，當他接近一個交通路口時，他無視紅燈幾乎就要開過去，但他看到了自己的創作，突然目瞪口呆，「這真是一座要命的漂亮建築，」他告訴自己吃了一驚的兒子說：「這真的是一座要命的、美輪美奐的建築。」真的，而且它後來在全世界一再被複製。不過，史登爾並沒有去讚賞那棟建築最主要的吸引力——賭博。他認為自己巧妙擺設的賭桌遊戲和投幣機，只是給遊客及魯蛇用的「愚蠢」

休閒活動，他自己則兩者皆非。㊷

後空間地下世界

雖然史登爾閃閃動人的捕鼠器有三個物理維度，它也操作於第四個時間維度上——或者更精確地說，即夜間時刻。歷史學家與社會學家將夜晚視為時間的前線，人類透過人造燈光、電氣化，以及機電交通工具等將夜晚殖民化。維多利亞時代的泡吧者和妓女們是早期的夜間先鋒，他們使用煤氣燈和電燈來擴張自己的運作範圍。戰後的日本賭徒以及在酒吧與歌舞廳工作的人們，則藉由安非他命「清醒藥」的幫助來延長他們的夜晚。史登爾採取邏輯性的下一步，創造了自給自足、有空調設備、停車設施、永無休止的遊樂宮殿，在裡面，晝夜的區別和牆上的時鐘一樣毫無意義，將之泯去以便讓賭客們迷失在玩樂之中。㊸

但老鼠們還是吃得到史登爾的乳酪呀！這便是為什麼交通工具的速度與價格對拉斯維加斯與其他的遊樂聖地會如此重要。一九五〇年代，從芝加哥開車到拉斯維加斯需要兩天的時間，六頓飲食，外加汽車旅館的費用，如果買一張美國環球航空（TWA）「星座」（Constellation）型客機價值七十五美元的遊客機票，五小時便可抵達，還留下很多時間可以在晚上玩一把。隨後的三十年間，大型省油噴射機和解除票價管制導致了旅客數量急遽上升。在一九五八年，每天差不多有六十架商業飛機抵達拉斯維加斯，但到了一九八八年，這個數字已經超過四百架。㊹

在網路普及之前，樂趣、惡習與成癮的歷史泰半是一部空間和時間的擴張史，有些地方原本是孤立的，但人們在那裡發現、培養、加工、混合，然後交易食品藥物，直到最後，精神興奮商品鍊便跨越了全世界，其中有都市地區，如哈爾濱的大觀園，人們在那兒尋求或忍受商業惡習，以成癮為中心的次文化逐漸生根；也有深夜時分，當街燈亮起之後，胭脂水粉的流鶯們便從陰暗處浮現為顧客流連。

反惡習行動主義者以縮小這些領域到極限為己任，他們也曾獲得一些成功，然而，儘管他們持續反對非法藥品使用及反菸的運動有其成效，卻輸掉了將商業惡癮圈限並邊緣化的更大戰役。到了一九九〇年代，只要打開有線電視，逛逛當地的錄影帶出租店，或者瞟一眼雜誌架，我們就會發現，在以新教做為搖籃的國度裡，反惡習行動主義其實已經命懸一線了。㊺

網路的興起給反惡習行動主義帶來致命的一擊，將之打出了場外，落在第三排附近的位置上。限制性的策略原須仰賴具體設立某些瓶頸（打開汽車行李箱），人的檢查點（讓我看看你的身分證），以及對空間與時間的規範（學校附近不准廣告，下班時間不准販賣），諸如此類。但當科技開始在虛擬的第五個全球連線、後空間環境維度上操作時，先前的各種限制幾乎已無獲勝的機會了。反惡習行動主義沒能消化這些改變，但數位商務消化因應了，從而改造了惡癮的可取得性、可負擔性、匿名性，以及廣告方式。

最明顯的例子便是性。在有網路之前，孩子們會從同儕與媒體上獲得有關性的非正式訊息，從老師和家長那兒獲得正式的性教育，但是有網路之後，孩子們只需在搜尋引擎上鍵入一串字。分析二〇〇七年下半年美國前一千名輸入「如何做什麼」的搜索排行，顯示一七・三%都跟性有關，而且在前十名裡就佔了四個。從這四個熱搜前十名的用字裡──如何做愛，如何接吻，如何懷孕，如何親熱──可以看出打字的是未成年人。色情影片提供了進一步的性愛教導，或者可以說是網路性愛物化世界的特殊詮釋。那些想為非法活動尋求指導的搜索，佔據了前一千名「如何」的九・五%，其中居首位者是「如何種植大麻」。雖然大眾早就可以取得了，但「自己動手做」（do-it-yourself）的惡習並非全然匿名或免費，例如追蹤小型文字檔案（tracking cookies）、電腦病毒（viruses）、惡意程式（malware）皆需收費，如果經常使用色情網站，它也會向你收費，只不過這總比在可疑地區跟陌生人打交道，或者冒著被人看見的危險要容易接受得多。矽谷主管們禁止自己的小孩在房間裡放置電腦螢幕，可見他們有先見之明。[46]

有建設性的知識也在網路提供之列，例如「如何撰寫履歷表」在二〇〇七年的研究中佔第五名，「如何寫一本書」佔第六十二名。有些搜索按鍵能讓網路使用者沉浸於畫家卡拉瓦喬（Caravaggio）或女聲樂家卡拉斯（Callas）的作品之中，但問題是它們的相對流量很低；二〇一八年，「如何種植大麻」的搜尋量是「卡拉斯獨唱曲」的十五倍之多。我們從內容調查學到最重要的一課，便是網路提供了近乎無摩擦的方式，讓人進入到過去所謂的「生活」（the life）之中，而此「生活」是一種地下世界，一個令人興奮卻又不安穩的地方，那裡有非法玩家會詐欺、拉皮條、賭博、求高潮、無惡不作，都只為了賺錢。過去所謂的「生活」是一個階級性、次文化、地方性的用詞，通常指涉較貧窮而非富裕的地區，但隨著網路和社交媒體的進步，現

在幾乎每個人都可以享受「生活」，無論他們住在何處。㊼

酒類經銷商知道有將近二〇%的銷售都是未成年人購買的，很快就相中了網路的潛力。到了一九九五年，許多烈酒公司開始贊助網站，提供贈品、促銷，以及各種有關飲酒遊戲的信息。當社交媒體出現之後，跨國酒商便讓他們的品牌和流行文化的「影響者」搭線掛勾，大部分的廣告未成年人都接收得到，他們會把喜歡的影片上傳到 YouTube，推文的人會對酒加以稱頌，臉書和 Myspace 的使用者則會發布自己跟其他朋友一起喝醉或興奮異常的照片和影片。正如美國印地安人是從最壞的老師那兒學習飲酒的，皮草獵人和偏遠地區的貿易商都容易傾向放蕩的暴飲，至於網路世代的青少年從自己的同儕處學習飲酒，而他們的同儕又多是喝酒失控，抱著馬桶嘔吐，然後在地板上昏厥過去的那一型。病態學習可謂既是社會性的，也是化學與商業性的活動。㊽

網路惡習入口網站不只在公開的環境中操作，也在封閉的社會裡進行。一九九五年，中國共產黨官員曾指控「色情與反動」網路素材的危害，然而在接下來的二十年裡，中國的商業作為卻往往比官方言論更聲勢浩大：中國工廠製造了絕大部分網路所販售（及展示）的情趣用品；中國軟體公司像騰訊，因為設計出具有成癮性的線上遊戲而飛黃騰達；中國公司在網路上廣告、出口先驅化學物質，可用來製作致命性化學藥物。可見金錢並沒有意識形態的色彩。㊾

不過在一個面向上，中國人是言行一致的：他們很關心年輕人，這個憂慮重複出現於每一份有關網路惡習暴露性的全國調查之中。色情研究一再顯示，新進者從年紀很小的時候就進入

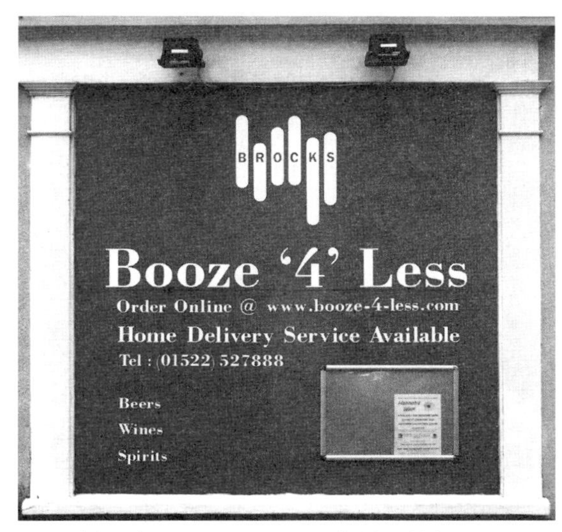

網路廣告同時出現於線上與線下，正如 2010 年這個放在英國林肯市（Lincoln）一家酒商外的廣告看板所顯示的，廣告用多利亞式壁柱框起，用泛光燈點亮，以便於夜間汽車駕駛人和過路者觀看，它的訴求結合了可取得性、可負擔性，以及匿名性，只給了廣告口號和網址（URL）。另一個與重度消費者相關的特質——脫序——也被暗示了：如果你覺得寂寞、憂鬱，我們有廉價的、網路可取得之酒精供你享用。

了數位地下世界。二〇〇三年，澳洲研究人員發現在十六歲與十七歲的青少年中，八四%的男孩及六〇%的女孩，曾經意外地或刻意地觀看網路色情影片，影像包括「任何可想像得到的性愛姿勢」。這些數據很可能已屬低估，它們是在每三個澳洲家庭只有一戶具有網路連線時所做的調查，而孩子們總是能找得到使用管道，例如在冰島，他們會從遊戲機竊取進入；在肯亞，學生們會利用網咖和大學宿舍下載色情影片，然後舉辦黃色電影之夜。有名大學生被朋友傳來的色情連結挑起了慾望，「從此之後，我就對更多那一類的網站充滿了渴望，」他說：「很能讓人成癮。」㊿

網路提供了取得商業性行為及虛

擬經驗的管道，到了一九九〇年代末期，紐約市的娼妓都已在網路上廣告陪伴服務，而用電腦預訂日期，比躲避警察和街頭搶匪可要簡單又安全多了！分類廣告網站像克雷格列表（Craigslist）和 Backpage（已在二〇一八年被關閉）會為妓女和皮條客刊登廣告，包括那些偷渡進來的未成年人。二〇一六年，Backpage 被明尼蘇達州一位檢察官以「讓兒童被買賣之平台」為由起訴，另一位檢察官則稱其為「反烏托邦煉獄」，只是這個煉獄還是有人為之辯護，包括網路貿易協會和科技公司，他們拒絕鎮壓和檢查，因為擔心開了負面的先例。惡習或許不想要免費，但它們想要至少能隨處可得。51

惡習還想具有移動性。「我想跟我的手機說：『Siri，哪裡有妓女？』」專攻性成癮的治療師羅伯特．懷思（Robert Weiss）觀察說：「然後手機就會在方圓半英里、一英里、兩英里、或三英里處標明陪伴服務的地點，顯示出他們的電話號碼、地圖，以及對不同妓女的評價。」在印度，傳統娼妓侷限在紅燈區裡，但現在，妓女們已然走出妓院，她們買支便宜的手機，起個假名，就能造訪打電話或傳簡訊的客人。哈囉，我是妮蘭，我的條件是脫衣之前先收現金。這樣的生意既有彈性又有隱匿性，於是兼差的人湧進了市場。男人喜歡移動性愛的方便性，但愛滋防治工作者對此大感憂心，因為當娼妓集中於一處時，比起現在數位分散的情況，過去的性安全諮商工作反而更能有效進行。52

無論暗網與否，都開始偷運藥品和相關用具，線上購物者幾乎可以買得到任何東西，從粉末狀咖啡因（比聽起來危險得多）到芬太尼（fentanyl），都跟它們所傳聞的一樣致命。到了二〇一四年，據估計有四萬至六萬個網站會販售毋須醫師處方的藥物，有的網站名像 buyoxycontinonline.com，一看便知它們的企圖何在，其他有的網站會提供訊息，教你如何欺騙醫生以取得致幻毒品，例如假裝纖維肌痛症（fibromyalgia）就很有勝算，只不過最好還是確認一下你選擇的是一個願意站錯邊的醫生，而且赴診時最好用現金付款。53

選擇藥物名稱網址的權利金要價極高，二〇一一年時，大麻企業家賈斯汀．哈特菲爾德（Justin Hartfield）花費四百二十萬美元才買下 marijuana.com 這個網址。他說，有朝一日當政府終於卸下假面具，決定不需醫師處方就能購買大麻時，他便可以跳過當地的大麻店，直接賣給顧客了。Marijuana.com 就像新的 wine.com。此外，男性顧客如果擔心藥物檢測的問題，他們可以訂購一款名為 Screeny Weeny 的假陰莖，它連接著一袋合成尿液，可以綁在身上，然後擠出無大麻殘留物的乾淨尿液。製造廠商提供有做過包皮手術和未做過手術的兩款，而且有一系列不同膚色的選擇，總店能提供液體補充，並接受線上訂購。54

有關藥物的訊息也一樣重要：用多少劑量，如何注射，如何自己生產等等。數位知識轉變了歐洲與北美的大麻市場，有了各種訊息的協助，從網路上取得的種子與特殊設備，家庭式栽培者開始種植大麻的強毒株，例如精育無籽大麻（sinsemilla）與荷蘭種大麻（*nederwiet*）。含有高度四氫大麻酚（THC）的家庭式大麻，在市場上很有競爭力，經常取代傳統大麻如摩洛哥哈希（Moroccan hashish）或商業級的墨西哥大麻（Mexican marijuana）。合法的托兒所與五金店也摻上了一腳，販售室內栽種需要的生長介質、嫁接托盤、高強度照明、發電機、電風扇，以及除濕機。最大、最精密的操作還會加上電腦與其他自動化設備，免除栽種者監控的繁瑣任務並節省人工成本。種植大麻已經變得合理化與數位化了，就跟其他任何東西一樣。55

自動化栽種大麻也可被視為反烏托邦的預言。未來學家們（包括歷史學家轉未來學家尤瓦爾・諾亞・哈拉瑞）指出，近期歷史的頭條新聞便是意識與智力的脫鉤一事。有缺憾的人類大腦已無力跟上數位演算，而隨著資訊處理的能力成倍增長，兩者間的差距也不斷拉大。人類這個物種勢必要走向演化的廢物堆了！人們將被聰明的機器所取代，機器拋棄了大部分或所有無經濟用途的先驅者，使我們面臨著因設計而來的滅絕危機。56

這個預測應會招致懷疑才是，圖書館架上和錄影帶回收桶裡充斥著各種沒有成真的反烏托邦預言。然而，短暫的數位成癮史卻告訴我們，數位發明還有其他管道可以讓它們寄生於創造者身上，它們不僅精於數據處理而已，也精於辨認、預測，以及操縱人類的感情。「嘿，Siri，哪裡有妓女？」這個問題的答案，教導的不只是 iPhone 的主人，也教導了 iPhone 本身。如果訊息和處理訊息的能力才是最重要的，那麼在此情況之下，究竟誰是擁有者，誰是被擁有者呢？機器的智力和良知與意識脫鉤，演算方法被用來提供習慣性服務與創造利潤，那麼誰知道奇異點（singularity）不會也變為一種成癮，成了消失中的物種在瀕死前，於數位鴉片裡尋找救贖的最後一項活動呢？當然，懷疑論也適用於上述情景，但是有一個註腳。

我們當中的有些人已經到達那兒了。

第 8 章

反過量

Against Excess

谷歌（Google）和虛擬助理如 Siri 從一個花了十年時間研究樂趣、惡習，以及成癮歷史的人身上，究竟獲致了什麼祕密，我們無從知曉，然而無網路搜尋工具的協助，我不可能完成此書。誰知道專人設計的情趣用品竟可以無線連結音樂同步功能，讓使用者可以根據最佳律動安排點播歌單呢？古人雕鑿了巨大的陽具石柱，千禧世代則是會震動的藍芽陰莖，猶如樂趣兼容並蓄的科技史化身為一個可充電的小包裝，由跟樂高積木相同的那種明亮、堅固的塑膠形塑而成。①

到了研究末期，我的網路使用已傾向於傳統模式，旨在分享草稿、徵集反饋意見，其中最深切的評論約有兩大類：一類認為我太輕易接受新奇成癮的想法，以及它們在神經上的共通性；另一類認為我對惡質邊緣資本主義的處理太過低調，未能解釋如何抵擋其猛烈攻擊。有位歷史學家告訴我，我寫的這本書說明了誰在控制我們的大腦，然而僅只給予這個制度一個名稱卻是遠遠不夠的。②

當批評的言論出現分歧時，較直覺的衝動是將之視為互相抵銷，不過我抗拒了此一衝動，選擇嚴肅面對「輕信」和「政治寂靜主義」（Political quietism）的指控，並藉此增進、延伸、精簡我的論述。為避免使論點的摘要過於枯燥，我針對邊緣資本主義想像了另一組對話，回答讀者批判性的問題。如同先前的例子，我再度擬設出一位成癮懷疑論者來發起這段討論：

> 人人都同意惡習已如病毒般散開至難以控制的地步。網路上有每一種色情。問題是，這些產品及服務是否導致實際上的成癮。你在很多不同的情境下一再使用這個字眼。

情境不斷改變，詞彙也一樣。醫學史家查爾斯・羅森堡（Charles Rosenberg）寫過：「在某個面向上，疾病並不存在，直到我們同意它的存在為止——經由對此疾病的感知、命名，以及反應而來。」成癮更是加倍如此。無論你認不認為它是一種疾病，我們正處於對此感知、命名，以及反應的熱絡市場中；不管是否社會建構或其他因素所致，我們都活在一個成癮時代。③

舉日光浴為例。用谷歌查「日光浴成癮」，會出現幾百萬個條目，其中很多都是醫學文獻，有些是關於生理和心理依賴；有些是忍受、渴望，以及退縮；也有討論「類鴉片腦內啡」（opioid-like endorphins）釋放，可施用抗癮劑阻絕；有的研究指出九五%的經常性日光浴者，比較喜歡會放射紫外線的日曬機（tanning bed），而不喜歡其他同款但不能放射紫外線的機型，就紫外線的類藥物效果而言，其安慰劑效用亦屬有限。

有位小兒皮膚科醫生指出，日光浴成癮是「一種新型態的物質濫用失調」，或許更適合稱之為新興的成癮型態。跟其他的成癮一樣，這是一種在特殊時代及文化之下多重概念的混合，沒有一位醫學研究人員會憑空拼湊出「日光浴成癮」一詞，如果他們沒有病理學專門知識的神經傳導物質模型，抗癮劑阻絕之實驗測試開發，以及一系列問卷調查的話——你曾試圖減少日光浴的次數嗎？對別人的批評感到惱怒嗎？覺得有罪惡感嗎？早上醒來後，就覺得有做日光浴的必要嗎？如果打了足夠的勾，你就是日光浴成癮者。④

診斷批評家們可要翻白眼了。

他們一定會的。他們會把日光浴成癮——或者更糟，「日曬狂熱症」（tanorexia）——看成像購物成癮、美容手術成癮，以及其他各種流行性成癮，都是由醫學帝國主義者發明，而由他們的同謀者，亦即不快樂的消費者所背書，因為他們想把自己的煩惱歸咎給新產品和服務。如果時間足夠的話，每一種過量都將被編進《心理失調診斷與統計手冊》（*Diagnostic and Statisical Manual of Mental Disorders*）之中。成癮建制沉迷於炒作，而炒作並不全然都是良性或無傷大雅的；當它們具有整理、污名、強迫的力量時，文字是很重要的。

但細胞和分子也很重要。讓我們回述羅森堡所寫過的話：「在某個面向上，疾病並不存在，直到我們同意它的存在為止。」其他的面向包括了感覺良好的日光浴對 DNA 所造成的累積性傷害。二十幾歲的日光浴愛好者把他們罹患皮膚癌的自拍照報復性放上網，而業界卻組成一個運動，反對禁止兒童及青少年去日光浴沙龍的法律條文。他們的官方科學顧問說，將「我們自然傾向受到陽光吸引的天性視為成癮」，簡直荒謬絕倫，人們暴露於陽光的機會已比昔時減少很多，日光浴工業其實是在造福世界。⑤

上述這個說法就是一種惡性炒作。如果說沒有大腦疾病模型，我們就很難想像日光浴成癮，那麼如果不是業界擁有先進科技、市場行銷、公關專家，以及一個特定的顧客群——具有憂鬱症病史的年輕白種女性——我們將一樣難以想像日光浴成癮的出現。無論你如何看待日光浴成癮，那個商業模式本身就是一種邊緣資本主義的原型。為了如何命名而爭辯，分散了我們對問題癥結的注意力：因設計造成的過量所導致的傷害。

這是為什麼「毒物興奮效應」（hormesis）的概念很有用處，這個詞彙源於希臘文，意指快速動作或熱切期望，用英文來說則是「刺激」（stimulation）。劑量低的時候，刺激能帶來有益的效果，但劑量高的話，則將有害。有益或有害的劑量多寡不一，端視先天基因、歷史環境，以及社會背景而定。如果一切條件都相當，對使用者而言，劑量越高表示同時會帶來更高的風險與益處。事實上，小劑量的紫外線對我們是有益的，但如果日光浴沙龍只給偶一為之的顧客照射低微劑量的話，他們是賺不了錢的，所以他們的賺錢之道便得站在毒物興奮效應錯誤的那一面——這適用於所有的邊緣資本主義企業。

企業是可以規範的。為什麼會允許兒童把自己曬到罹癌的程度呢？又或者為何允許邊緣資本主義者每年誘惑、致病，甚至殺死成千上萬人呢？為什麼他們的企業如此堅韌？抱歉，我在你的書稿首頁寫下了「無解」。

悲劇是不會有現成解方的。

為什麼邊緣資本主義是悲劇，而非只是單純的邪惡？

邊緣資本主義是悲劇，因為人類的天性會為一般商業的良性規則創造惡性的特例。社會的進步是隨著經得起市場考驗之創新發明的調適而來，而歷史會為大部分耐用的物品提供合理化的假設，可以說越耐用越好。

一八六一年，英國最大的鐵路是倫敦到西北一線（London and Northwestern），需要耗費鉅資汰換磨損的鐵軌，因此主管階層做了一個實驗，他們買下新發明的柏賽麥（Bessemer）鋼軌，在交通最繁忙的路段，鋪設於既有最好的鐵軌旁邊，結果證明鋼軌比鐵軌耐用至少十七倍以上。像這樣的實驗開啟了鋼的時代，價格更低，安全性更高，品質更好，嘉惠成千上萬種從汽車到洗衣機等產品，從此告別了（除鏽用的）磨砂板。這就是為什麼我說文明的代價是預付的，益處是後來在工業時代——當科學、技術、資本主義能夠聯手提供各項物品時——才終於顯現出來。⑥

> 對在礦坑辛苦工作或是把煤剷進火爐的薪資奴隸來說，不是（益處）。

與任何有關金錢的企業一樣，資本主義和犯罪行為僅有一線之隔。公司可能會虐待、無故解僱員工，合謀限制交易，製造利益的壟斷，他們也可能逃漏稅，對產品造假，他們還可能污染、破壞環境。從一八六〇年代迄今，最大的問題都是有關上述這些濫用的情況，下個世紀的大部分歷史則可能流動於兩大競爭性答案的衝突之間：其一是共產主義，以國家擁有權和威權專制為基礎——有時甚至充滿殺機——的經濟計畫；其二是進步主義，以官僚管理為基礎，將濫用和國家的主動性降至最低，以便促進工人的生活。從社會的角度來看，進步主義在共產主義失敗之處獲得了成功，身處混合工業經濟中的工人們，其健康與財富都雙雙提升。在二十世紀末期出生的瑞典人，比起十九世紀中期出生的任何人，平均壽命要長一倍，他們還會去宜家家居（Ikea）購買折價品。⑦

所以，加上下水道、學校、最低工資、反托拉斯法，以及家具店，文明的枷鎖就變輕了！公平競爭讓一切獲得進步。

是的，公平競爭以便尋找較好的鐵合金，或者去製造較便宜的紡織品，由此獲致的報酬還曾用來支持恩格斯（Friedrich Engels）與馬克思（Karl Marx）著書立論呢！他們兩位都不曾唾棄工廠與紡織廠所製造出來的產品，他們唾棄的是那些製程的工作條件，從而刺激了維多利亞時代有關政治經濟的辯論。但邊緣資本主義卻有關鍵性的差異。創新與競爭，無論如何公平、有序，通常都會讓改善了產品的社會後果變差，而非變好。

這是為什麼飲酒在本書第一、二章佔據了重要的分量。酒是原始而珍貴的文明樂趣，在蒸汽與鋼鐵的世界自由流通——簡直太自由了！一九五〇與一九六〇年代期間，法國人口學家蘇利・萊德曼（Sully Ledermann）指出，許多疾病和社會問題都與國家的酒精使用量有密切相關——結核病、消化系統的癌症、精神疾病、意外事件、犯罪、蓄意破壞等，都隨著法國酒類消費的上升而提高，且非僅止於重度飲酒者而已。毒物興奮效應適用於群體，也適用於個人——這是一種強而有力的概念，使法國政策的矛盾暴露無遺。萊德曼表示，釀酒業者、銷售商，以及法國財政部努力有成，導致了酒類消費的提高，進而也造成了更多在酗酒症與酒精相關死亡上的投資。

法國人大多對萊德曼的意見置若罔聞，但他的想法卻引起斯堪地那維亞、英國，以及北美洲酒精研究者們的注意，到了一九七〇年代中期，他們的酒精管制政策都以降低整體消費為核心目標，這自然使他們與跨國酒商發生衝突，後者的目標是要提倡負擔得起、標準化的酒精飲料給消費者，讓他們將飲用更多、更好、更便宜的產品視為與生俱來的權利。⑧

類似這種「財富 vs. 健康」的衝突，已深入每一項販售習慣性產品企業的肌理，這些企業提供大腦的快速獎勵，消除無聊與沮喪之感，其代價從肺氣腫到學業不及格等，隨著產品不一而足，但這些代價的共同點，在於承受者都是別人，而非生產及行銷商品者本身，其中最嚴重的代價，更是由那些對自己使用行為失去控制力的人所付出，而他們又往往是社會上與基因上最弱勢的人口。如果資本主義的通則是追求社會進步，那麼邊緣資本主義卻是讓社會退步的，有時候甚至到了野蠻的地步。

又是邪惡的孿生子。但並非每個窮人都是成癮者。

也並非所有的災難都只降臨在成癮者身上。傳了唯一一次簡訊的人剛好在分心打字時發生事故；週末的類鴉片使用者藥物中毒；只喝非酒精飲料的消費者罹患咽喉癌。死亡就是死亡。

而活著就是活著。意外事故的受害者傳簡訊求救；手術病人因麻醉劑的協助而獲得康復；配偶們舉香檳慶祝他們的週年紀念。

正是如此。樂趣是有解放性的，也是有奴役性的，而究竟是哪個面向，端視情況而定：劑量、年齡、使用方法、使用時間、有何期望、社會條件，以及基因的素質傾向——此一素質傾向也是受到我們祖先的社會條件所形塑。

命運。

或許曾經是命運。但今天，成癮者的命運卻很可能是從統計學的角度被設計出來的。企業不是神，他們追求數字，而非特定的個人。他們在有很多符合目標對象的群體中創造出重度習慣性消費者。在巴西，大學體育社團很受歡迎，這些社團大都有酒商在背後贊助，他們提供打折的酒類，換取廣告權及獨家品牌使用權，因此這些社團會舉辦無限暢飲的酒會，一張廉價入場券就能讓學生們喝到飽，其結果便是很多的酒精過量致死、性侵，以及養成狂飲胃口的大學生。狂飲者便成了企業所俘虜的人類現金流，被他們廉價收購而來，完全不顧因此所造成的連帶傷害。⑨

每個道理都是一體兩面的。

行為經濟學家稱反面為「輕推」。按正確方法做好兩個選擇，然後我們的大腦就會產生做出快速、直覺、追隨群眾利我而非反我決定的傾向。所以，把紅蘿蔔條而非薯條放在學校餐廳隊伍的視線處；宣揚大部分人不會重度飲酒或抽菸的事實，這種策略是在提倡比較健康的行為。諾拉．沃爾科沃是對的，我們可以改變環境以便加強、而非減弱人類的生物機能。⑩

但是你說沃爾科沃的理論有漏洞。

即使我們被導向良好的選擇，但競爭市場的企業卻設計出能將我們導向壞選擇的方法。將「輕推」概念普及化的學者——理查．賽勒（Richard Thaler）與凱斯．桑斯坦（Cass Sunstein）——以在機場擁擠通道競爭激烈的食品店為例：有家店賣水果和優格，另一家賣美式肉桂卷，這是一種灑滿糖粉的肉桂卷，含七百三十大卡與二十四公克的脂肪，每一個都是。員工在排氣不良的烤箱烘焙肉桂卷，烤箱就放在店的前排位置，所以烘焙的氣味在走道上縈繞不去，那麼哪家店的生意會比較好呢？答案應是在意料之中吧。⑪

美式肉桂卷堪稱是現代消費者兩難抉擇的縮影。一個世紀之前，如果你告訴世人，有一天他們將能在開空調的舒適環境裡一邊吃點心，一邊等著被有翅膀的大鐵鳥載到全世界任何他們心嚮往之的目的地去，人們很可能以為這一定就是烏托邦了！但如果你告訴他們，吃這種點心會讓他們變得很胖，胖到幾乎擠不進座位，或者可能增加罹患糖尿病與癌症的風險，那他們也許會有不同的看法。

賽勒與桑斯坦認為美式肉桂卷是個有趣的反例，但後來發生的事情就沒那麼有趣了！美式肉桂卷走向了全球市場，在超過五十個國家設有店面，該公司每年賺進超過十億美元。

每家公司都想成為下一個美式肉桂卷，販賣令人難以抗拒的誘人產品，而產品可能是合法的、非法的，或者兩者都有一點。連鎖餐廳推出培根奶昔、培根聖代，什麼都是培根；烘焙師傅銷售有咖啡因的甜甜圈；飯店的小冰箱擺滿了家庭式混調的雞尾酒；電子賓果遊戲機的功能像吃角子老虎；手機賭博 App 鼓勵你在比賽中下賭注；大麻店裡提供客戶可食用的大麻食品；工作坊嘛，就教你做大麻瑜伽。南非德爾班（Durban）街上的販子會兜售新型毒品旺嘎（*whoonga*），這是一種混合了海洛因、大麻、抗反轉錄病毒的娛樂用藥。藥劑師調製出 NPS，這是一種新的精神興奮物質，不斷微調成分以逃避藥物法規。使用者可以在網上購買「合法興奮劑」，以及加了調味的電子菸嘴——配上他們的哈希油筒直剛剛好。消費者也可以購買增進版或虛擬真實的頭戴用具，以便加強遊戲與色情的快感。

雖然這些都是最近的實例，但歷史上也能找到相應者。回溯既往，邊緣資本主義之所以能如此無堅不摧，便是因為支持它的科技非常具有彈性所致。改善、混合的機會，往往伴隨著表面上看來毫無關聯的發明與產品而來，這種機會不斷加乘擴增，於是此事物和彼事物開始糾纏不清，人也摻和了進去。歷史的瓶子裡裝滿各種精靈，當他們逃出去後，便開始互相交配，或者找到媒合者——競爭自會促使實驗與仿效。

萬寶路（Marlboro）曾經只是個不知名的香菸品牌，但當菲利浦．莫里斯在一九六〇年代初期加入氨化合物做為黏合劑時，它便一躍而成全球之冠。這種化學物質帶有一絲巧克力的氣息，而且更重要的是，它因能提高自由尼古丁分子而增進抽菸的「滿足感」。其他對手品牌失去了他們原本的市佔率，後來透過商業間諜與化學工程師發覺了萬寶路的祕密，便開始複製。這很像競技運動中的藥物濫用：要不你也作弊，要不你就認輸。於是到了一九八九年，香菸工業每年都要混用一千萬磅的氨粉，業界律師將之稱為「製作過程的輔助與調味劑」，並說它們是在人體內「自然」發生的——又是這個字眼——所以無害，君不見食品工廠也會用這些配料做添加劑嗎？⑫

這樣你就看見過去和現在的相同模式了，它演變為一種隱身的釣愚競賽，加乘魚鉤的數量並使之更形尖銳，讓上鉤顯得有如例行公事般——這是邊緣資本主義企業能夠如此堅韌的另一個原因。他們製造一種印象，彷彿正常使用他們的產品是有益處的，或者是無害的；反過來說，有益處及無害性的使用都是正常的。

成癮並非正常的。

但成癮本身也可以轉變成一種優勢，如果頻率夠低的話。賭博工業就公開承認，他們的某些顧客已經失去控制，所以他們投資了數百萬美元支持求助熱線、治療中心，以及研究賭博成癮之基因和神經基礎的醫生們。而這又成了公關的例行公事：把攝影師找來，對著鏡頭微笑，贈予海報大小的支票，讓我們探索一下，這群罹患精神失調的少數成癮者究竟有哪裡不對？當我們在學習如何幫助這些有問題的人的同時，你們這些正常人就繼續賭吧！不過，賭博工業當然只會象徵性地做這些事而已，因為業界投資了很多錢來製造有問題的少數，就是為了能夠維持他們的利潤。⑬

如果目標是將利潤極大化，那麼為何還要投資即使是象徵性的金額去做成癮研究呢？

為了孕育出一種能夠合理推諉的氛圍，以便維護安全、休閒式賭博的形象。或者飲酒、嗑藥、吃零食、喝汽水、曬曬日光浴等，亦復如是。從日光浴產業提倡的假科學回溯到一九五〇年代中期，當菸草工業利用研究煙幕彈反駁第一波癌症恐慌潮，我們即可找到線索：科學——包括腐敗的科學在內——是其他業界學會運用的公關王牌。此外，邊緣資本主義很懂得模仿複製，這也是為什麼我們應將邊緣資本主義視為一種不斷演變中的體系，而不是不同企業的隨機組合，只不過他們恰好都在銷售習慣性產品及服務而已。

但這些企業也會彼此競爭。

當然他們會競爭。例如多抽菸，少吃糖。有個二十世紀中期的品牌——鴻運香菸（Lucky Strike）——在廣告上把自己說成是瘦身者的甜食替代品，大糖（Big Sugar）公司便也毫不留情地用食品資料加以反駁。一九六〇、七〇年代間，糖業協會默默贊助了低調處理糖所扮演之角色的心臟疾病研究，將箭頭指向脂肪和膽固醇，因為業界龍頭知道，如果人們減少食用脂肪，他們就會在飲食裡添加更多的糖。⑭

「我不是他」仍是一個普遍的遊戲：吸電子菸，不要抽菸；試試用大麻止痛，不要用類鴉片；別去賭場，去看米老鼠。迪士尼樂園努力遊說不讓賭場這種惡癮在他們佛羅里達州的後院與之爭奪遊客，但迪士尼自己卻又僱用了侍酒師在他們的餐廳裡為顧客推薦酒單。

邊緣資本主義有其「一組對手」的面向，在這方面，很像一個世紀之前，反惡習聯盟的內部分歧一樣。但競爭並不妨礙合作，例如他們共同反對廣告禁令，以避免開啟他們非所願見的先例。同時競爭也不妨礙模仿，例如大麻販售機提供了速食店式、得來速汽車餐廳（drive-thru）般的服務。賭場呼籲賭客們要「負責地玩」，有如「負責地喝」口號，這是酒類產業為了轉移注意力和指責對象時所操弄的典型公關詭計。⑮

然而，為了取得優勢，需要做點小犧牲。一九八二到一九九六年間，安海斯—布希（Anheuser-Busch）是當時全球最大的啤酒廠，每年花費超過一千一百萬美元在宣傳「負責地喝」信息上——乍聽之下彷彿很多，直到你發現，原來他們每花一美元在信息上，就花五十美元來促銷產品。公司報告指出，分析這些數據即可證明，管理階層的每個行動都是「受到一個最高目標所引導——提高股份持有人的價值」。誠然如此。那二%的開銷是很有代價的，美化了公司的形象，兼且偏移了政治熱議的標靶。⑯

購買保護的方法很多，對高風險、高利潤的非法企業而言，賄賂與暴力有如家常便飯，正如毒梟所常說的，*Plata o plomo*——銀還是鉛（亦即錢或子彈）。但比較容易受到忽略的，是邊緣資本主義正當分支裡合法形式的誘因。

其中最好的例子是慈善事業，也是洗錢最古老的方法。還記得大觀園嗎？哈爾濱的惡習區，在那裡收垃圾的人會用魚叉來收成癮者路倒的死屍。大觀園貧民窟最著名的房東之一名叫鄒習三（Zou Xisan 音譯），是哈爾濱道德協會的主任，每個月他都會捐款。當警察局長問他，難道不覺得從那個萬惡淵藪賺取利潤有何不妥嗎？鄒回答說：「我對全世界的人都給予了施捨，所以我問心無愧。」⑰

慈善回收漂白了惡癮，即使是中國共產黨政府，雖曾一度槍斃了所有的鄒習三們，但最後還是為了體育和社會福利計畫發行了樂透彩券。樂透比賭場乾淨，也能讓消費者有機會過一下賭博的癮，而較小之惡的想法隨之散布開來，於是一九九四年，英國政府也設立了樂透遺產基金（Heritage Lottery Fund），藉此資助博物館、大教堂、公園的開放，並帶動旅遊經濟的成長——一個經過偽裝的累退稅制（regressive tax）竟然成了社會贏家。⑱

那麼貴格會的巧克力專家呢？吉百利或許蛀掉了帝國的牙，但他們是真正的慈善家。

維多利亞時代的釀酒師像J・C・雅各布森和卡爾・雅各布森（Carl Jacobsen）父子也是啊！J・C・雅各布森在哥本哈根外的酒廠製造高品質的拉格啤酒，賺了很多錢，他宣揚適度飲酒，提倡以好啤酒做為烈酒的有益替代品，還成立了嘉士伯基金會（Carlsberg Foundation），後來與兒子及對手合併成為卡爾奈嘉士伯基金會（Carl's Ny Carlsberg Foundation）。他們的施予言行一致，而且從丹麥人喝酒的標準來看，他們也沒有提倡壞習慣，只不過他們的慈善遺澤至今仍是一種公關上的誘因，同時隨著公司在國際上日益興旺，公關的成效越大，嘉士伯基金會也很樂於將他們世界級的藝術與研究計畫，和嘉士伯集團（Carlsberg Group）的世界級銷售連在一起。⑲

和普度製藥（Purdue Pharma）相比，嘉士伯可真是優良楷模。普度的現代史肇始於一九五二年，當時紐約市有三名醫師兄弟——亞瑟（Arthur）、莫提瑪（Mortimer），以及雷蒙・薩克勒（Raymond Sackler）——買下了一家小型藥廠普度・福雷迪瑞克（Purdue Frederick）。薩克勒家族和他們的繼承人在美國建立起銷售通路，後來又透過萌蒂藥品（Mundipharma）的公司網絡在海外行銷。他們的公式很簡單：推銷產品，擴展財富。他們僱用遊說專家，付錢找醫學界的意見領袖，把藥品銷售給比較可能開藥單的醫師，然後招待這些醫師免費餐飲、會議旅遊，以及由公司資助的新藥研究，其中便有治療長期疼痛病患的麻醉藥物在內。

「病患」這個標籤很重要；流落街頭的成癮者並不引人同情，但長年忍受慢性疾病折磨的病患卻會。幫助這些病患，或者聲稱要幫助他們，是能夠避免嚴格規範或被禁止的最好途徑，而與此同時發生的相同事件便是醫用大麻——為什麼要禁止能幫助愛滋病患及癌症病患抵抗減重與噁心症狀的療法呢？很少人能夠反對這種人道目的，而大麻發行商也因此從絕症患者身上貪圖到更多於銷售上的利益。

普度的主管們面臨著類似的誘惑，從一九八〇至一九九〇年代，他們越來越專注在銷售減輕疼痛的麻醉劑。他們行銷美施康定（MS Contin），這是一種有時效釋放嗎啡的藥丸；然後他們銷售奧施康定（OxyContin），一種有時效釋放半合成類鴉片的藥錠，內含一種如海洛因般的效力。大部分的美施康定都用到癌症患者身上了，但普度還囊括了更廣大的非癌症疼痛市場。一九九五年末期，在普度的遊說之下，美國食品藥物管理局同意為維持數天以上中度至重度疼痛的病患開立奧施康定為處方，於是普度公司旋即去找有可能開藥的營業醫師與藥師，透過他們，把這個藥開給對類鴉片無知但患有一般性疼痛——如關節炎和背痛——的病人。普度承諾說，大部分的副作用都會很快消失，他們的藥丸能帶來「平順且持續的」疼痛紓解作用，毋須擔憂「類鴉片合法疼痛管理用途的醫療性『成癮』」，因為這種問題「非常罕見」。[20]

只不過問題並不罕見。二〇〇〇年代初期，奧施康定的過度處方造成了類鴉片濫用與成癮的急遽上升，對麻醉藥品的需求也快速增加，因此其他供應商——無論合法的和非法的——紛紛跳入市場。化學製藥廠和發行商把藥丸堆積如山，變成了區域發行中心；病人學會了與制度周旋，他們去看不同的醫生，填好處方箋，有的會把藥丸以幾倍於醫保共付額的價格轉賣。當藥丸變得太貴時，早就組織好發行網的墨西哥走私販，便能和高品質的海洛因競爭了，他們後來還加上芬太尼，一種強效的類鴉片，可以在任何地方合成，非常易於走私夾帶。然而始作俑者普度藥廠業績蒸蒸日上，卻導致隨之而來的成癮流行病與用藥過量泛濫成災：到了二〇一六與二〇一七年，藥物過量致死已造成美國的預期壽命下降，這是自一九六二與一九六三年的致命流感疫情以來，美國人口首次出現減少兩年壽命的情況。㉑

此時薩克勒家族及其繼承人仍持續確保擴張公司利潤。他們在著名大學成立研究機構，提供教授職務，舉辦講座系列，從哈佛到北京，他們都建立了新的博物館，並從紐約到巴黎四處擴建舊的博物館。他們的捐贈給家族帶來了幾十年的良好聲望及祝福，直到類鴉片成癮的爛攤子終於變得一發不可收拾。精神病學教授亞倫．法蘭西斯（Allen Frances）告訴一位記者說，他的整個研究生涯都是在薩克勒東、薩克勒西的演講廳裡做的報告，他以為薩克勒的名字就是資本家什一稅下良善工作的代名詞，但他赫然發覺，原來這個家族的財富都是透過大規模成癮而來。「簡直太令人震驚了！」他說：「他們居然能夠逍遙法外。」㉒

確實令人震驚，不過卻也都是模式的一部分。哪位菸草鉅子成立了一所大學？詹姆斯．杜克（James Duke）；哪位毒梟為窮苦的孩子蓋了一座足球場？巴布羅．艾斯科巴（Pablo Escobar）；

哪位賭場大佬贊助了猶太復國運動（Zionist）與癌症研究？謝爾登・阿德爾森；哪個藥品家族給博物館加蓋偏廂？薩克勒氏。合法或非法——有時候並非黑白分明——邊緣資本家創造了一個利益關係人社群，同時也有一個受害人社群。當你捕獲鯨魚時——普度主管們借用這個賭博界的名詞，形容幫他們的藥品開最多處方的醫生——許多人都能分到一些鯨油與鯨脂。㉓

邊緣資本主義的受益人倒也並非都是原先計畫好的，比方說私募基金公司，就和類鴉片成癮疫情沒有任何關聯，但從二〇一一至二〇一六年間，他們投資了超過五十億美元在私人藥物治療設施上，以便在新的成癮者身上大撈一筆。這是另一個理由解釋為什麼邊緣資本主義是一個能夠自我維持的體系，而非陰謀家的鬆散結盟。刻意設計的過量，因製造出外部條件而創造了一批利益關係人，副作用並不會反映在產品的實際價格或者供應商的收支報表中。在美國，將近三分之二年齡十八至二十九歲的駕駛人都承認，他們曾經邊開車邊傳簡訊，難怪車禍的總件數從原本逐年遞減，但在二〇一一年之後卻又開始攀升，連帶地，汽車保險費用也開始增加——駕駛人的荷包失血，但遭受損失的，卻不是智慧手機的製造商。㉔

頭頂有吸盤的長印魚總是附在邊緣資本主義鯊魚身上游動，有許許多多的長印魚，各種不同的形狀與大小。試想負責僱用人員的管理階層，對他們來說，任何形式的過量使用或成癮可能都是有用的指標——所謂有用，就是它能給你一些關於階級、性格、壓力的線索，還有智力，因為智力和衝動控制有正面相關——如此便能簡化他們的決定，避免未來的損失。根據統計，抽菸者、強迫吃零食者、徹夜玩遊戲者，以及藥物檢測陽性反應者，都是僱用的不良選擇。

或許抽象上來說是如此，但把邊緣資本主義的受害人排除在外，公司到底能節省多少錢呢？

整體上很難說，但個別研究確實顯示節省了相當數量。算算抽菸小憩的時間，加上健康保險的成本、請假天數、降低的生產力，然後減去因早死所造成較小退休金支出的「利益」，平均每個抽菸者對美國私人企業造成的負擔是每年六千美元。換句話說，每篩選掉一個抽菸者，就等於一年節省了六千美元。對健康保險花費較低的國家來說，這個數字也會變低，但總之，當大家都在卸貨區抽菸或因支氣管炎在家休息時，是沒有人在幫老闆賺錢的。㉕

對於「問題利潤」（problem profits）的外部形式，我們則有較好的估算：醫學科技公司每年銷售超過價值三十億美元的藥物檢測設備及服務，年成長率為四・五％。另一方面，數以億計的消費者和已經或即將工作的人口，都會購買幫他們戒菸或減肥的產品。全球節食產業的總值，在二〇一六年時已達二千一百五十億美元，年成長率為八・三％。有朝一日，長印魚只怕會長得跟鯊魚一樣大。㉖

而且有第二層與第三層的問題利潤存在——也就是長印魚附在長印魚身上。越多採用免疫療法的肺癌病人（每年花費十萬美元），如果被釋放的免疫系統也攻擊病人健康的肺部組織，那麼對肺科醫師來說，意味著有越多的工作。越多的類鴉片濫用死亡，意味著有越多的器官捐贈，所以移植手術單位的工作也會越加繁忙。越多的減肥手術，意味著會有越多需要除去多餘皮膚的手術隨之而來，此外，減肥手術病人如果開始濫用酒精或藥物做為食物的替代品，那他們還會面臨額外的治療花費。康復中心不是慈善事業，尤其在美國，重複住進康復中心的費用幾乎榨乾了許多絕望家庭的存款。更廣泛地說，為了修復因設計性過量問題，無節制的醫療費用已使美國成為全世界最暴利的市場。藥廠愛死了邊緣資本主義，不只是因為他們自家成癮產品的市場而已。立普妥膜衣錠（Lipitor）是一種降低所謂「壞」膽固醇的藥物，而膽固醇通常和不良飲食有關，立普妥在美國的售價，是有社會醫療制度國家的二十倍之多。㉗

所以細究起來，你所說的全球悲劇其實是另一齣美國鬧劇。

不是的。誠然，非比尋常的自由、財富與權力，使美國人在全球化邊緣資本主義裡扮演了主導的角色，尤其是第二次世界大戰之後。此外，美國人也確實為這種過量付出了極高的代價。但是其他國家也隨著收入的增加而亦步亦趨，例如沙烏地阿拉伯，已經成為全世界最肥胖的國家之一，如果你想找減肥手術，利雅德（Riyadh）與紐約的服務可等量齊觀。

更重要的是，美國人為邊緣資本主義創造了全世界的「參考社會」，並非先天注定的。歐洲十八、十九世紀的樂趣、惡習，以及成癮歷史，和美國幾乎無甚關聯，有關係的是貿易、帝國、城市、工業，以及被藝術激發出來源源不絕的享樂創造力。對邊緣資本主義的故事來說，美好年代的巴黎跟矽谷一樣，都可能自然成為發展的跳板，如果美國從未存在過，邊緣資本主義的全球化一樣能走向勝利之路，只不過可能帶著些更精緻的腔調而已。

但你總不會說奴隸制或種族屠殺的全球化將繼續走向勝利之路吧？改革者、各國政府，以及國際組織都檢查了其他由掠奪財富資源的外在事物而滋生的掠奪性制度，為什麼獨獨漏掉這個？

首先，因為它從未在特定人口中奴役或殺害任何人，許多人覺得強烈的新樂趣深具解放性，雖然方式上可能有點冒險（參見第三章）。其次，十九世紀末、二十世紀初，改革者和各國政府確曾阻止邊緣資本主義前進，尤其當它對國家安全與公共秩序造成威脅時（參見第四章）。第三，改革者每製造一個阻礙，他們自己就會面臨一個阻礙：挑戰經濟蕭條與重整軍備的政府亟需稅收；二次大戰期間的軍隊惡習；隨後出現的旅遊業大爆發；財力雄厚的全球化對手；武器化的產品；以及不斷擴張的行銷手段等（參見第五章）。

其結果便是，反惡習進步者或快或慢地逐漸失守，事實上，其他進步主義者又何嘗不是？二十世紀末期的自由市場復甦，讓許多不同陣營的改革者倒退了好幾步。當一個國家在走向現代化之際，若其政府菁英相信放任主義並不能帶來最好的社會結果，尤其是在國家安全所仰賴的公民健康領域裡，那時反惡習行動主義者便能擁有最大的影響力；當惡癮與遺傳性的退化被畫上等號時，對市場的干預就變成了強制手段。二十世紀初期，反惡習行動主義者搭上統計學的順風——有時還挺兇猛惡劣的——揚起他們的帆，但到二十世紀末，風向卻已經轉變了，迎面撲來的都是市場極大化修辭的陣風：效用的極大化、國際貿易、股份持有人價值，以及自由本身。

誠然，自由主義在操作上意味著有利益的自由主義，而所謂的利益乃指企業福祉，以及對關鍵性利益團體的補助，這些團體利用政府債券將帳單留給子子孫孫。自由市場的基本教義無疑已成為二十世紀末期的時代精神，義無反顧地反對惡習控制。頂尖的自由經濟學家米爾頓·傅利曼（Milton Friedman）之所以會成為藥物合法化的智識教父，其來有自，他迄今仍被視為該陣營的守護神。[28]

進步主義批判者們將自由市場的復甦稱為新自由主義（neoliberalism），他們認為，全球資本主義和大眾成癮之間存在著社會性連結，而不僅只是對規範的反抗而已。事實上，對成癮產品需求的增加，伴隨著以下各項條件一起出現：貧富不均的差距擴大，福利國家削減經費後各種不幸的遞增，對消費者及環境的保護消失了，廉價與兼職勞力備受剝削，投資人享有特權，以及對「剩餘者由魔鬼全盤拿走」（devil-take-the-rest）的哭號。沒有工作，或者從事糟糕透頂的工作，兩者都是沉重的負擔，因此到一九九〇年代時，孟買大多數的拾荒者都會使用紅（黑）糖海洛因，當他們完全一無所有時，就吸食強力膠或汽油。比較令人驚訝的，是類鴉片成癮在白種美國勞工階級之間的蔓延，這是一個曾經相當繁榮的群體，很少受到毒品問題的困擾——或者應該說，不受毒品的困擾，直到他們的工作前景、士氣、家庭穩定性受到侵蝕為止，與此同時，在文化戰爭的政治報導之下，他們所處的國家也正大步走向新自由主義的全球性參考社會。㉙

實驗心理學家布魯斯．亞歷山大（Bruce Alexander）從進步主義的角度提出了尖銳的社會批判。亞歷山大早期曾研究老鼠的嗎啡成癮，他發現，如果老鼠住在大空間、公園條件般的環境而感到相當滿足時，很難讓牠們成癮，但如果是住在實驗室的籠子與史金納箱（Skinner boxes）、精神上受到虐待的老鼠，情況便不可同日而語。基於道德因素，亞歷山大無法在人的身上同樣進行這類成癮傾向實驗，所以他大量蒐集、分析了歷史的、社會學的，以及人類學的記錄，並在二〇〇八年發表研究心得《成癮全球化：一項對精神貧窮的研究》（*The Globalisation of Addiction: A Study in Poverty of the Spirit*）。

亞歷山大的前提和我一樣，都認為我們正活在一個成癮時代，他的定義是：對於越來越多種類之有害藥物、追求，以及信仰的過度耽溺。亞歷山大相信，對自由市場正統的信奉，就是一種「成癮的信仰」，一種部分或暗中以成癮為基礎的信仰，雖然此說並非毫無疑義。然而，真正的關鍵在於因果關係。亞歷山大將焦點放在需求上，對他來說，最根本的問題來自於永無止息之全球化市場經濟所導致的錯置、競爭、疏離，以及焦慮。追根究柢，成癮是一個世界性的社會問題，而非個人的失調而已。㉚

如果你認為早期文明的貧富不均與疾病，曾經促使人們在酒精和其他藥物中尋求精神上的紓解，那麼你就很難漠視上述的解釋。問題是，這是否就是整個故事了呢？孟買的拾荒者們住在一個有許多廉價海洛因的城市；有毒癮的美國人住在一個有普度藥廠的土地上，還有墨西哥毒販開著破車運送海洛因像送披薩一樣，只要按下快撥鍵就一切ＯＫ。㉛

> 亞歷山大著重需求，你著重供應。他說迷亂脫序造成了大眾成癮，你加上了可取得性、可負擔性、廣告，以及匿名性。

還有成癮神經科學。無論心理土壤已為壓力和遺傳準備得多麼肥沃，如果沒有人去播種大腦獎勵與改變的那顆種籽，摧毀性的習慣終究無法成長。就算對大腦疾病模型的抨擊有其道理，依舊不能抹煞以下洞見：如果沒有那個「哦—哇」的時刻與記憶，沒有那個從強烈喜好轉成渴望的過程，成癮就不太可能扎根（參見第六章）。

以神經暴露及條件反射作用為成癮基礎的理論具有矛盾的意涵。無論喜歡與否，大腦疾病倡議者企圖將成癮醫學化，他們其實和惡習警察有很多共同點。降低成癮的策略，如果不能同時搭配限制供應的策略，就不可能行得通，而亞歷山大的論述面臨的便是相同的問題。倘若先進的資本主義已經讓數以億計的人們，在心理上對遍地開花的成癮變得毫無招架之力，那就更有必要將暴露降至最低限度。

或者摒棄先進的資本主義。

短期內恐怕不太可能。

那麼宗教呢？如果說自由市場的意識形態是在二十世紀末期獲得新生，那麼保守的宗教信仰也是，為什麼牧師們和穆拉（mullah）們不在邊緣資本主義上踩煞車？

他們很想。正如天主教《教理問答》（*Catechism*）指出的，節制的美德需要堅信者避免每一種過量，而邊緣資本主義就是在鼓勵過量。不過反對商業誘惑的宗教性中心思想，並不能像一個世紀之前那樣激起跨國性的改革運動。二十世紀末期，並沒有相當於如日中天之世界婦女基督教禁酒協會那樣的組織，也沒有像聖雄甘地或布蘭特主教那樣具備全球地位的反惡癮聖戰士，傳教士在後殖民世界裡僅能發揮很小的政治影響力。㉜

當然，宗教領袖們還是組織了反惡習運動，只不過這些運動比較內在導向，更關心維護自己的信徒。舉例來說，福音派新教徒長久以來就在反抗提倡物質主義、相對主義、個人主義，以及性愛自由的商業與世俗文化，現在他們又要面對網路及社交媒體，在他們眼中，那猶如導向毀滅的污穢及偶像之河。但是對已經和網絡連在一起的年輕世代——亦即未來社會——而言，他們卻更傾向於習慣性地崇拜這些偶像，即便這麼做會讓他們感到痛苦。這就是終極的心態與背景：如果我們停止了，我們就沒有生活了（參見第七章）。[33]

奢侈的陷阱也是世俗的陷阱，其原則不單單適用於社交媒體。神職人員和社會學家看法一致的事情之一，便是財富的累積會使人更執著於世俗之物。其原則有一種必然性：當某件東西本就是被設計出來要使人著迷的，那麼它的世俗化過程也會更加強烈。事實上，它會形成一個循環。邊緣資本主義削弱宗教，也就削弱了對其擴張及創新有史以來最重要的阻礙力量之一，只要上帝一死，任何產品都是可能的；如果任何產品都是可能的，那麼敬神者也較無機會招募更多成員了。

> 所以，沒有任何東西可以防止邊緣資本主義的進展。你的悲劇像《哈姆雷特》（*Hamlet*），整個舞台上布滿了屍體。

我可沒這麼說，我的意思是，全球資本主義因有雄厚的資金、科技的動力、歷史的順風，以及一片跟隨意識形態的大海，具有非常危險的面向。然而，規範是循環發生的，威脅會刺激反應，政治氣候最後會產生改變，例如糖，這個過程已經開始了：二〇一二年間，紐約市長麥可·彭博（Michael Bloomberg）發起一項反大杯汽水的運動，責怪那是大幅增加糖尿病和肥胖症醫療成本的原因之一。邊緣資本主義的前沿團體如消費者自由中心（Center for Consumer Freedom）製作了一則嘲弄彭博的廣告：「紐約人需要的是市長，不是奶媽。」結果使彭博的運動無疾而終，可是他發起的理念卻傳遞了下去。五年之後，九個美國城市通過了不同形式對含糖飲料徵稅的法案，此外，超過十二個為肥胖症所苦的國家——從拉丁美洲到大洋洲不等——也通過了類似條款，這些條款都在二〇一六年獲得 WHO 的背書。智利國會除了徵稅之外，還要求垃圾食品必須貼上警告標籤，而且不准甜味早餐玉米片製作卡通廣告。再會啦，東尼虎（Tony the Tiger）！當遊說團體大喊不服時，一位社會主義議員吉拉迪（Guido Girardi）——他也是受過專業訓練的小兒科醫生——便斥責這些人為現代版的「戀童癖者」。㉞

無論組織性的宗教反惡習行動有何弱點，非宗教的行動主義仍然相當活躍。公共健康改革者們已在菸草控制戰中顯出了他們的氣概，雖然他們未能將菸草跨國企業斬草除根，畢竟在對抗其最危險的產品——香菸——上，已使這些企業無法再越雷池一步。至於快速上升的青少年抽電子菸問題，也讓這些名義上較不危險的新產品接受行銷管制，到了二〇一八年，有三十個國家甚至已全面禁止電子菸。這些成就，加上方興未艾的反對高糖飲食，顯示科學證據還是能點燃改變的火花，並能保護既有的法規。一九八四年，美國政府將合法飲酒的年齡提高到二十一歲，在當時很受爭議，但是當研究證實，此法規通過之後，每年減少了一千件交通死亡事故，爭議就逐漸消弭於無形了！儘管青少年仍然會喝酒，但比例上已有較少的青少年喝到暈死過去或危險酒駕。另外還有一個政策事實面：一個產品如果被認為越危險，尤其是對年輕人，那麼針對它做教育、規範、賦稅，以及禁止性的努力就越可能成功。㉟

在非宗教進步主義者之間的確如此，他們更在意的是透過治療、徵稅、規範，以及教育來減少傷害，這些都是長期的策略，不特別耀眼但符合成本效益。治療可使成癮者的生活獲得改善且更安全，雖然往往不是第一次就能成功，而且治療需要金錢和時間，尤其如果想普及於所有人的話，那麼還需要政治意志力。

要透過規範和賦稅的政策達到使用的極小化，同樣也需要政治意志力。舉例來說，一提高酒類的單價，就會招來成群的遊說團體，如果價格更高，就會引出私酒商與走私販。然而，醫學研究和檢驗報告卻一再指出，標榜價格底線將能減少酒類的飲用與酒精造成的傷害。此原則亦適用於其他具有成癮潛力的產品，只不過它們的需求或許相對上較無彈性，因此很難一概而論。㊱

進步性強制陣營的另一項手段是規範。如果你花了時間去研究廣告檔案，你會發現規範的標的往往不是惡習，而是惡習的行銷，這是很多社會科學家的共識。二〇〇一年，有一位政策分析師和一位經濟學家——羅伯．麥坎（Robert MacCoun）及彼得．路透（Peter Reuter）——調查了過去和現在的惡習規範，結果他們發現，商業促銷跟合法取得性一樣重要，甚至更加重要，此原則可適用於賭場與大麻商店。㊲

我們必須承認，有些合法的產品與服務可能非常危險，已達到應該被禁止的地步，這是香菸在許多改革者心目中應有的命運，而在特別容易引發皮膚黑色素瘤的澳洲，大多數地區也已經禁止了日光浴沙龍。不過一般來說，面對具有成癮潛力的產品與服務，最好的辦法不是去擔心它的合法地位，而是要讓它們保持高價位，切勿讓廣告商涉足，並且不要讓年輕人沾染。大麻就是最好的例子：經常抽大麻的青少年，比起常抽的成年人，智商更低——對一個發偽誓不賣給未成年人，但實際上每日抽大麻的成癮者中，極高比例都是年紀輕輕就養成此一習慣的產業來說，這是一個不容忽略的真相。㊳

數位成癮亦是如此。數位成癮之所以能夠擴展得如此快速，原因之一在於即使有了最好的監管方案，以及夢幻的產業協作，但要讓孩子們完全不接觸數位領域，在實際操作上簡直是緣木求魚。設備和 App 無處不在，同儕壓力無止無休，魚鉤很早就布置好了。

剩下最後一張能打的牌，就是教育。現在向人們發出警告——無論年紀大小——有關習慣性產品的危險，猶未晚也，而最有效的警告通常是以揶揄的方式。一九七八年，澳洲反抽菸行動主義者成立了「反提倡不健康廣告板塗鴉」（Billboard Utilising Graffitists Against Unhealthy Promotions），簡稱 BUGA UP，恰是「搞砸了某事」的澳洲俚語諧音。BUGA UP 用塗鴉的方式搞砸了很多廣告板，在香菸廣告的標示上東塗一塊，西塗一塊，例如讓「來根Winfield（Have a Winfield）」的標語，變成「Have a Wank」（來個手淫）。這是公民不服從運動，也是帶有戲謔成分的民粹主義，沒有一絲清教徒主義的氣息，成了大贏家。BUGA UP 發起的這個運動，到了一九九三年，終於導致國家通過法令禁止所有的香菸廣告，除了那些正好已售出的廣告之外。㊴

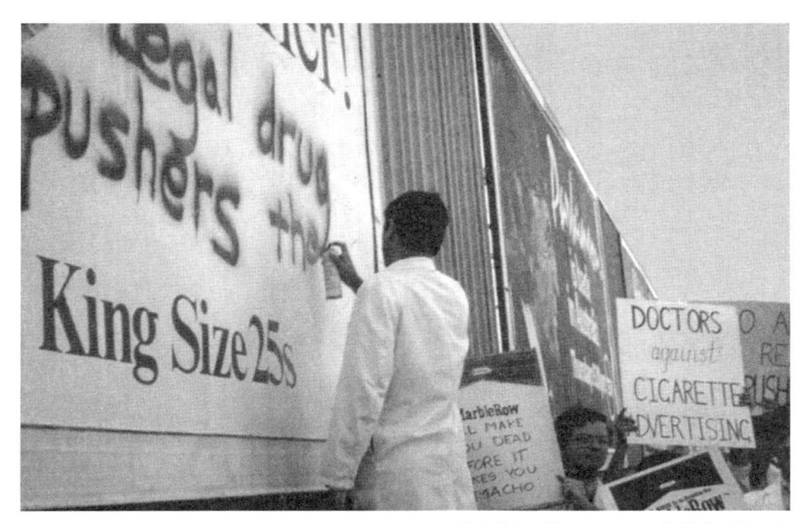

1983 年 10 月 1 日，被新近判刑的 BUGA UP 行動主義者兼外科醫生亞瑟．卻斯特菲爾德—艾文斯（Arthur Chesterfield-Evans），在澳洲雪梨的一個廣告板前做了一場挑釁的演說：「做過六年的手術之後，我能接受人會生病，會死亡，」他說：「但我真的很難接受香菸導致的疾病，那是有錢的利益團體針對不知情消費者所設計的冷血、有系統、欺騙性的廣告造成的結果。」他爬上梯子，用噴漆在廣告牌上寫下「合法藥物推進者，真正的罪犯（Legal drug pushers the real criminals）」，很多歡呼舉牌的群眾紛紛加入，從上到下蓋滿了廣告。

所以，應該在地鐵電扶梯旁的螢幕上填滿諷刺性的公共服務告示，而不是義大利千層麵的廣告。開導消費者，提高規範的火力。

只是這樣有個問題，除了很明顯地觸犯商業言論自由之外，還有可教育性的程度問題。不是每個人都樂意聽勸，讓一個人比較容易成癮的性格特質，如衝動性、不顧及未來，或者壓力導致的疾病等，也會讓他們較不能接受公共健康的訊息。而那些能接受訊息的人——菸草歷史的重演——通常是教育程度較好、社會地位較高的人，當他們能戒掉習慣之後，其他人也會起而效尤，一部分是出於逐漸升高的階級壓力所致，但反之亦然。因為我們對於成癮的看法，也會根據誰是成癮者而定，剩下少數不能改變的人，將會越來越難獲得同情，人們將視他們為冥頑不靈的蠢蛋，活該罹患癌症、冠狀動脈疾病，以及藥物中毒。

或者他們的貧困，因為有誰會想給他們工作？

或者他們的自由，甚至他們的生命。歷史會做奇怪的轉彎。冷戰結束時，幾乎沒有人能預見威權民粹國家主義會在全球興起，但竟然就發生了，而且影響了惡習與成癮的政策：弗拉德米爾．普丁總統（President Vladimir Putin）選擇藥物政策的強硬路線，後來延伸到酒精濫用與抽菸上——俄羅斯人民預期壽命最大的障礙。二〇一七年，普丁宣布，凡出生於二〇一五年之後的人將被禁止購買香菸，也就是下了一道漸進式的香菸禁令。二〇一六年，菲律賓總統羅德里哥．杜特蒂（Rodrigo Duterte）譴責冰毒「殭屍」如瘟疫蔓延，造成成癮者大腦縮水，從而同意了一個醜惡的運動，也就是非法處決毒販與使用者。唐納．川普在同一年選上了美國總統，承諾要在西南邊界築起高牆，以便阻絕毒品和移民。與此同時，中國的安全警察對於築牆的效用聰明得多，因此他們採取高科技監控、追蹤藥物使用者及異議份子。二〇一八年，基於對另一種成癮的憂慮，中國審查員和教育官員規定了新電子遊戲的發行數量，並承諾將會執行一種數位認證制度，以便限制未成年人可以玩多少遊戲，以及何時可以玩遊戲。政策發布後，騰訊公司的市值快速下跌，由此證明了惡習與反惡習會不斷在科技中進行角力。維多利亞時代的改革者們利用了當時的科技，後來的威權執政者自然也會做同樣的事。㊵

其結果，便是邊緣資本主義可能——可能，但非必然——會受到來自左派與右派組織性反對力量的雙重打擊，進步主義者和重新抬頭的國家主義者，以及道德保守派，他們過去都有反對商業惡習的共同目標，如今他們很可能會再度這麼做。

他們應該嗎？

要看他們怎麼做才能定論。採取一致行動的理由十分清楚：商業惡習的成癮潛力，以及——更廣泛地說——將大腦從有紀律的皮質樂趣，下調到較原初快感的刻意設計，從未如此激烈過。然而，道德教化的聖戰士最後往往都會適得其反，這是為什麼惡習規範有史以來都是在壓制與容忍之間循環。當然，在某個程度上，所有的規範都是循環的：恐懼會先佔上風，然後是貪婪，於是促成了政策上的改變。不過惡習政策的搖擺幅度卻是不尋常的寬廣，會因敵人的恣意猛撲而獲得強化，無論敵人是自由派或清教徒。藥物政策分析師馬克·克萊門斯（Mark Kleiman）的看法一針見血，他說，要判斷一項法律或計畫的成敗，必須根據它們的結果，而不是根據創造者所凝聚出來對那項法律或計畫的「溫情」。

克萊門斯還說，製造最少邪惡的惡習政策，通常都是「勉強忍受」，正如冷戰時期，目標應該擺在圍堵牽制。聰明的牽制意味著深思熟慮而有耐心地施加恰當組合的反對力量——有感徵稅、銷售與使用執照、嚴格的年齡限制、行銷管控、大規模侵權、諷刺性宣傳等——而且要施加在一系列不斷變動中的點上。愚蠢的牽制則是不費心地一味加重刑罰，並只在一個點上加壓：就像另一個越戰。只是我們今天所面臨的惡習越戰，是另一個考量造成的：哪個路線將會幫我把選票極大化並安撫我的基礎選民？刻意設計的過量，既適用於惡習政策，也適用於惡習商務。㊶

你問說我們應該怎麼做？答案是，無論政治或生活，我們都應該反過量。

參考文獻

前言

1. 五年後，我又聯繫了波爾格，以便確認這個陳述是否屬實，他說，他的某些朋友依然還是「強迫性玩家」。（私人書信，2015 年 8 月 28 日）
2. Melanie Maier, "Wenn Porno zur Droge wird," *Stuttgarter Zeitung,* June 19, 2017 (translating *Einstiegsdroge* as "gateway drug"); James J. DiNicolantonio and Sean C. Lucan, "Sugar Season. It's Everywhere, and Addictive," *NYT,* editorial, December 22, 2014; Juliet Larkin, "Woman Drank Litres of Coke Every Day before Death," *New Zealand Herald,* April 19, 2012; Tom Phillips, "Chinese Teen Chops Off Hand to 'Cure' Internet Addiction," *Telegraph,* February 3, 2015; Lee Seok Hwai, "Taiwan Revises Law to Restrict Amount of Time Children Spend on Electronic Devices," *Straits Times,* January 24, 2015; Steve Sussman et al., "Prevalence of the Addictions: A Problem of the Majority or the Minority?" *Evaluation and the Health Professions* 34 (2011): 3–56.
3. Jon E. Grant et al., "Introduction to Behavioral Addictions," *American J. of Drug and Alcohol Abuse* 36 (2010): 233–241; Michael M. Vanyukov et al., "Common Liability to Addiction and 'Gateway Hypothesis': Theoretical, Empirical, and Evolutionary Perspective," *Drug and Alcohol Dependence* 123S (2012): S3–S17; American Psychiatric Association, *Diagnostic and Statistical Manual of Mental Disorders: DSM-5* (Washington, D.C.: American Psychiatric Publishing, 2013), 585, 795–798; WHO, "6C51 Gaming disorder," *ICD-11 for Mortality and Morbidity Statistics* (2018), https://icd.who.int/browse11/l-m/en#http%3a%2f%2fid.who.int%2ficd%2fentity%2f1448597234.
4. Michael J. Kuhar, *The Addicted Brain: Why We Abuse Drugs, Alcohol, and Nicotine* (Upper Saddle River, N.J.: Pearson, 2012)，檢討了大腦的作用，我在第 6 章裡也對此議題做了詳盡的討論。
5. Harry Emerson Fosdick, *The Prohibition Question: A Sermon Delivered . . . October 14, 1928* (New York: Park Avenue Baptist Church, n.d.), 5 (treat); Mark A. R. Kleiman, Jonathan P. Caulkins, and Angela Hawkin, *Drugs and Drug Policy: What Everyone Needs to Know* (New York: Oxford U.P., 2011), 29; Jonathan P. Caulkins, "The Real Dangers of Marijuana," *National Affairs* no. 26 (Winter 2016): 22, 28.

6. David T. Courtwright, *Forces of Habit: Drugs and the Making of the Modern World* (Cambridge, Mass.: Harvard U.P., 2001).
7. Sterling Seagrave, *The Soong Dynasty* (New York: Harper and Row, 1985), 158–160; M. J.-J. Matignon, "À Propos d'un Pied de Chinoise," *Revue Scientifique* 62 (1898): 524.
8. Pathological learning: Steven E. Hyman, "Addiction: A Disease of Learning and Memory," *American J. of Psychiatry* 162 (2005): 1414–1422. Quotation: Markus Heilig, *The Thirteenth Step: Addiction in the Age of Brain Science* (New York: Columbia U.P., 2015), 77.
9. Kenneth Blum et al., "'Liking' and 'Wanting' Linked to Reward Deficiency Syndrome (RDS): Hypothesizing Differential Responsivity in Brain Reward Circuitry," *Current Pharmaceutical Design* 18 (2012): 113–118，是有關先天性易受影響的典型研究。
10. Charles P. O'Brien, "With Addiction, Breaking a Habit Means Resisting a Reflex," *Weekend Edition,* NPR, October 20, 2013, http://www.npr.org/2013/10/20/238297311/with-addiction-breaking-a-habit-means-resisting-a-reflex.
11. Robert Weiss, "Sadly, Tech Addicts Have Taken a Page from Drug Abusers," *Huffington Post,* April 28, 2014, http://www.huffingtonpost.com/robert-weiss/tech-addiction_b_4808908.html。在 Weiss 提出的 3-A 公式裡，我另加入了廣告跟脫序這兩項。
12. 這個詞彙引用自 Natasha Dow Schüll, *Addiction by Design: Machine Gambling in Las Vegas* (Princeton, N.J.: Princeton U.P., 2013)。

第 1 章　新興的樂趣

1. Huw S. Groucutt et al., "*Homo Sapiens* in Arabia by 85,000 Years Ago," *Nature Ecology and Evolution* 2 (2018), https://www.nature.com/articles/s41559-018-0518-2; Yuval Noah Harari, *Sapiens: A Brief History of Humankind* (Toronto: McClelland and Stewart, 2015)，第 1 章與第 4 章。
2. *Oxford English Dictionary,* s.v. "pleasure" (n. 1a), updated June 2006, http://www.oed.com/view/Entry/145578.
3. Andreas Wallberg et al., "A Worldwide Survey of Genome Sequence Variation Provides Insight into the Evolutionary History of the Honeybee *Apis mellifera,*" *Nature Genetics* 46 (2014): 1081–1088; Eva Crane, *The World History of Beekeeping and Honey Hunting* (New York: Routledge, 1999), 第一和第二部分。
4. Chris Clarkson et al., "Human Occupation of Northern Australia by 65,000 Years Ago," *Nature* 547 (2017): 306–310; Harari, *Sapiens,* 63–69; Jared Diamond, *Guns, Germs, and Steel: The Fates of Human Societies* (New York: Norton,

1999), chap. 15; Angela Ratsch et al., "The Pituri Story: A Review of the Historical Literature Surrounding Traditional Australian Aboriginal Use of Nicotine in Central Australia," *J. of Ethnobiology and Ethnomedicine* 6 (2010), http://ethnobiomed.biomedcentral.com/articles/10.1186/1746-4269-6-26.

5. Peter T. Hurst, *Hallucinogens and Culture* (Novato, Calif.: Chandler and Sharp, 1976), 1–32; Edward F. Anderson, *Peyote: The Divine Cactus* (Tucson: U. of Arizona Press, 1980), 49.
6. Harari, *Sapiens*，第 2 章。
7. Ido Hartogsohn, "The American Trip: Set, Setting, and Psychedelics in 20th Century Psychology," in "Psychedelics in Psychology and Psychiatry," special edition, *MAPS Bulletin* 23, no. 1 (2013): 6–9; Norman E. Zinberg, *Drug, Set, and Setting: The Basis for Controlled Intoxicant Use* (New Haven: Yale U.P., 1984); Bee Wilson, *First Bite: How We Learn to Eat* (New York: Basic Books, 2015), 51–52; Adrian C. North, "Wine and Song: The Effect of Background Music on the Taste of Wine," http://www.wineanorak.com/musicandwine.pdf; Bob Holmes, *Flavor: The Science of Our Most Neglected Sense* (New York: Norton, 2017), 126–127.
8. Cara Feinberg, "The Placebo Phenomenon," *Harvard Magazine* (January–February 2013), http://harvardmagazine.com/2013/01/the-placebo-phenomenon; Fabrizio Bene-detti, "Placebo-Induced Improvements: How Therapeutic Rituals Affect the Patient's Brain," *J. of Acupuncture and Meridian Studies* 5 (2012): 97–103; Tamar L. Ben-Shaanan et al., "Activation of the Reward System Boosts Innate and Adaptive Immunity," *Nature Medicine* 22 (2016): 940–944.
9. Miriam Kasin Hospodar, "Aphrodisiacs," in *The Oxford Companion to Sugar and Sweets,* ed. Darra Goldstein (New York: Oxford U.P., 2015), 20; Hillary J. Shaw, *The Consuming Geographies of Food: Diet, Food Deserts and Obesity* (London: Routledge, 2014), 59; David Stuart, *The Plants That Shaped Our Gardens* (Cambridge, Mass.: Harvard U.P., 2002), 78 (narwhal); Rajesh Nair et al., "The History of Ginseng in the Management of Erectile Dysfunction in Ancient China (3500–2600 BCE)," *Indian J. of Urology* 28 (January–March 2012): 15–20.
10. Wilson, *First Bite,* xxii, 9, 12, 19, 33; Jean Prescott and Paul Rozin, "Sweetness Prefer- ence," and Pascal Gagneux, "Sweets in Human Evolution," *Oxford Companion to Sugar and Sweets,* ed. Goldstein, 715–718, 718–721; Crane, *Beekeeping,* 29–30.
11. Daniel Kahneman, *Thinking, Fast and Slow* (New York: Farrar, Straus, and Giroux, 2011)，第 35至36 章；"Stoned Wallabies Make Crop Circles," *BBC News,* June 25, 2009, http://news.bbc.co.uk/2/hi/asia-pacific/8118257.stm.。
12. Daniel E. Moerman, *Native American Ethnobotany* (Portland, Ore.: Timber Press, 1998), 356–357; Alexander von Gernet, "Nicotinian Dreams: The Prehistory and Early History of Tobacco in Eastern North America," in *Consuming Habits:*

Drugs in History and Anthropology, 2nd ed., ed. Jordan Goodman et al. (London: Routledge, 2007), 65–85.

13. Fray Bernardino de Sahagún, *Primeros Memoriales: Paleography of Nahuatl Text and English Translation,* trans. Thelma D. Sullivan (Norman: U. of Oklahoma Press, 1997), 288; Crane, *Beekeeping,* 507–512; John Maxwell O'Brien, *Alexander the Great: The Invisible Enemy: A Biography* (New York: Routledge, 1992); Stephen Hugh-Jones, "Coca, Beer, Cigars, and *Yagé:* Meals and Anti-Meals in an Amerindian Community," in *Consuming Habits,* ed. Goodman et al., 48.
14. Diamond, *Guns, Germs, and Steel*，第二部。
15. Maricel E. Presilla, "Chocolate, Pre-Columbian," in *Oxford Companion to Sugar and Sweets,* ed. Goldstein, 147–152; Deborah Cadbury, *Chocolate Wars: The 150-Year Rivalry between the World's Greatest Chocolate Makers* (New York: Public Affairs, 2010), 27, 135.
16. Andrew Lawler, *Why Did the Chicken Cross the World? The Epic Saga of the Bird That Powers Civilization* (New York: Atria, 2014)，第 7 章。
17. Kurt Vonnegut, *Breakfast of Champions* (New York: Delta, 1973), 208.
18. David Carr, *The Night of the Gun: A Reporter Investigates the Darkest Story of His Life. His Own* (New York: Simon and Schuster, 2008), 106。卡爾最後死於另一項成癮：香菸。
19. Sarah Zielinski, "The Alcoholics of the Animal World," Smithsonian.com, September 16, 2011, http://www.smithsonianmag.com/science-nature/the-alcoholics-of-the-animal-world-81007700/; W. C. McGrew, "Natural Ingestion of Ethanol by Animals: Why?" *Liquid Bread: Beer and Brewing in Cross-Cultural Perspective,* ed. Wulf Schiefenhövel and Helen Macbeth (New York: Berghahn, 2011), 18.
20. Robert J. Braidwood et al., "Symposium: Did Man Once Live by Beer Alone?" *American Anthropologist* n.s. 55 (1953): 515–526; Michael Pollan, *Cooked: A Natural History of Transformation* (New York: Penguin, 2013), 385。我遵從 Harari, *Sapiens* 第 4 章的材料，認定新石器時代變革的時間。
21. Greg Wadley and Brian Hayden, "Pharmacological Influences on the Neolithic Tran- sition," *J. of Ethnobiology* 35 (2015): 568; Pollan, *Cooked,* 385 ("eating").
22. Wadley and Hayden, "Pharmacological Influences," 566–584.
23. Ibid.; Adam Kuper, *The Chosen Primate: Human Nature and Cultural Diversity* (Cambridge, Mass.: Harvard U.P., 1994), 93–96.
24. J. W. Purseglove, "The Origins and Migrations of Crops in Tropical Africa," in *Origins of African Plant Domestication,* ed. Jack R. Harlan et al. (The Hague: Mouton, 1976); Ian Hodder, *Entangled: An Archaeology of the Relationships between Humans and Things* (Chichester: WileyBlackwell, 2012), 18; Harari, *Sapiens*, 87. David T. Courtwright, *Forces of Habit: Drugs and the Making of the Modern World* (Cambridge, Mass.: Harvard U.P., 2001)。第 3 章解釋了為什麼某些植物藥品會比其他散布得更快。

25. Michael Pollan, *The Botany of Desire: A Plant's-Eye View of the World* (New York: Random House, 2001).
26. M. E. Penny et al., "Can Coca Leaves Contribute to Improving the Status of the Andean Population?" *Food and Nutrition Bulletin* 30 (2009): 205–216; Daniel W. Gade, "Inca and Colonial Settlement, Coca Cultivation and Endemic Disease in the Tropical Forest," *J. of Historical Geography* 5 (1979): 263–279; Joseph A. Gagliano, *Coca Prohibition in Peru: The Historical Debates* (Tucson: U. of Arizona Press, 1994)，第 1 至 3 章；Steven A. Karch, *A Brief History of Cocaine,* 2nd ed. (Boca Raton: Taylor and Francis, 2006)，第 1 章。下一波征服者——西班牙人——又發現了其他的帝國用途。儘管他們對「草藥」的崇拜很模稜兩可，他們抽古柯稅，用來支付文書人員的薪水，並從商業貿易中發財，因為對當時波托西（Potosí）精疲力竭的礦坑工人來說，古柯是支持他們能夠繼續工作的重要物質。除了 Gagliano and Karch 之外，另請參見 Garcilaso de la Vega, *Royal Commentaries of the Incas and General History of Peru,* part 1, trans. Harold V. Livermore (Austin: U. of Texas Press, 1966), 509。
27. Patricia L. Crown et al., "Ritual Black Drink Consumption at Cahokia," *PNAS* 109 (2012): 13944–13949; Keith Ashley，私人通信，November 17, 2016。
28. Mark Nathan Cohen, *Health and the Rise of Civilization* (New Haven: Yale U.P., 1989), 第 3 章；J. M. Roberts, *The New History of the World* (New York: Oxford U.P., 2003)，第 2 章；and J. R. McNeill and William H. McNeill, *The Human Web: A Bird's- Eye View of World History* (New York: Norton, 2003)，第 3 章。
29. *The Golden Age of King Midas* (Philadelphia: Penn Museum, 2016), 22–43.
30. Herodotus, *The Histories,* trans. Aubrey de Sélincourt, rev. by John Marincola (Lon- don: Penguin, 1996), 39; Suetonius, *The Twelve Caesars,* trans. Robert Graves, rev. by Michael Grant (London: Penguin, 1989), 94, 136.
31. Bert L. Vallee, "Alcohol in the Western World," *Scientific American* 278 (June 1998): 83; Mary Beard, *SPQR: A History of Ancient Rome* (New York: Liveright, 2015), 432–434, 455–459; Juvenal, *The Sixteen Satires,* trans. Peter Green (Harmondsworth, Middlesex: Penguin, 1967), 95; Suetonius, *Twelve Caesars,* trans. Graves, 206。賭博在中國漢代也被視為帶有同樣的污點，但無論是在市井小民或王公貴冑之間，都仍然非常盛行。Desmond Lam, *Chopsticks and Gambling* (New Brunswick, N.J.: Transaction, 2014), 13–14.
32. Gina Hames, *Alcohol in World History* (London: Routledge, 2012), 9, 11, 20; Rod Phillips, *Alcohol: A History* (Chapel Hill: U. of North Carolina Press, 2014), 36; Sherwin B. Nuland, *Medicine: The Art of Healing* (New York: Macmillan, 1992), 70. 鍾愛甜葡萄酒的羅馬貴族們，可能還受到了鉛的感染，因而加重了痛風和其他健康問題。Jerome O. Nriagu, "Saturnine Gout among Roman Aristocrats—Did Lead Poisoning Contribute to the Fall of the Empire?" *NEJM* 308 (1983): 660–663.
33. Owen Jarus, "Ancient Board Game Found in Looted China Tomb," *Scientific*

American, November 18, 2015, http://www.scientificamerican.com/article/ancient-board-game-found-in-looted-china-tomb1/.

34. David Parlett, *The Oxford History of Board Games* (Oxford: Oxford U.P., 1999), 第 2 章；Herodotus, *Histories,* 40.
35. Object B16742, http://www.penn.museum/collections/object/22759; Beard, *SPQR,* 459.
36. David G. Schwartz, *Roll the Bones: The History of Gambling* (New York: Gotham, 2006), 19–21.
37. Nick Haslam and Louis Rothschild, "Pleasure," in *Encyclopedia of Human Emotions,*ed. David Levinson et al., vol. 2 (New York: Macmillan, 1999), 517.
38. Mihaly Csikszentmihalyi, *Beyond Boredom and Anxiety: Experiencing Flow in Work and Play* (San Francisco: Josey-Bass, 2000)，摘句來自第 129 頁；John Powell, *Why You Love Music: From Mozart to Metallica—The Emotional Power of Beautiful Sounds* (New York: Little, Brown, 2016)，第 8 章。
39. "A Dialogue on Oratory," *The Complete Works of Tacitus,* trans. Alfred John Church and William Jackson Brodribb, ed. Moses Hadas (New York: Modern Library, 1942), 738–739
40. Alison Gopnik, "Explanation as Orgasm," *Minds and Machines* 8 (1998): 101–118; Read Montague, *Why Choose This Book? How We Make Decisions* (New York: Dutton, 2006), 110–113; Teofilo F. Ruiz, *The Terror of History: On the Uncertainties of Life in Western Civilization* (Princeton, N.J.: Princeton U.P., 2011), 第四部分。
41. Vinod D. Deshmukh, "Neuroscience of Meditation," *TSW Holistic Health and Medicine* 1 (2006): 275–289.
42. Rob Iliffe, *Priest of Nature: The Religious Worlds of Isaac Newton* (New York: Oxford U.P., 2017), 66; Stefan Zweig, *Chess: A Novella,* trans. Anthea Bell (London: Penguin, 2011), 58 ("poisoning"), 65–76.
43. *Rig Veda,* X:34.
44. Schwartz, *Roll the Bones*，第 1 章；Deuteronomy 21:20–21; Plutarch, *Lives,* vol. 9, trans. Bernadotte Perrin (Cambridge, Mass.: Harvard U.P., 1920), 159–161。
45. Joseph Needham, *Science and Civilisation in China,* vol. 5, part 2 (Cambridge: Cambridge U.P., 1974), 287–294.
46. Phillips, *Alcohol,* 42–44, 187–191; Herodotus, *Histories,* 40; Mark David Wyers, *"Wicked" Instabul: The Regulation of Prostitution in the Early Turkish Republic* (Istanbul: Libra Kitapçılık ve Yayınçılık, 2012).
47. Margarete van Ess, "Uruk: The World's First City," in *The Great Cities in History,* ed. John Julius Norwich (London: Thames and Hudson, 2009), 20.
48. Peter Frankopan, *The Silk Roads: A New History of the World* (New York: Knopf, 2016)，第 1 至 12 章；Frances Wood, *The Silk Road: Two Thousand Years in the*

Heart of Asia (Berkeley: U. of California Press, 2002)，第 1 至 4 章；Harari, *Sapiens,* 184; Mary Beard, *The Fires of Vesuvius: Pompeii Lost and Found* (Cambridge, Mass.: Harvard U.P., 2008), 24, 216–217。

49. Pierre-Arnaud Chouvy, *Opium: Uncovering the Politics of the Poppy* (Cambridge, Mass.: Harvard U.P., 2010)，第 1 章；N. C. Shah and Akhtar Husain, "Historical Perspectives," in *The Opium Poppy,* ed. Akhtar Husain and J. R. Sharma (Lucknow: Central Institute of Medicinal and Aromatic Plants, 1983), 25–26; Frankopan, *Silk Roads,* 268.
50. Parlett, *Board Games*，第 16 章；Schwartz, *Roll the Bones*，第 3 章。
51. Robert Temple, *The Genius of China: 3,000 Years of Science, Discovery, and Inven- tion* (New York: Simon and Schuster, 1986), 101 (quotation); Pollan, *Botany of Desire,* 21–23; Crane, *Beekeeping,* 358–361.
52. Phillips, *Alcohol*，第 6 章。
53. Fernand Braudel, *Civilization and Capitalism, 15th–18th Century*, vol. 1, trans. Siân Reynolds (New York: Harper and Row, 1982), 241–249; Mac Marshall and Leslie B. Marshall, "Opening Pandora's Bottle: Reconstructing Micronesians' Early Contacts with Alcoholic Beverages," in *Drugs and Alcohol in the Pacific,* ed. Juan F. Gaella (Aldershot, Hamphsire: Ashgate, 2002), 269.
54. Sander L. Gilman and Zhou Xun, "Introduction," in *Smoke: The Global History of Smoking,* ed. Gilman and Zhou (London: Reaktion, 2004), 9–15; David J. Linden, *The Compass of Pleasure* (New York: Viking, 2011), 50–51.
55. David Phillipson, *Band of Brothers: Boy Seamen in the Royal Navy* (Sutton: Stroud, Gloucestershire, 2003), 105; L. K. Gluckman, "Alcohol and the Maori in Historical Perspective," *New Zealand Medical J.* 79 (1974): 555.
56. Charles C. Mann, *1493: Uncovering the New World Columbus Created* (New York: Knopf, 2011), 17–19; John M. Riddle, *Quid Pro Quo: Studies in the History of Drugs* (Aldershot, Hampshire: Variorum, 1992), II-196 and XV-12.
57. Richard Evans Schultes et al., "Cannabis: An Example of Taxonomic Neglect," in *Cannabis and Culture,* ed. Vera Rubin (The Hague: Mouton, 1975), 22; Peter Maguire and Mike Ritter, *Thai Stick: Surfers, Scammers, and the Untold Story of the Marijuana Trade* (New York: Columbia U.P., 2014), 28; Isaac Campos, *Home Grown: Marijuana and the Origins of Mexico's War on Drugs* (Chapel Hill: U. of North Carolina Press, 2012)，第 2 章；John Charles Chasteen, *Getting High: Marijuana through the Ages* (Lanham, Md.: Rowman and Littlefield, 2016), 50–58。
58. *Interwoven Globe: The Worldwide Textile Trade, 1500–1800,* ed. Amelia Peck (New York: Metropolitan Museum of Art, 2013), 177–178.
59. Lorna J. Sass, "Religion, Medicine, Politics and Spices," *Appetite* 2 (1981): 9; John Myrc, *Instruction for Parish Priests,* ed. Edward Peacock (London: Early English Text Society, 1868), 44; Jack Turner, *Spice: The History of a Temptation*

(New York: Knopf, 2004)，第 5 章。有關摻假的例子，參見 Shaw, *Consuming Geographies,* 65–67, and J. C. Drummond and Anne Wilbraham, *The Englishman's Food: A History of Five Centuries of English Diet,* rev. ed. (London: Jonathan Cape, 1957)，第 17 章。

60. Sidney Mintz, *Sweetness and Power: The Place of Sugar in Modern History* (New York: Viking), 123; Drummond and Wilbraham, *Englishman's Food,* 54; Courtwright, *Forces of Habit,* 28; Johann Gottlob Krüger, *Gedancken vom Caffee, Thee, Toback und Schnuftoback* (Halle: Verlegt von Carl Hermann Hemmerde, 1746), 2–3; Hames, *Alcohol,* 67; Russell R. Menard and John J. McCusker, *The Economy of British America, 1607–1789* (Chapel Hill: U. of North Carolina Press, 1985), 121.
61. Niall Ferguson, *The Ascent of Money: A Financial History of the World* (New York: Penguin, 2008), 24–27; Mann, *1493*，第 1 章與第 4 章；Henry Hobhouse, *Seeds of Change: Five Plants That Transformed Mankind* (New York: Harper and Row, 1986), 116–119; Rudi Matthee, "Exotic Substances," in *Drugs and Narcotics in History,* ed. Roy Porter and Mikuláš Teich (Cambridge: Cambridge U.P., 1995), 45–47。
62. Harari, *Sapiens*，第 10 章。

第 2 章　大眾娛樂

1. Pierre Louÿs, *Biblys, Leda, A New Pleasure,* trans. M. S. Buck (New York: privately printed, 1920), 119–122.
2. 雖然《新樂趣》出版於 1899 年，故事開頭設於巴黎「四年前，或五年前」，隨後又提到 1893 年 6 月 9 日星期五。另請參見 H. P. Clive, *Pierre Louÿs (1870–1925): A Biography* (Oxford: Clarendon Press, 1978), 212–213, 216。有關購物：Michael B. Miller, *The Bon Marché: Bourgeois Culture and the Department Store, 1869–1920* (Princeton, N.J.: Princeton U.P., 1981)，第 5 章。
3. *Who's Who of Victorian Cinema,* ed. Stephen Herbert and Luke McKernan (London: BFI Publishing, 1996), 80, 106, 111–112; Patrick Robertson, *Robertson's Book of Firsts: Who Did What for the First Time* (New York: Bloomsbury, 2011), 9.
4. Edmondo de Amicis, *Studies of Paris,* trans. W. W. Cady (New York: G. P. Putnam's Sons, 1887), 16–17; Robertson, *Book of Firsts,* 227; Gina Hames, *Alcohol in World History* (London: Routledge, 2012), 70; Doris Lanier, *Absinthe: The Cocaine of the Nineteenth Century* (Jefferson, N.C.: McFarland, 1995), 21.
5. Ernest Hemingway, *The Sun Also Rises* (New York: Charles Scribner's Sons, 1926), 136, and *A Moveable Feast* (New York: Charles Scribner's Sons, 1964), 1, 14, 50.

6. Peter Stearns, "Teaching Consumerism in World History," http://worldhistoryconnected.press.illinois.edu/1.2/stearns.html.
7. *Autobiography of Mark Twain,* vol. 1, ed. Harriet Elinor Smith et al. (Berkeley: U. of California Press, 2010), 64–65.
8. George Rogers Taylor, *The Transportation Revolution, 1815–1860* (New York: Harper and Row, 1951), 136.
9. Ian R. Tyrrell, *Sobering Up: From Temperance to Prohibition in Antebellum America, 1800–1860* (Westport, Conn.: Greenwood, 1979), 26; W. J. Rorabaugh, *The Alcoholic Republic: An American Tradition* (New York: Oxford U.P., 1979), 69–75; Henry G. Crowgey, *Kentucky Bourbon: The Early Years of Whiskeymaking* (Lexington: U.P. of Kentucky, 1971)，第 3 章；Henry H. Work: *Wood, Whiskey and Wine: A History of Barrels* (London: Reaktion, 2014)，第 12 章；Reid Mitenbuler, *Bourbon Empire: The Past and Future of America's Whiskey* (New York: Viking, 2015)，第 7 章與第 9 章；Robert Somers, *The Southern States since the War, 1870–71,* ed. Malcolm C. McMillan (University, Ala.: U. of Alabama Press, 1965), 79, 245。
10. Chantal Martineau, *How the Gringos Stole Tequila: The Modern Age of Mexico's Most Traditional Spirit* (Chicago: Chicago Review Press, 2015), 27, 59–60; George E. Snow, "Alcohol Production in Russia," in *The Supplement to the Modern Encyclopedia of Russian, Soviet and Eurasian History,* vol. 1, ed. George N. Rhyne (Gulf Breeze, Fla.: Academic International Press, 1995), 194; Mark Lawrence Schrad, *Vodka Politics: Alcohol, Autocracy, and the Secret History of the Russian State* (New York: Oxford U.P., 2014), 79.
11. Rod Phillips, *Alcohol: A History* (Chapel Hill: U. of North Carolina Press, 2014)，第 9 章，數據在第 177 頁。
12. Ulbe Bosma, *The Sugar Plantation in India and Indonesia: Industrial Production, 1770–2010* (New York: Cambridge U.P., 2013)，第 5 章。
13. Niall Ferguson, *Empire: How Britain Made the Modern World* (London: Penguin, Allen Lane, 2002), 166; S. Robert Lathan, "Dr. Halsted at Hopkins and at High Hampton," *Baylor U. Medical Center Proceedings* 23 (January 2010): 35; Charles Ambler, "The Specter of Degeneration: Alcohol and Race in West Africa in the Early Twentieth Century," in *GAA*, 106.
14. H. G. Wells, *The World of William Clissold,* vol. 1 (New York: George H. Doran, 1926), 100, 101.
15. John Maynard Keynes, *The Economic Consequences of the Peace* (New York: Harcourt, Brace, 1920), 9, 11.
16. Jeffrey D. Sachs, "Twentieth-Century Political Economy: A Brief History of Global Capitalism," *Oxford Review of Economic Policy* 15 (Winter 1999): 90–101 (phases); "Morphin [sic] from Mail Order Houses," *JAMA* 48 (1907): 1280.
17. Arthur C. Verge, "George Freeth: King of the Surfers and California's Forgotten

Hero," *California History* 80 (Summer–Fall 2001): 82–105.

18. Jürgen Osterhammel, *The Transformation of the World: A Global History of the Nineteenth Century,* trans. Patrick Camiller (Princeton, N.J.: Princeton U.P., 2014), 42, 911–912 (reference societies, quotation); Maria Misra, *Vishnu's Crowded Temple: India since the Great Rebellion* (New Haven: Yale U.P., 2008), 58, 175–176.

19. Andrei S. Markovits and Steven L. Hellerman, *Offside: Soccer and American Exceptionalism* (Princeton, N.J.: Princeton U.P., 2001), and Andrei S. Markovits and Lars Rensmann, *Gaming the World: How Sports Are Reshaping Global Politics and Culture* (Princeton, N.J.: Princeton U.P., 2010)，解釋了啄序（pecking order）理論，以及為什麼美國人最喜歡的運動，像棒球，僅能部分打入全球性的「體育空間」，這個空間基本上在 1870 至 1930 年的關鍵時期，就已經大致填滿了。然而在其他的面向——電影、流行音樂、廣播、遊樂園、速食快餐等——美國在消費者樂趣革命中，已扮演了先鋒角色。

20. "Harvard in the 17th and 18th Centuries," http://hul.harvard.edu/lib/archives/h1718/pages/ highlights/highlight10.html; Peregrine Fitzhugh letter of solicitation, February 23, 1793, American Historical Manuscript Collection, New-York Historical Society, New York City. This section draws on David G. Schwartz, *Roll the Bones: The History of Gambling* (New York: Gotham, 2006), parts 2–6, and David T. Courtwright, "Learning from Las Vegas: Gambling, Technology, Capitalism, and Addiction," *UNLV Center for Gaming Research: Occasional Paper Series,* no. 25 (May 2014).

21. Reprinted in the *New York Times,* April 23, 1873, as "Monaco. Nice and Its Neighbors—The New Gambling-Place of the Old World".

22. Harry Brolaski, *Easy Money: Being the Experiences of a Reformed Gambler* (Cleve- land: Searchlight Press, 1911), 116.

23. William F. Harrah, "My Recollections of the HotelCasino Industry . . ." (TS oral history, 2 vols., 1980), 175, SC-UNLV.

24. Utagawa Toyohiro, *Summer Party on the Bank of the Kamo River* (ca. 1800), Minneapolis Institute of Art, http://artstories.artsmia.org/#/o/122189; "Monte-Carlo's Most Prestigious Palatial Hotel," Monte-Carlo Legend, http://www.montecarlolegend.com/monte-carlos-most-prestigious-palace-the-hotel-de-paris/ (Blanc); Warren Nelson, "Gaming from the Old Days to Computers" (TS, 1978), 61–62, and Harrah, "Recollections," 343–344, both SC-UNLV.

25. David J. Linden, *The Compass of Pleasure* (New York: Viking, 2011), 84; *General Catalogue of Noyes Bros. and Cutler, 1911–12* (St. Paul, Minn.: Pioneer Co., n.d.), 914; Susan Cheever, *My Name Is Bill* (New York: Washington Square Press, 2004), 73–75.

26. *Music, Sound, and Technology in America: A Documentary History of Early Phonograph, Cinema, and Radio,* ed. Timothy D. Taylor, Mark Katz, and Tony Graje-

da (Durham: Duke U.P., 2012), part 2.

27. Gary S. Cross and Robert N. Proctor, *Packaged Pleasures: How Technology and Mar- keting Revolutionized Desire* (Chicago: U. of Chicago Press, 2014); John Pruitt, “Between Theater and Cinema: Silent Film Accompaniment in the 1920s,” American Symphony Orchestra, http://americansymphony.org/between-theater-and-cinema-silent-film-accompaniment-in-the-1920s/。從另一個角度，Robert J. Gordon’s *The Rise and Fall of American Growth: The U.S. Standard of Living since the Civil War* (Princeton, N.J.: Princeton U.P., 2016) 指出 19 世紀晚期、20 世紀初期，為技術革新的獨特時期。雖然高登（Gordon）認為 1970 年代之後，具有轉變性的發明已較少發生，唯獨「娛樂、傳播、信息科技等領域」是例外（p. 8）——此乃劇烈變化之數位樂趣、惡習，以及成癮發生的所在。舉凡出現了生產革命之處，樂趣革命便會隨之而來。

28. Cross and Proctor, *Packaged Pleasures*，第 3 章；Joseph Conrad to John Galsworthy, July 20, 1900, *The Collected Letters of Joseph Conrad,* vol. 2, ed. Frederick R. Karl and Laurence Davies (Cambridge: Cambridge U.P., 1986), 284; John Bain Jr. with Carl Werner, *Cigarettes in Fact and Fancy* (Boston: H. M. Caldwell, 1906), 132, 138–139。

29. Kerry Segrave, *Vending Machines: An American Social History* (Jefferson, N.C.: McFarland, 2002)，第 1 章；George Akerlof and Robert J. Shiller, *Phishing for Phools: The Economics of Manipulation and Deception* (Princeton, N.J.: Princeton U.P., 2015), viii。

30. “A Crying Evil,” *Los Angeles Times,* February 24, 1899, p. 8. Linden, *Compass of Pleasure*，第 5 章，說明賭博的不確定性如何為大腦製造獎勵。

31. Robertson, *Book of Firsts*, 95, and Gary Krist, “The Blue Books,” Wonders and Marvels, http://www.wondersandmarvels.com/2014/10/the-blue-books-guides-to-the-new-orleans-red-light-district.html.

32. James Harvey Young, *Pure Food: Securing the Federal Food and Drugs Act of 1906* (Princeton, N.J.: Princeton U.P., 1989), 117; Glenn Sonnedecker, “The Rise of Drug Manufacture in America,” *Emory University Q.* 21 (1965): 80; Thomas Dormandy, *Opium: Reality’s Dark Dream* (New Haven: Yale U.P., 2012), 120 (Pravaz).

33. David T. Courtwright, Herman Joseph, and Don Des Jarlais, *Addicts Who Survived: An Oral History of Narcotic Use in America before 1965* (Knoxville: U. of Tennessee Press, 2012), 237.

34. Melvin Wevers, “Blending the American Taste into the Dutch Cigarette,” conference paper, American Historical Association, New York City, January 3, 2015; Nicolas Rasmussen, *On Speed: The Many Lives of Amphetamine* (New York: NYU Press, 2008)，第 4 章。

35. Brad Tolinksi and Alan di Perna, *Play It Loud: The Epic History of the Style, Sound, and Revolution of the Electric Guitar* (New York: Doubleday, 2016)，第 1

章。

36. Thomas Gage, *A New Survey of the West-Indies* (London: M. Clark, 1699), 247; Hesther Lynch Piozzi, *Anecdotes of the Late Samuel Johnson . . .*, ed. S. C. Roberts (repr., Westport, Conn.: Greenwood, 1971), 68。本章節也參考了 *The Oxford Companion to Sugar and Sweets,* ed. Darra Goldstein (New York: Oxford U.P., 2015), 105–107, 142–158; Wolfgang Schivelbusch, *Tastes of Paradise: A Social History of Spices, Stimulants, and Intoxicants,* trans. David Jacobson (New York: Pantheon, 1992)，第 3 章；and Cross and Proctor, *Packaged Pleasures*，第 4 章。
37. Deborah Cadbury, *Chocolate Wars: The 150-Year Rivalry between the World's Greatest Chocolate Makers* (New York: Public Affairs, 2010) ，第 4 至 5 章。進口的數據：Dauril Alden, "The Significance of Cacao Production in the Amazon Region during the Late Colonial Period: An Essay in Comparative Economic History," *Proceedings of the American Philosophical Society* 120 (1976): 132。
38. "Conching and Refining," Chocolate Alchemy, http://chocolatealchemy.com/ conching-and-refining/.
39. Michael D'Antonio, *Hershey: Milton S. Hershey's Extraordinary Life of Wealth, Empire, and Utopian Dreams* (New York: Simon and Schuster, 2006); Cadbury, *Chocolate Wars,* parts 2 and 3; Samuel F. Hinkle, *Hershey: Farsighted Confectioner, Famous Chocolate, Fine Community* (New York: Newcomen Society, 1964), 13–14.
40. U.S. Department of Commerce, Bureau of the Census, *Historical Statistics of the United States: Colonial Times to 1970,* part 1 (Washington, D.C.: Government Printing Office, 1975), 331; "Prohibition's Effect on Sugar," *Facts about Sugar* 15 (July 1, 1922): 8.
41. Ashley N. Gearhardt and William R. Corbin, "Interactions between Alcohol Consumption, Eating, and Weight," in *Food and Addiction: A Comprehensive Handbook,* ed. Kelly D. Brownell and Mark S. Gold (New York: Oxford U.P., 2012), 250; "Prohibition and Sugar Consumption," *New York Medical J.* 110 (1919): 724 (quotation); Cross and Proctor, *Packaged Pleasures,* 40–41, 126.
42. S. Dana Hubbard, "The New York City Narcotic and Differing Points of View on Narcotic Addiction," *Monthly Bulletin of the Department of Health, City of New York* 10 (February 1920): 36; David J. Mysels and Maria A. Sullivan, "The Relationship between Opioid and Sugar Intake: Review of Evidence and Clinical Applications," *J. of Opioid Management* 6 (2010): 445–452; Daniel M. Blumenthal and Mark S. Gold, "Relation- ships between Drugs of Abuse and Eating," in *Food and Addiction,* ed. Brownell and Gold, 256–257; H. Richard Friman, "Germany and the Transformation of Cocaine," conference paper, Russell Sage Foundation, New York City, May 9–11, 1997, p. 6.
43. Stephan Guyenet, "By 2606, the US Diet Will Be 100 Percent Sugar," Whole

Health Source, February 18, 2012, http://wholehealthsource.blogspot.com/2012/02/by-2606-us-diet-will-be-100-percent.html.

44. "Going Up in Smoke," *NYT,* September 24, 1925; Cassandra Tate, *Cigarette Wars: The Triumph of "The Little White Slaver"* (New York: Oxford U.P., 1999), 28–29, 49, 51, 56; Toine Spapens, "Illegal Gambling," in *The Oxford Handbook of Organized Crime,* ed. Letizia Paoli (New York: Oxford U.P., 2014), 405; *The White Slave Traffic: Speech of Hon. E. W. Saunders of Virginia* (Washington, D.C.: n.p., 1910), 4; Mike Alfred, *Johan- nesburg Portraits: From Lionel Phillips to Sibongile Khumalo* (Houghton, South Africa: Jacana, 2003), 12.
45. Kathryn Meyer, *Life and Death in the Garden: Sex, Drugs, Cops, and Robbers in Wartime China* (Lanham, Md.: Rowman and Littlefield, 2014).
46. Victor Fernández, "El burdel que inspiró a Picasso . . . ," *La Razón,* August 10, 2012; Brian G. Martin, *The Shanghai Green Gang: Politics and Organized Crime, 1919–1937* (Berkeley: U. of California Press, 1996), 32; Hans Derks, *History of the Opium Problem: The Assault on the East, ca. 1600–1950* (Leiden: Brill, 2012), 411–412.
47. Philip Thomas, "The Men's Quarter of Downtown Nashville," *Tennessee Historical Q.* 41 (Spring 1982): 48–66.
48. C. A. Bayly, *The Birth of the Modern World, 1780–1914: Global Connections and Comparisons* (Oxford: Blackwell, 2004), 180–189. The rounded, mid-range figure for 1600 is from "Historical Estimates of World Population," https://www.census.gov/data/tables/time-series/demo/international-programs/historical-est-worldpop.html.
49. Friedrich Engels, *The Condition of the Working Class in England,* trans. W. O. Henderson and W. H. Chaloner (New York: Macmillan, 1958), 115–116 (quotation), 143–144。歐陸的作家也同樣將酗酒和勞工們毫無樂趣的辛苦工作做了連結，例如 Alfred Delrieu, *L'Alcoolisme en France et en Normandie* (Rouen: Julien Leclerf, 1900)，18–19。
50. Virginia Berridge, *Demons: Our Changing Attitudes to Alcohol, Tobacco, and Drugs* (Oxford: Oxford U.P., 2013), 46–48, 165–166; Gina Hames, *Alcohol in World History* (London: Routledge, 2012), 88–89.
51. Georg Simmel, "The Metropolis and Mental Life," in *The Blackwell City Reader,* ed. Gary Bridge and Sophie Watson (Malden, Mass.: Blackwell, 2002), 11–19; Hames, *Alcohol,* 73; Mayor LaGuardia's Committee on Marihuana, in *The Marihuana Problem in the City of New York* (repr., Metuchen, N.J., Scarecrow, 1973), 18; John C. Burnham, *Bad Habits: Drinking, Smoking, Taking Drugs, Gambling, Sexual Misbehavior, and Swearing in American History* (New York: NYU Press, 1993), 176; Stefan Zweig, *The World of Yesterday: Memories of a European,* trans. Anthea Bell (London: Pushkin Press, 2011), 97, 105; Meyer, *Life and Death,* 138.

52. Phillips, *Alcohol,* 174; State of New York, *Second Annual Report of the Narcotic Drug Control Commission* (Albany: J. B. Lyon, 1920), 5; Burnham, *Bad Habits,* 175–177; Abraham Flexner, *Prostitution in Europe* (repr., Montclair, N.J.: Patterson Smith, 1969), 5; David T. Courtwright, *Violent Land: Single Men and Social Disorder from the Frontier to the Inner City* (Cambridge, Mass.: Harvard U.P., 1996)，第 3 至 9 章；Derks, *History of the Opium Problem*，第 17 章。

第 3 章　兼具解放性及奴役性的樂趣

1. Ernest Hemingway, *A Moveable Feast* (New York: Charles Scribner's Sons, 1964), 210.
2. Marshall Sahlins, "The Original Affluent Society," in *The Politics of Egalitarianism: Theory and Practice,* ed. Jacqueline Solway (New York: Berghahn, 2006), 79–98，引用 p. 80。
3. 辯論：David Kaplan, "The Darker Side of the 'Original Affluent Society,'" *J. of Anthro pological Research* 56 (2000): 301–324。疾病的負擔：Spencer Wells, *Pandora's Seed: The Unforeseen Cost of Civilization* (New York: Random House, 2010)，身高與壽命 p. 23; Yuval Noah Harari, *Sapiens: A Brief History of Humankind* (Toronto: McClelland and Stewart, 2015), part 2，人口數字 p. 98; Mark Nathan Cohen, *Health and the Rise of Civilization* (New Haven: Yale U.P., 1989); A. R. Williams, "8 Mummy Finds Revealing Ancient Disease," *National Geographic News,* March 21, 2013, https://news.nationalgeographic.com/news/2013/03/130321-mummies-diseases-ancient-archaeology-science/.
4. Steven Pinker, *The Better Angels of Our Nature: Why Violence Has Declined* (New York: Viking, 2011)，第 1 章（暴力）；Robert W. Fogel, *Explaining Long-Term Trends in Health and Longevity* (Cambridge: Cambridge U.P., 2012), 141。
5. Wells, *Pandora's Seed,* 22; Harari, *Sapiens,* 79; Jared Diamond, "The Worst Mistake in the History of the Human Race," *Discover Magazine,* May 1987, 64–66.
6. Michael V. Angrosino, "Rum and Ganja: Indenture, Drug Foods, Labor Motivation, and the Evolution of the Modern Sugar Industry in Trinidad," in *Drugs, Labor, and Colonial Expansion,* ed. William Jankowiak and Daniel Bradburd (Tucson: U. of Arizona Press, 2003), 106; John Charles Chasteen, *Getting High: Marijuana through the Ages* (Lanham, Md.: Rowman and Littlefield, 2016), 56–57, 66, 69, 76, 84, 102, 109–110, 133–134.
7. Kātib Chelebi（又名 Hajji Kalfa），*The Balance of Truth* [1656], trans. G. L. Lewis (London: George Allen and Unwin, 1957), 52。

8. Timothy Brook, *Vermeer's Hat: The Seventeenth Century and the Dawn of the Global World* (New York: Bloomsbury, 2008), 122–123, 140, 144 (quotation).
9. Chelebi, *Balance,* 52; Geoffrey Parker, *Global Crisis: War, Climate Change and Catastrophe in the Seventeenth Century* (New Haven: Yale U.P., 2013), 599–603; David T. Courtwright, *Forces of Habit: Drugs and the Making of the Modern World* (Cambridge, Mass.: Harvard U.P., 2001), 58–59; *Voices from the Ming-Qing Cataclysm: China in Tigers' Jaws,* ed. and trans. Lynn A. Struve (New Haven: Yale U.P., 1993), 1, 159–161.
10. Aldous Huxley, "Drugs That Shape Men's Minds," *Saturday Evening Post* 231 (October 18, 1958), 28 (quotation).
11. Daniel Lord Smail, *On Deep History and the Brain* (Berkeley: U. of California Press, 2008), de la Boétie on p. 173, and Smail, "An Essay on Neurohistory," in *Emerging Disciplines: Shaping New Fields of Scholarly Inquiry in and beyond the Humanities,* ed. Melissa Bailar (Houston: Rice U.P., 2010), 201–228; Simon Montefiore, *Jerusalem: The Biography* (New York: Knopf, 2011), 111–113（釘死在十字架上）。
12. Jimmie Charters, *This Must Be the Place: Memoirs of Montparnasse,* as told to Morrill Cody (repr., New York: Collier, 1989), 12.
13. Thomas W. Laqueur, *Solitary Sex: A Cultural History of Masturbation* (New York: Zone Books, 2003), 238.
14. 同上，圖5.8a與5.8b; Lawrence Stone, *The Family, Sex, and Marriage in England, 1500–1800* (New York: Harper and Row, 1977), 253–255; Stephen Greenblatt, "Me, Myself, and I," *NYRB* 51 (April 8, 2004), http://www.nybooks.com/articles/2004/04/08/me-myself-and-i/.
15. Pinker, *Better Angels of Our Nature*，第 4 章（人道革命）。雖然 Pinker 用了不同的詞彙，*Better Angels* 這本書對於遠距刺激秩序的式微，提出了很詳盡的說明，和 *Deep History* 有驚人的應和之處。
16. *The Diaries of Evelyn Waugh,* ed. Michael Davie (London: Weidenfeld and Nicolson, 1976), 415.
17. Smail, *On Deep History,* 184–185; George Orwell, *The Collected Essays, Journalism, and Letters,* vol. 2, ed. Sonia Orwell and Ian Angus (New York: Harcourt, Brace and World, 1968), 14.
18. Stalin to Viacheslav [sic] Molotov, September 1, 1930, *Stalin's Letters to Molotov, 1925–1936,* ed. Lars T. Lih et al. (New Haven: Yale U.P., 1995), 208–209; Frank Dikötter, Lars Laamann, and Zhou Xun, *Narcotic Culture: A History of Drugs in China* (Chicago: U. of Chicago Press, 2004), 209.
19. Acts 12:23; George Whitefield, *The Heinous Sin of Drunkenness: A Sermon Preached on Board the* Whitaker (London: James Hutton, 1739), 5 and 6 (quotes), 16–18.
20. William Prynne, *The Unlovelinesse of Love-Lockes* (London: n.p., 1628), quota-

tion p. A3; *The Diary of Ralph Josselin, 1616–1683,* ed. Alan Macfarlane (Oxford: Oxford U.P., 1991), 114; M. L. Weems, *God's Revenge against Gambling,* 4th ed. (Philadelphia: the author, 1822), 22–24。近期如 2016 年，Grand Mufti Sheikh Abdulaziz Al-Sheikh 對下棋也下達了格殺令（*fatwa*），認為那是浪費時間，也是製造敵意的根源。Ben Hubbard, "Saudi Arabia's Top Cleric Forbids Chess, but Players Maneuver," *NYT,* January 21, 2016。

21. "Chinese in New York," *NYT,* December 26, 1873; Samuel Hopkins Adams, "On Sale Everywhere," *Collier's* 68 (July 16, 1921): 8.
22. Prynne, *Unlovelinesse,* A3.
23. Didier Nourrisson, "Tabagisme et Antitabagisme en France au XIXe Siècle," Histoire, Economie, et Société 7 (1988): 545; Richard Leakey, "Past, Present, and Future of Life on Earth," lecture, University of North Florida, April 21, 2015 (pariahs).
24. Samuel Tenney, "Whiskey Triumphant over Turner" (MS, 1778), New-York Historical Society, Mss Collection; Schrad, *Vodka Politics,* chap. 11, quotation p. 168.
25. H. J. Anslinger to Secretary of the Treasury, September 3, 1936, "Heroin—History," VF; Adam Derek Zientek, "Affective Neuroscience and the Causes of the Mutiny of the French 82nd Infantry Brigade," *Contemporary European History* 23 (2014): 518–519.
26. "Society for the Suppression of Vice," *The Leisure Hour,* no. 1046 (January 13, 1872), 32.
27. Craig Heron, *Booze: A Distilled History* (Toronto: Between the Lines, 2003)，第 4 章，quotation p. 103; John Walruff to L. W. Clay, May 22, 1882, History—Prohibition, MS 138, and William P. Ferguson to J. E. Everett, February 12, 1902, History—Temperance, MS 645, Kansas Historical Society, Topeka; Harry Emerson Fosdick, *The Prohibition Question: A Sermon . . . October 14, 1928* (New York: Park Avenue Baptist Church, 1928), 7 (quotation), 11–12; Virginia Berridge, *Demons: Our Changing Attitudes to Alcohol, Tobacco, and Drugs* (Oxford: Oxford U.P., 2013), 45。
28. 香菸女郎：照片可見於 Edward James Parrish Papers, box 3, Rubenstein Library, Duke University, Durham, North Carolina。用 Google 查找 Ngram 這個字，就會出現像 "*tráfico de licores*" 和 "*trafic d'alcool*" 這樣的字眼，而且它們出現的頻率，20 世紀初期比 19 世紀中期高得多。
29. H. A. Depierris, *Physiologie Sociale: Le Tabac . . .* (Paris: E. Dentu, 1876)，第 21 章；Auguste Forel, *La Question Sexuelle: Exposée aux Adultes Cultivés* (Paris: G. Steinheil, 1906), 292–298; "Relation of Alcohol to Insanity," *JAMA* 13 (1889): 816; James Nicholls, *The Politics of Alcohol: A History of the Drink Question in England* (Manchester: Man chester U.P., 2009), 171–173; Nikolay Kamenov, "A Question of Social Medicine or Racial Hygiene: The Bulgarian Temperance Discourse and Eugenics in the Interwar Period, 1920–1940," *GAA,* 129–138, "idiot"

p. 137; Lawson Crowe, "Alcohol and Heredity: Theories about the Effects of Alcohol Use on Offspring," *Social Biology* 32 (1985): 146–161; Victor Cyril and E. Berger, *La "Coco": Poison Moderne* (Paris: Ernest Flammarion, 1924), 93。

30. Claude Quétel, *History of Syphilis,* trans. Judith Braddock and Brian Pike (Baltimore: Johns Hopkins U.P., 1990), French percentage p. 199, "machine-gun" p. 219; Christian Henriot, "Medicine, VD and Prostitution in Pre-Revolutionary China," *Social History of Medicine* 5 (1992): 106–107.
31. Andrew Roberts, *Napoleon: A Life* (New York: Viking, 2014), 597–598; Leonard F. Guttridge, *Icebound: The* Jeannette *Expedition's Quest for the North Pole* (Annapolis: Naval Institute Press, 1986), 329; Nienke Bakker et al., *On the Verge of Insanity: Van Gogh and His Illness* (Amsterdam: Van Gogh Museum, 2016), 97–98, 125; Michael D'Antonio, *Hershey: Milton S. Hershey's Extraordinary Life of Wealth, Empire, and Utopian Dreams* (New York: Simon and Schuster, 2006), 93–94; "Hershey, Catherine Sweeney; 1871–1915," Hershey Community Archives, http://www.hersheyarchives.org/essay/printable.aspx?EssayId=11; V. Lerner, Y. Finkelstein, and E. Witztum, "The Enigma of Lenin's (1870–1924) Malady," *European J. of Neurology* 11 (2004): 371–376; C. J. Chivers, "A Retrospective Diagnosis Says Lenin Had Syphilis," *NYT,* June 22, 2004.
32. Warren S. Walker, "Lost Liquor Lore: The Blue Flame of Intemperance," *Popular Culture* 16 (Fall 1982): 17–25, and John Allen Krout, *The Origins of Prohibition* (New York: Russell and Russell, 1967), 232.
33. Carole Shamas, "Changes in English and Anglo-American Consumption from 1550 to 1800," in *Consumption and the World of Goods,* ed. John Brewer and Roy Porter (London: Routledge, 1993), 185; Elizabeth Abbott, "Slavery," in *The Oxford Companion to Sugar and Sweets,* ed. Darra Goldstein (New York: Oxford U.P., 2015), 617–618; John E. Crowley, "Sugar Machines: Picturing Industrialized Slavery," *American Historical Review* 121 (2016): 436.
34. Courtwright, *Forces of Habit*，第 7 章；Jay Coughtry, *The Notorious Triangle: Rhode Island and the African Slave Trade, 1700–1807* (Philadelphia: Temple U.P., 1981), 85–86; S. T. Livermore, *A History of Block Island* (Hartford, Conn.: Case, Lockwood, and Brainard, 1877), 60; Frederick H. Smith, *Caribbean Rum: A Social and Economic History* (Gainesville: U.P. of Florida, 2005), 103。
35. Juan de Castro, *Historia de las Virtudes y Propiedades del Tabaco* (Córdoba: Salvador de Cea Tesa, 1620), 19; *The Diary of Colonel Landon Carter of Sabine Hall, 1752–1778,* ed. Jack P. Greene, vol. 2 (Richmond: Virginia Historical Society, 1987), 870; [Anthony Benezet,] *Serious Considerations on Several Important Subjects* (Philadelphia: Joseph Crukshank, 1778), 42; Nathan Allen, *An Essay on the Opium Trade* (Boston: John P. Jewett, 1850), 25.
36. *Oxford English Dictionary,* s.v. "addiction," updated November 2010, http://www.oed.com/view/Entry/2179; John Lawson, *A New Voyage to Carolina . . .* (London:

n.p., 1709), 172, 202; Samuel Johnson, *A Dictionary of the English Language*, vol. 1 (London: W. Strahan, 1755), http://johnsonsdictionaryonline.com/?page_id=7070&i=80，強調處是原文就有的。

37. Jessica Warner, "'Resolv'd to Drink No More': Addiction as a Preindustrial Construct," *J. of Studies on Alcohol* 55 (1994): 685–691; Reshat Saka, *Narcotic Drugs* (Istanbul: Cumhuriyet, 1948), TS translation in "Marijuana—History," VF; Matthew Warner Osborn, *Rum Maniacs, Alcoholic Insanity in the Early American Republic* (Chicago: U. of Chicago Press, 2014), chap. 1, Rush quotation p. 34; Brian Vale and Griffith Edwards, *Physician to the Fleet: The Life and Times of Thomas Trotter, 1760–1832* (Woodbridge, Suffolk: Boydell, 2011)，第 13 章，quotations p. 169。
38. Harry Gene Levine, "The Discovery of Addiction: Changing Conceptions of Habitual Drunkenness in America," *J. of Studies on Alcohol* 39 (1978): 143–174; Hasso Spode, "Transubstantiations of the Mystery: Two Remarks on the Shifts in the Knowledge about Addiction," *SHAD* 20 (2005): 125; Friedrich-Wilhelm Kielhorn, "The History of Alcoholism: Brühl-Cramer's Concepts and Observations," *Addiction* 91 (1996): 121–128; Jean-Charles Sournia, *A History of Alcoholism*, trans. Nick Hindley and Gareth Stanton (Oxford: Basil Blackwell, 1990), 44–48。*SHAD* 28 (Winter 2014) 專刊，對歐洲成癮詞彙的改變，提供了整體性的回顧，以及針對個別國家的分析。
39. Edwin Van Bibber-Orr, "Alcoholism and Song Literati," in *Behaving Badly in Early and Medieval China*, ed. N. Harry Rothschild and Leslie V. Wallace (Honolulu: U. of Hawai'i Press, 2017), 135–153.
40. "Walnut Lodge Hospital," *Geer's Hartford City Directory*, no. 63 (July 1900): 777; U.S. census schedule, Hartford County (MS, June 5, 1900), roll 137, Connecticut Historical Society, Hartford; Leslie E. Keeley, *The Non-Heredity of Inebriety* (Chicago: Scott, Foresman, 1896), 191 ("education"); T. D. Crothers, "The Significance of a History of Alcoholic Addiction," *Medical Record* 79 (1911): 770 (crucifix).
41. Berridge, *Demons*，第 4 章；David T. Courtwright, "Mr. ATOD's Wild Ride: What Do Alcohol, Tobacco, and Other Drugs Have in Common," *SHAD* 20 (2005): 105–124, "social" p. 111。雖然用 Google 查找 Ngram，可以反映出醫學和資訊的使用，值得注意的是，「inebriety」這個字出現的頻率，在 1894 年於美國英語中達到高峰，在 1912 年於英國英語中達到巔峰。
42. Arthur Hill Hassall, "The Great Tobacco Question: Is Smoking Injurious to Health," *Lancet*, part 1 (1857): 198; Depierris, *Le Tabac* 第 20 章；Harvey W. Wiley, "The Alcohol and Drug Habit and Its Prophylaxis," *Proceedings of the Second Pan American Scientific Congress*, vol. 9 (Washington, D.C.: Government Printing Office, 1917), 159; "Smokers' Palates Painted in Court," *NYT*, January 22, 1914; R. M. Blanchard, "Heroin and Soldiers," *Military Surgeon* 33 (1913):

142; David T. Courtwright, Herman Joseph, and Don Des Jarlais, *Addicts Who Survived: An Oral History of Narcotic Use in America before 1965* (Knoxville: U. of Tennessee Press, 2012), 174; Robert N. Proctor, "The Nazi War on Tobacco: Ideology, Evidence, and Possible Cancer Consequences," *Bulletin of the History of Medicine* 71 (1997): 435–488, quotation p. 441。

43. Keith McMahon, *The Fall of the God of Money: Opium Smoking in Nineteenth-Century China* (Lanham, Md.: Rowman and Littlefield, 2002), 36; Zheng Yangwen, *The Social Life of Opium in China* (Cambridge: Cambridge U.P., 2005), 87–92; Sander L. Gilman, "Jews and Smoking," in *Smoke: A Global History of Smoking,* ed. Sander L. Gilman and Zhou Xun (London: Reaktion, 2004), 282–283; J. B. Jeter, "The Evils of Gaming," *Virginia Baptist Preacher* 1 (March 1842): 48.
44. Robert Bailey, *The Life and Adventures of Robert Bailey . . .* (Richmond: J. & G. Cochran, 1822), 216; Patricia C. Glick, "The Ruling Passion: Gambling and Sport in Antebellum Baltimore, Norfolk, and Richmond," *Virginia Cavalcade* 39 (Autumn 1989): 62–69; Weems, *God's Revenge against Gambling,* 11; Charles Dickens, *The Old Curiosity Shop* (London: Chapman and Hall, 1841).
45. *Letters from Liselotte,* trans. and ed. Maria Kroll (London: Victor Gollancz, 1970), 69; Lorne Tepperman et al., *The Dostoevsky Effect: Problem Gambling and the Origins of Addiction* (Don Mills, Ontario: Oxford U.P., 2013)，第 2 至 3 章；Mike Dash, "Crockford's Club: How a Fishmonger Built a Gambling Hall and Bankrupted the British Aristocracy," Smithsonian.com, November 29, 2012, http://www.smithsonianmag.com/history/crockfords-club-how-a-fishmonger-built-a-gambling-hall-and-bankrupted-the-british-aristocracy-148268691/。
46. Ira M. Condit, *The Chinaman as We See Him* (Chicago: Fleming H. Revell, 1900), 60; Markus Heilig, *The Thirteenth Step: Addiction in the Age of Brain Science* (New York: Columbia U.P., 2015), 139; Ernest Poole, *The Village: Russian Impressions* (New York: Macmillan, 1918), 154.
47. Linda Carroll, "Fetal Brains Suffer Badly from Effects of Alcohol," *NYT,* November 4, 2003; Nathalie E. Holz et al., "The Long-Term Impact of Early Life Poverty on Orbitofrontal Cortex Volume in Adulthood: Results from a Prospective Study over 25 Years," *Neuropsychopharmacology* 40 (2015): 996–1004; Natalie H. Brito and Kimberly G. Noble, "Socioeconomic Status and Structural Brain Development," *Frontiers in Neuroscience* 8 (2014): 1–11; Pilyoung Kim et al., "Effects of Childhood Poverty and Chronic Stress on Emotion Regulatory Brain Function in Adulthood," *PNAS* 110 (2013): 18442–18447; W. K. Bickel et al., "A Competing Neurobehavioral Decision Systems Model of SES-Related Health and Behavioral Disparities," *Preventive Medicine* 68 (2014): 37–43; Warren K. Bickel et al., "Behavioral and Neuroeconomics of Drug Addiction: Competing Neural Systems and Temporal Discounting Processes," *Drug and Alcohol Dependence* 90S (2007):

S85–S91; Jim Orford, *Power, Powerlessness and Addiction* (Cambridge: Cambridge U.P., 2013)，第 4 至 5 章；Harold Winter, *The Economics of Excess: Addiction, Indulgence, and Social Policy* (Stanford: Stanford U.P., 2011), 4, 44, 57–59, 125, 146–147; Dan I. Lubman et al., "Cannabis and Adolescent Brain Development," *Pharmacology and Therapeutics* 148 (2015): 1–16; and Heilig, *Thirteenth Step*，第 9 章、第 12 章。

48. Richard P. Feynman, *"Surely You're Joking, Mr. Feynman!": Adventures of a Curious Character* (New York: Norton, 1985), 204; David E. Johnson, *Douglas Southall Freeman* (Gretna, La.: Pelican, 2002), 218–219; Orford, *Power,* 110–113; Robert A. Caro, *The Years of Lyndon Johnson: Master of the Senate* (New York: Knopf, 2002), 631; Gene M. Heyman, *Addiction: A Disorder of Choice* (Cambridge, Mass.: Harvard U.P., 2009), 85–86.

49. Bruce K. Alexander, *The Globalisation of Addiction: A Study in the Poverty of Spirit* (Oxford: Oxford U.P., 2008), 131–137, and related web site, http://www.brucekalexander.com/; Orford, *Power,* 106–110; Courtwright, *Forces of Habit,* 147–148; Peter C. Mancall, *Deadly Medicine: Indians and Alcohol in Early America* (Ithaca: Cornell U.P., 1995); Benjamin Rush, *Essays, Literary, Moral and Philosophical* (Philadelphia: Thomas and Samuel F. Bradford, 1798), 258; Kimberly Johnston-Dodds, *Early California Laws and Policies Related to California Indians* (Sacramento: California Reference Bureau, 2002), 8。Bootlegger 這個字可能還有其他的起源，這本書中有介紹：*The Encyclopedia of Alcoholism,* ed. Robert O'Brien and Morris Chafetz (New York: Facts on File, 1982), 52–53。

50. Jeanne Schaver, "Nurse's Narrative Report" (TS, April 1952), M/ V Health Collection, Anchorage Museum, Anchorage, Alaska.

第 4 章　反惡習的行動主義

1. Anon., *The Skilful Physician,* ed. Carey Balaban, Jonathon Erlen, and Richard Siderits (1656; repr., Amsterdam: Harwood, 1997), 5 (quotation); Thomas Short, *Discourses on Tea, Sugar, Milk, Made-Wines, Spirits, Punch, Tobacco, &c.* (London: T. Longman and A. Millar, 1750), 165.

2. Ian Tyrrell, *Reforming the World: The Creation of America's Moral Empire* (Princeton, N.J.: Princeton U.P., 2010), 76.

3. George A. Akerlof and Robert J. Shiller, *Phishing for Phools: The Economics of Manipu- lation and Deception* (Princeton, N.J.: Princeton U.P., 2015), vii–11.

4. Wilbur F. Crafts, *Familiar Talks on That Boy and Girl of Yours: Sociology from View- point of the Family* (New York: Baker and Taylor, 1922), 374 (famines, quoting J. J. Davis).

5. Doris Kearns Goodwin, *The Bully Pulpit: Theodore Roosevelt, William Howard Taft, and the Golden Age of Journalism* (New York: Simon and Schuster, 2013), 193 (Lease).
6. Steven Pinker, *The Better Angels of Our Nature: Why Violence Has Declined* (New York: Viking, 2011), 174–177.
7. Charles S. Maier, "Consigning the Twentieth Century to History: Alternative Narratives for the Modern Era," *American Historical Review* 105 (2000): 807–831; Johan Edman, "Temperance and Modernity: Alcohol Consumption as a Collective Problem, 1885–1913," *J. of Social History* 49 (2015): 20–52; S. G. Moore, "The Relative Practical Value of Measures against Infant Mortality," *Lancet* 187, no. 4836 (1916): 944; Josephus Daniels, *Men Must Live Straight If They Would Shoot Straight* (Washington, D.C.: Navy Department Commission on Training Camp Activities, 1917), 1, 15.
8. Rod Phillips, *Alcohol: A History* (Chapel Hill: U. of North Carolina Press, 2014), 214–215.
9. Wennan Liu, "'No Smoking' for the Nation: Anti-Cigarette Campaigns in Modern China, 1910–1935" (Ph.D. diss., U. of California, Berkeley, 1999); Sherman Cochran, *Big Business in China: Sino-Foreign Rivalry in the Cigarette Industry, 1890–1930* (Cambridge, Mass.: Harvard U.P., 1980), 28; David T. Courtwright, "Global Anti-Vice Activism: A Postmortem," *GAA,* 317 (addiction authority); Norman Ohler, *Blitzed: Drugs in Nazi Germany,* trans. Shaun Whiteside ([London]: Allen Lane, 2016), 23 (quotation); Hasso Spode, "The 'Alcohol Question' in Central Europe between Science and Civic Religion," ADHS conference, Buffalo, N.Y., June 24, 2011 (30,000)。Spode 補充說，遭受各種壓迫的德國酗酒者總數不得而知。
10. Nolan R. Best, *Yes, "It's the Law" and It's a Good Law* (New York: George H. Doran, 1926), 22; U.S. Dept. of Justice, Bureau of Prohibition, *The Value of Law Observance: A Factual Monograph* (Washington, D.C.: Government Printing Office, 1930), 34.
11. David M. Fahey and Padma Manian, "Poverty and Purification: The Politics of Gandhi's Campaign for Prohibition," *The Historian* 67 (2005): 503; Chantal Martineau, *How the Gringos Stole Tequila: The Modern Age of Mexico's Most Traditional Spirit* (Chicago: Chicago Review Press, 2015), 10; Ronny Ambjörnsson, "The Honest and Diligent Worker" (Skeptron Occasional Papers 5, Stockholm, 1991), http://www.skeptron.uu.se/broady/sec/ske-5.htm; Annemarie McAllister, "The Alternative World of the Proud Non-Drinker: Nineteenth-Century Public Displays of Temperance," *SHAD* 28 (2014): 168; "A Counter-Attraction," *Brotherhood of Locomotive Engineers Monthly J.* 8 (1874): 627; Edward C. Leonard Jr., "The Treatment of Philadelphia Inebriates," *American J. on Addictions* 6 (1997): 3.

12. *Municipal Drink Traffic* (London: Fabian Society, 1898), 18；有關 William Storr 的評論，見 *The Official Report of the Church [of England] Congress, Held at Portsmouth . . . 1885,* ed. C. Dunkley (London: Bemrose and Sons, 1885), 581 (quotation)。
13. Courtwright, "Global Anti-Vice Activism".
14. Crafts, *Familiar Talks,* 376–377 (Sunday); Gaines M. Foster, "Conservative Social Christianity, the Law, and Personal Morality: Wilbur F. Crafts in Washington," *Church History* 71 (2002): 799–819; Tyrrell, *Reforming the World,* 25 ("international"), 33–34; "Dr. Wilbur F. Crafts, Crusader, Dies at 73," *NYT,* December 28, 1922.
15. Harald Fischer-Tiné, "Eradicating the 'Scourge of Drink' and the 'Un-pardonable Sin of Illegitimate Sexual Enjoyment': M. K. Gandhi as Anti-Vice Crusader," *Interdisziplinäre Zeitschrift für Südasienforschung* 2 (2017), http://www.hsozkult.de/journals/id/zeitschriften-748?title=interdisziplinaere-zeitschrift-fuer-suedasien-forschung-2-2017; "Introduction," *GAA,* 1–9 ("peripatetic" p. 1); Stephen Legg, "Anti-Vice Lives: Peopling the Archives of Prostitution in Interwar India," *GAA,* 253; M. K. Gandhi, *Key to Health,* trans. Sushila Nayar, http://www.mkgandhi.org/ebks/key_to_health.pdf, 21–24; *The Collected Works of Mahatma Gandhi,* vol. 27 (New Delhi: India Ministry of Information and Broadcasting, 1968), 347 ("women," "power"); Joseph Lelyveld, *Great Soul: Mahatma Gandhi and His Struggle with India* (New York: Knopf, 2011), 30, 48, 51 (filth). Native leaders, missionaries: John Abbey, *The Church of God and the Gates of Hell* (London: R. J. James, 1911), 33–35; *Temperance and Prohibition in New Zealand,* ed. J. Cocker and J. Malton Murray (London: Epworth Press, 1930)，第 10 章。
16. "'Gandhi Cigarettes'!" *Young India,* January 12, 1921.
17. Josiah P. Rowe Jr., *Letters from a World War I Aviator,* ed. Genevieve Bailey Rowe and Diana Rowe Doran (Boston: Sinclaire, 1986), 25–26.
18. Charles Bamberger memoirs (TS, 1943), box 14, Ralph Ginzburg Papers, State Historical Society of Wisconsin, Madison, Wisc.; John C. Burnham, *Bad Habits: Drinking, Smoking, Taking Drugs, Gambling, Sexual Misbehavior, and Swearing in American History* (New York: NYU Press, 1993), 197; David T. Courtwright, Herman Joseph, and Don Des Jarlais, *Addicts Who Survived: An Oral History of Narcotic Use in America before 1965* (Knoxville: U. of Tennessee Press, 2012), 174–175, 180.
19. Algot Niska, *Over Green Borders: The Memoirs of Algot Niska,* trans. J. Jerry Danielsson (New York: Vantage, 1953), vii.
20. W. L. Treadway to Lyndon Small, September 22, 1932, correspondence 1929–1955, Lyndon Frederick Small Papers, National Library of Medicine, Bethesda, Maryland (burglary).
21. William Cabell Bruce, "Is Prohibition a Success after Five Years? No!" *Current*

History reprint (August 1925): 11 (cloakroom); Jeffrey A. Miron and Jeffrey Zwiebel, "Alcohol Consumption during Prohibition," *American Economic Review* 81 (1991): 242–247; Jack S. Blocker Jr., "Did Prohibition Really Work? Alcohol Prohibition as a Public Health Innovation," *American J. of Public Health* 96 (2006): 233–243, breweries p. 236; Lisa McGirr, *The War on Alcohol: Prohibition and the Rise of the American State* (New York: Norton, 2016), 50 (beer prices).

22. W. J. Rorabaugh, *Prohibition: A Concise History* (New York: Oxford U.P., 2018), 61–62 (half); McGirr, *War on Alcohol,* 50 (wife); Foreign Policy Association, "Prohibition and Drug Addiction" (TS, 1925), 3, "Addiction—Incidence—[to] 1959," VF (Bellevue); Mark H. Moore, "Actually, Prohibition Was a Success," *NYT,* October 16, 1989; Austin Kerr, "American Dream," *New Scientist* 164 (November 1999): 94–95.
23. Holly M. Karibo, *Sin City North: Sex, Drugs, and Citizenship in the Detroit-Windsor Borderland* (Chapel Hill: U. of North Carolina Press, 2015), 37; Mabel Willebrandt, "'It Can't Be Done'" (TS speech, September 24, 1928), 8, Willebrandt Papers, LCMD.
24. Blocker, "Prohibition," 240.
25. "36 Individuals and 6 Corporations Indicted in Largest Bootleg Ring since Prohibition," *NYT,* July 16, 1937; "A Survey of Illegal Distilling in the U.S. Today" (TS, 1951), John W. Hill Papers, folder 11, box 96, State Historical Society of Wisconsin。世界衛生組織在 2005 年估計，非法生產佔全球酒精消費的 29%，尤其是在越貧窮的國家，走私酒越頻繁，見 *Global Status Report on Alcohol and Health* (Geneva: WHO, 2011), 5。
26. Fahey and Manian, "Poverty and Purification," 489–506, "easy" p. 503; Fischer-Tiné, "Eradicating" (champagne); David T. Courtwright, *Forces of Habit: Drugs and the Making of the Modern World* (Cambridge, Mass.: Harvard U.P., 2001), 156–159; Peter Evans and Sean McLain, "Diageo Makes $1.9 Billion Offer for Control of India's United Spirits," *WSJ,* April 15, 2014.
27. Gerald Posner, *God's Bankers: A History of Money and Power at the Vatican* (New York: Simon and Schuster, 2015), 17; Thembisa Waetjen, "Poppies and Gold: Opium and Law-Making on the Witwatersrand, 1904–1910," *J. of African History* 57 (2016): 391–416; "Use of Narcotics in Siam," *Boston Medical and Surgical J.* 31 (1844): 341; Thaksaphon Thamarangsi, "Thailand: Alcohol Today," *Addiction* 101 (2006): 783; W. A. Penn, *The Soverane Herbe: A History of Tobacco* (London: Grant Richards, 1902), 213–214.
28. Mary C. Neuburger, *Balkan Smoke: Tobacco and the Making of Modern Bulgaria* (Ithaca: Cornell U.P., 2013), 143 (German statistics).
29. 同上，quotation p. 200。
30. "Meeting in Richmond," *Richmond Enquirer,* November 1, 1833; *Report of the Committee of Twenty-Four . . . for the Purpose of Devising Means to Suppress the*

Vice of Gambling in This City (Richmond: T. W. White, 1833), "taxed" p. 25.

31. *Report of the Minority of the Committee of Twenty-Four, on the Subject of Gambling in the City of Richmond* (Richmond: T. W. White, 1833), "moralists" p. 4。這三名反對者是德國出生的商人 Gustavus Lucke，美國聖公會律師 Henry L. Brooke，以及報紙編輯 Edward V. Sparhawk。
32. Harry M. Ward, *Children of the Streets of Richmond, 1865–1920* (Jefferson, N.C.: McFarland, 2015), 109.
33. T. D. Crothers, "A Review of the History and Literature of Inebriety . . . ," *J. of Inebriety* 33 (1912): 143; Crafts to Wesley Jones, January 16, 1922, U. of Washington Digital Collections, http://digitalcollections.lib.washington.edu/cdm/ref/collection/pioneerlife/id/19937; Jacob M. Appel, "'Physicians Are Not Bootleggers': The Short, Peculiar Life of the Medicinal Alcohol Movement," *Bulletin of the History of Medicine* 82 (2008): 355–386.
34. A. E. Moule, "The Use of Opium and Its Bearing on the Spread of Christianity in China," in *Records of the General Conference of the Protestant Missionaries in China Held at Shanghai, May 10–24, 1877* (Shanghai: Presbyterian Missionary Press, 1878), 353.
35. C. Vann Woodward, *Origins of the New South, 1877–1913* (Baton Rouge: Louisiana State U.P., 1971), 389–391; Boyd P. Doty, ed., *Prohibition Quiz Book,* 2nd ed. (Westerville, Ohio: Anti-Saloon League, 1929), map p. 78 (Louisiana); Walter J. Decker to Mrs. E. W. Root, January 13, 1933, and Earle K. James to Mrs. E. W. Root, January 7, 1933, box 1, Women's Organization for National Prohibition Reform, LCMD (Bolivia and Chile).
36. Meta Remec, "Sexual Diseases between Science and Morality," paper, Global Anti- Vice Activism conference, Monte Verità, Switzerland, April 2, 2012.
37. Mark Lawrence Schrad, *The Political Power of Bad Ideas: Networks, Institutions, and the Global Prohibition Wave* (New York: Oxford U.P., 2010), 33; Samuel Hopkins Adams, "On Sale Everywhere," *Collier's* 68 (July 16, 1921): 8 (class).
38. Petre Matei, "De la 'Iarba Dracului' la Drog. Aspecte ale Condamn rii Tutunului în Spa iul Românesc," *Archiva Moldaviae* 8 (2016): 29–50.
39. Elizabeth Dorn Lublin, "Controlling Youth and Tobacco in Meiji-Period Japan," ADHS conference, London, June 21, 2013.
40. "America and the Living Death" (TS, n.d.), box 56, and Hobson to Rockefeller, April 23, 1928, box 56, Hobson Papers, LCMD。從宗教與道德論述轉向個人與集體健康、秩序、效率及準備程度的相同趨勢，也發生在西非、歐洲、以及拉丁美洲。參見*GAA*，第 5 至 9 章。
41. "AHR Conversation: Religious Identities and Violence," *American Historical Review* 112 (2007): 1465 (Miles); George Creel, *Rebel at Large: Recollections of Fifty Crowded Years* (New York: G. P. Putnam's Sons, 1947), 52; Ethel S. Ellis, "Valentine Note of 37 Years Ago," *Topeka Journal,* February 14, 1940; Alexandra

Popoff, *Sophia Tolstoy: A Biography* (New York: Free Press, 2010), 135, 176 ("crime").

42. Anthony Taylor, "'Godless Edens': Surveillance, Eroticized Anarchy, and 'Depraved Communities' in Britain and the Wider World, 1890–1930," *GAA,* 53–73, "marriages" p. 62, "Edens" p. 65.
43. Alexander C. Zabriskie, *Bishop Brent: Crusader for Christian Unity* (Philadelphia: Westminster Press, 1948), 41; Brent diary, August 17 and 18, 1923, box 3, Charles Henry Brent Papers, LCMD ("mess").
44. William B. McAllister, *Drug Diplomacy in the Twentieth Century: An International History* (London: Routledge, 2000), 28; Lida Thornburgh to Elizabeth Jessup, October 29, 1929, box 55 ("saint") and Brent diary ("too full"), March 11, 1929, box 3, Brent Papers; "Bishop Brent Defends Right of Dry Law Opponents 'With Clean Hands' to Seek Modification of Prohibition," *Buffalo Courier,* February 8, 1926。這段描述也取材自 54–55 箱中有關 Brent Papers 的傳記資料；Zabriskie, *Bishop Brent;* and "Bishop Brent Dies at 66 in Lausanne," *NYT,* March 28, 1929。
45. Zabriskie, *Bishop Brent,* 196.
46. Donald Day, "Whoopee Spree; Prohibition Ends," *Chicago Tribune,* April 5, 1932.
47. J. Buks to Mrs. E. W. Root, December 5, 1932, box 1, Women's Organization for National Prohibition Reform, LCMD.
48. Phillips, *Alcohol,* 274 (quotation), 275; Corinne Pernet, "The Limits of Global Biopolitics: The Question of Alcoholism and Workers' Leisure at the League of Nations," paper, Global Anti-Vice Activism conference, Monte Verità, Switzerland, April 2, 2012.
49. David G. Schwartz, *Roll the Bones: The History of Gambling* (New York: Gotham, 2006), chap. 10; Ernest Hemingway, *A Moveable Feast* (New York: Charles Scribner's Sons, 1964), 201.
50. Schwartz, *Roll the Bones,* 316–319; S. Jonathan Wiesen, *Creating the Nazi Market- place: Commerce and Consumption in the Third Reich* (New York: Cambridge U.P., 2011), 48–49.
51. Treasury Department, "In re: Alphonse Capone" (TS, December 21, 1933), comp. Frank J. Wilson, https://www.irs.gov/pub/irs-utl/file-2-report-dated-12211933-in-re-alphonse-capone-by-sa-frank-wilson.pdf.
52. Jessica R. Pliley, "The FBI's White Slave Division," *GAA,* 233–234; Tyrrell, *Reforming the World,* 138–139.
53. Laurie Bernstein, *Prostitutes and Their Regulation in Imperial Russia* (Berkeley: U. of California Press, 1995), 46; Abraham Flexner, *Prostitution in Europe* (repr., Montclair, N.J.: Patterson Smith, 1969), chap. 1.
54. Vern Bullough and Bonnie Bullough, *Women and Prostitution: A Social History*

(Buffalo: Prometheus, 1987), chap. 13; W. T. Stead, "The Maiden Tribute of Modern Babylon . . . I," *Pall Mall Gazette,* July 6, 1885.

55. Joel Best, *Controlling Vice: Regulating Brothel Prostitution in St. Paul, 1865–1883* (Columbus: Ohio State U.P., 1998).
56. Andrew Roberts, *Napoleon: A Life* (New York: Viking, 2014), 685–686.
57. Catherine Carstairs, *Jailed for Possession: Illegal Drug Use, Regulation, and Power in Canada, 1920–1961* (Toronto: U. of Toronto Press, 2006); Isaac Campos, *Home Grown: Marijuana and the Origins of Mexico's War on Drugs* (Chapel Hill: U. of North Carolina Press, 2012); Vera Rubin and Lambros Comitas, *Ganja in Jamaica: A Medical Anthropological Study of Chronic Marijuana Use* (The Hague: Mouton, 1975); Howard Padwa, *Social Poison: The Culture and Politics of Opiate Control in Britain and France, 1821–1926* (Baltimore: Johns Hopkins U.P., 2012); "History of Heroin," *Bulletin on Narcotics* 5 (1953): 8–10 (Egypt); Anton Werkle, "French-Speaking Countries of Africa South of the Sahara" (TS, 1974), "Laws and Legislation—Countries," VF; Alisher B. Latypov, "The Soviet Doctor and the Treatment of Drug Addiction: 'A Difficult and Most Ungracious Task,'" *Harm Reduction J.* 8 (2011), https://harmreductionjournal.biomedcentral.com/articles/10.1186/1477-7517-8-32. McAllister, *Drug Diplomacy*，描述了重要的國際條約。
58. Bullough and Bullough, *Women and Prostitution,* chap. 14; Louis Berg, *Prison Doctor* (New York: Brentano's, 1932), 64 ("dunghill").
59. Pavel Vasilyev, "Medical and Criminological Constructions of Drug Addiction in Late Imperial and Early Soviet Russia," *GAA,* 189 (quoting Aleksandr Sholomovich); Thomas Gleaton, "A Man of Our Time: Gabriel G. Nahas" (TS, n.d.), biographical file, Gabriel G. Nahas Papers, Archives and Special Collections, A. C. Long Health Sciences Library, Columbia University (reference to Dr. Selim Nahas, Gabriel's uncle); Rodrigues Doria, "The Smokers of *Maconha:* Effects and Evils of the Vice" (TS translation, n.d.), 2, "Marijuana Effects—[to] 1950," VF; Carlos Gutiérrez Noriega, "El Hábito de la Coca en Sud América," *América Indígena* 12 (1952): 117; Kazuo Kenmochi, *Devilish Drug: Narcotic Photographic Document* (Tokyo: n.p., 1963), 124–125.
60. Li Zhisui, *The Private Life of Chairman Mao: The Memoirs of Mao's Personal Physician,* trans. Tai Hung-chao (New York: Random House, 1994), 67–68, 108; Courtwright, *Forces of Habit,* 183–185; Miriam Kingsberg, *Moral Nation: Modern Japan and Narcotics in Global History* (Berkeley: U. of California Press, 2014), 186; Andrew G. Walder, *China under Mao: A Revolution Derailed* (Cambridge, Mass.: Harvard U.P., 2015), 2, 7, 8, 62, 64, 67–69; Dan Washburn, *The Forbidden Game: Golf and the Chinese Dream* (Lodon: Oneworld, 2014), xi, 5。雖然他們很少殺盡死刑額度所允許的人數，但各地官員都會在大眾集會和公開審訊之後，執行高調的行刑，死刑的執行到 1952 年底達到最高峰。

Zhou Yongming, *Anti-Drug Crusades in Twentieth- Century China: Nationalism, History, and State Building* (Lanham, Md.: Rowman and Littlefield, 1999), chap. 6, quotation p. 107。

第 5 章　支持惡習的行動主義

1. John C. Burnham, *Bad Habits: Drinking, Smoking, Taking Drugs, Gambling, Sexual Misbehavior, and Swearing in American History* (New York: NYU Press, 1993), "every-body" p. 139; David G. Schwartz, *Roll the Bones: The History of Gambling* (New York: Gotham, 2006), 378 (bingo); Pat Frank, *The Long Way Round* (Philadelphia: J. B. Lip- pincott, 1953), 19 (Friday); "Chesterfield" (TS, November 13, 1961), Liggett and Myers Minutes, box 19, Review Board Records, JWT (*Playboy* readership).
2. David T. Courtwright, *No Right Turn: Conservative Politics in a Liberal America* (Cambridge, Mass.: Harvard U.P., 2010), chaps. 2, 5, 10–11; Dave Palermo, "Slot Machines Big Business for Military," *Las Vegas Review-Journal/ Sun,* October 18, 1992.
3. *Civilization: The West and The Rest with Niall Ferguson,* part 2, documentary produced by Chimerica Media Limited, the BBC and Channel 13 in association with WNET, aired on PBS in May 2012 (quote); Tibor Frank, "Supranational English, American Values, and East-Central Europe," *Publications of the Modern Language Association of America* 119 (2004): 80–91; Michael Anderson, "China's 'Great Leap' toward Madison Avenue," *J. of Communication* 31 (Winter 1981): 11; Wolf Lieschke, "Winston-Spain Briefing" (TS, May 29, 1984), n.p., box 36, Burt Manning Papers, JWT.
4. "World War II Fast Facts," CNN, http://www.cnn.com/2013/07/09/world/world-war-ii-fast-facts/(70 million); Burnham, *Bad Habits,* 220 ("not polite"); Mary Louise Rob- erts, *What Soldiers Do: Sex and the American GI in World War II France* (Chicago: U. of Chicago Press, 2013), 61–63, 122.
5. Stephen G. Fritz, *Frontsoldaten: The German Soldier in World War II* (Lexington: U.P. of Kentucky, 1995), 79; Sönke Neitzel and Harald Welzer, *Soldaten: On Fighting, Killing, and Dying,* trans. Jefferson Chase (New York: Knopf, 2012), 171 (quotes).
6. Vincent Milano, "Wehrmacht Brothels," Der Erste Zug (2005), http://www.der-erstezug.com/WehrmachtBrothels.htm.
7. Norman Ohler, *Blitzed: Drugs in Nazi Germany,* trans. Shaun Whiteside ([London]: Allen Lane, 2016), "delight" p. 43; Nicolas Rasmussen, *On Speed: The Many Lives of Amphetamine* (New York: NYU Press, 2008), chap. 3; ukasz Kamie ski, *Shooting Up: A Short History of Drugs and War* (New York: Oxford

U.P., 2016), chap. 7, Finns pp. 137–138, "holiday" p. 139.

8. J. H. Reid, *Heinrich Böll: A German for His Time* (Oxford: Oswald Wolff, 1988), 32; Neitzel and Welzer, *Soldaten,* 160; Peter Steinkampf, "Zur Devianz-Problematik in der Wehrmacht: Alkoholund Rauschmittelmissbrauch bei der Truppe" (Ph. D. dissertation, Albert-Ludwigs-Universität Freiburg, 2008), chap. 2 (a third); Andreas Ulrich, "The Nazi Death Machine: Hitler's Drugged Soldiers," *Spiegel Online,* May 6, 2005, http://www.spiegel.de/international/the-nazi-death-machine-hitler-s-drugged-soldiers-a-354606.html ("blind eye").
9. Phil Richards and John J. Banigan, *How to Abandon Ship* (New York: Cornell Maritime Press, 1942), 101–102; Ohler, *Blitzed,* 49–51, and Ohler recounting his interview with Böll's son, *Fresh Air,* NPR, March 7, 2017, http://www.npr.org/programs/fresh-air/2017/03/07/519035318/fresh-air-for-march-7-2017; Kamie ski, *Shooting Up,* 128–132; Akihiko Sato, "Narrative on Methamphetamine Use in Japan after World War II," ADHS conference, University of Guelph, August 10–12, 2007; Mark Gayn, *Japan Diary* (Rutland, Vt.: Charles E. Tuttle, 1981), 13, 47, 49; John W. Dower, *Embracing Defeat: Japan in the Wake of World War II* (New York: Norton, 1999), 62–63, 107–108.
10. Esteban Ortiz-Ospina et al., "Trade and Globalization" (2018), Our World in Data, https://ourworldindata.org/international-trade; David T. Courtwright, *Sky as Frontier: Aviation, Adventure, and Empire* (College Station: Texas A&M U.P., 2004), 125–131, 196–201, 130.
11. James H. Mills, *Cannabis Nation: Control and Consumption in Britain, 1928–2008* (Oxford: Oxford U.P., 2013), quotation p. 76.
12. David Owen, "Floating Feasts," *New Yorker* 90 (Nov. 3, 2014): 52–57; "Viking Cruises: History," https://www.vikingcruises.com/about-us/history.html#noscroll.
13. Courtwright, *Sky as Frontier,* 142, 154, 202; Carl Solberg, *Conquest of the Skies: A History of Commercial Aviation in America* (Boston: Little, Brown, 1979), 378–379; Aimée Bratt, *Glamour and Turbulence—I Remember Pan Am, 1966–91* (New York: Vantage, 1996), 102.
14. Mike Brunker, "In-flight Gambling Ready for Takeoff," ZDNet, November 14, 1997, http://www.zdnet.com/article/in-flight-gambling-ready-for-takeoff/; Jenifer Chao, "From Gambling to Retail, Airports Competing for Profits," *Las Vegas Review-Journal,* January 27, 1997 ("time"); Nicole Winfield, "Redefining the Secret Shopper," *Florida Times-Union,* December 24, 2012.
15. John D. Kasarda and Greg Lindsay, *Aerotropolis: The Way We'll Live Next* (New York: Farrar, Straus and Giroux, 2011), 264.
16. Jim Krane, *City of Gold: Dubai and the Dream of Capitalism* (New York: St. Martin's Press, 2009), 215, 220, 253–254; Jad Mouawad, "Dubai, Once a Humble Refueling Stop, Is Crossroad to the Globe," *NYT,* June 18, 2014; Ashraf Dali, "Arabian 'Sex' Nights in the Gulf States," Asian Next News Network, January 23,

2017, http://www.theasian.asia/archives/97883; Misha Glenny, *McMafia: A Journey through the Global Criminal Underworld* (New York: Vintage, 2009)，第 6 章。

17. Philip Jacobson, "Saudi Men Flout Muslim Laws in Bars of Bahrain," *Telegraph,* March 4, 2001; Yaroslav Trofimov, "Upon Sober Reflection, Bahrain Reconsiders the Wages of Sin," *WSJ,* June 9, 2009 (quote); "Tactful Solutions Cure Liquor Advertisers' Ailments," *Advertising Age,* August 18, 1980; Joost Hiltermann and Toby Matthiesen, "Bahrain Burning," *NYRB* 58 (August 18, 2011), 49–51.
18. Jonathan Rabinovitz, "Can the Man Who Made Sun City Make It in Atlantic City?" *NYT,* September 21, 1997; Paul Vallely, "The Great Casino Cash-In: The Sun King (and His Shady Past)," *Independent,* February 1, 2007; Graham Boynton, "Mandela's Favourite Multi-Billionaire," *Telegraph,* August 23, 2005 (quote).
19. Tim Walker, "Walt Disney's Chain-Smoking Habit," *Independent,* November 18, 2013; Dewayne Bevil, "Disney's Magic Kingdom Will Serve Beer, Wine in New Fantasyland Restaurant," *Orlando Sentinel,* September 13, 2012 (quote); Lauren Delgado, "Four More Magic Kingdom Restaurants to Serve Wine, Beer," *Orlando Sentinel,* December 16, 2016. Like Disney, Viking Cruises avoided gambling for reasons of branding.
20. Charles Passy, "Gay Orlando Steps Out," *NYT,* May 13, 2005; Scott Powers, "Mickey Welcomes Gay Ceremonies," *Florida Times-Union,* April 7, 2007 ("money").
21. Schwartz, *Roll the Bones,* 354–355; Sam Boyd, oral history interview (TS, 1977), 8 (Honolulu), Airlines Vertical File, and Jimmy Newman, oral history interview (TS, 1978), 19, SC-UNLV; Phillip I. Earl, "Veiling the Tiger: The Crusade against Gambling, 1859–1910," *Nevada Historical Q.* 29 (1985): 175–204.
22. Schwartz, *Roll the Bones,* 420。設計規格來自史登爾 1968 年的企劃案，*Las Vegas International Hotel,* available at http://d.library.unlv.edu/digital/collection/sky/id/1945/rec/3。史登爾的事業生涯記錄於 http://digital.library.unlv.edu/skyline/architect/martin-stern。我參考了史登爾在戰時駐紮於 SC-UNLV 的通訊資料，也訪問了他的兒子 Leonard Stern。
23. 本書作者對 Leonard Stern 所做訪談，2013 年 5 月 1 日。
24. Mark H. Haller, "Bootleggers as Businessmen: From City Slums to City Builders," in *Law, Alcohol, and Order: Perspectives on National Prohibition,* ed. David E. Kyvig (Westport, Conn.: Greenwood Press, 1985), 153; John Handley, "Las Vegas: A Posh Playground for Adults, a Wagering Wonderland," *Chicago Tribune,* June 13, 1976 (Hope); Larry Gragg, *Bright Light City: Las Vegas in Popular Culture* (Lawrence: U.P. of Kansas, 2013); Bob Colacello, *Holy Terror: Andy Warhol Close Up* (New York: HarperCollins, 1990), 333.
25. 本書作者與 John Acres 的訪談，2013 年 5 月 3 日；Dave Palermo and Warren Bates, "Prostitution Often Linked to Casinos," *Las Vegas Review-Journal,* June 6,

1995; Gragg, *Bright Light City,* 2 。

26. Schwartz, *Roll the Bones,* 482, and "The Conjuring of the Mirage," Vegas Seven, April 23, 2014, http://vegasseven.com/2014/04/30/the-conjuring-of-the-mirage/; Howard Stutz, "Wynn Las Vegas: The Unveiling," *Las Vegas Gaming Wire,* April 27, 2005.
27. "Steve Wynn: The Biggest Winner," *60 Minutes,* CBS News, April 12, 2009, http:// www.cbsnews.com/videos/steve-wynn-the-biggest-winner/; *Tales from the Pit: Casino Table Games Managers in Their Own Words,* ed. David G. Schwartz (Las Vegas: UNLV Gaming Press, 2016), 209 ("adult"), 223 ("amenities"); Bob Shemeligian, "Recalling Old Vegas," *Las Vegas Sun,* November 1, 1993; Christina Almeida, "Vegas's Safe Bet: Visitors Will Drop Money in Stores," *WP,* January 2, 2005; Josh Eells, "Night Club Royale," *New Yorker* 89 (September 30, 2013), 36–41; Chris Kirkham, "In Las Vegas, Drinks Flow a Little Less Freely," *WSJ,* April 19, 2017 (gambling revenue).
28. Quotes: Kirkham, "In Las Vegas"; Marc Cooper, *The Last Honest Place in America: Paradise and Perdition in the New Las Vegas* (New York: Nation Books, 2004), 10.
29. Dave Palermo, "€rossing the World's Borders: Gaming Not Only in U.S.," *Las Vegas Sun and Review-Journal,* April 10, 1994; Barry Chamish, "Israel Likely to Approve Casinos," *Euroslot* 5 (January 1995): 101.
30. Steve Friess, "A Vegas-Size Bet on China," *Newsweek* 148 (September 4, 2006): 52; Kasarda and Lindsay, *Aerotropolis,* 378–379.
31. Muhammad Cohen, "Sands Macao: The House that Built Sheldon Adelson," Forbes Asia, May 15, 2014, https://www.forbes.com/sites/muhammad-cohen/2014/05/15/sands-macao-the-house-that-built-sheldon-adelson/#35a415ac5d1c; "Fact Sheet: The Sands Macao" (TS, 2004), Gambling Vertical File—Foreign: Macau, SC-UNLV; Desmond Lam, *Chopsticks and Gambling* (New Brunswick: Transaction, 2014), 133–134 (6 percent); "Macau 2015 Annual Research: Key Facts," World Travel and Tourism Council, https:// www.wttc.org/-/media/files/reports/economic%20impact%20research/countries%20 2015/macau2015.pdf; Kate O'Keeffe, "China Tightens Reins on Macau," *WSJ,* December 4, 2012; Kelvin Chan, "Asian Casino Boom Aims to Lure Region's New Rich," Inquirer.Net, September 13, 2012, http://business.inquirer.net/81896/asian-casino-boom-aims-to-lure-regions-new-rich.
32. George A. Akerlof and Robert J. Shiller, *Phishing for Phools: The Economics of Manip- ulation and Deception* (Princeton, N.J.: Princeton U.P., 2015), xi; Cass R. Sunstein, "Why Free Markets Make Fools of Us," *NYRB* 62 (October 22, 2015): 40–42; "BofA Pulls Out of Nevada's Brothel Business," *Las Vegas Sun,* November 3, 1993.
33. "Population Pyramids ofthe World from 1950 to 2100," http://www.population-

pyramid.net/ world/1960/; Ulrike Thoms, "The Contraceptive Pill, the Pharmaceutical Industry and Changes in the Patient-Doctor Relationship in West Germany," and Agata Ignaciuk, Teresa Ortiz-Gómez, and Esteban Rodriguez-Ocaña, "Doctors, Women and the Circu- lation of Knowledge of Oral Contraceptives in Spain, 1960s–1970s," in *Gendered Drugs and Medicine: Historical and Socio-Cultural Perspectives,* ed. Teresa Ortiz-Gómez and María Jesús Santesmases (Farnham: Ashgate, 2014), respectively 153–174 and 133–152.

34. Burnham, *Bad Habits,* 162; Matthew Vaz, "'We Intend to Run It': Racial Politics, Illegal Gambling, and the Rise of Government Lotteries in the United States, 1960–1985," *J. of American History* 101 (2014): 88–89, 95.

35. Henry M. Stevens, "The Position of Beer in American Life" (TS, 1950), 1–4, box 33, Writings and Speeches Collection, JWT; "Beer Marketing" (TS, 1984), 9, Miller Brewing— General, box 12, "The Everyday Hero" (TS, 1984), n.p., Scripts and Proposals—1984, box 14, and "The Million Dollar Minute" (TS, 1985), Super Bowl XIX, box 46, all in Burt Manning Papers, JWT; "Special Report: Beer on College Campuses," undated clipping, and Robert McBride, "Competition, Marketing, and Regulatory Issues in the Beer Industry," draft paper, National Council on Alcoholism, Detroit, Michigan, April 12–15, 1984, pp. 7, 19–20, both in box 26, JKP; Murray Sperber, *Beer and Circus: How Big-Time College Sports Is Crippling Undergraduate Education* (New York: Henry Holt, 2000), 172–174, 184–185; Leonard Shapiro, "This Bud Bowl Is Not for You," *WP,* January 1, 1991; William L. White, "Taking on Alcohol, Pharmaceutical, and Tobacco Advertising: An Interview with Dr. Jean Kilbourne" (2014), 10, Selected Papers of William L. White, http://www.williamwhitepapers.com/pr/ 2014%20Dr.%20 Jean%20 Kilbourne.pdf; Henry M. Stevens, "Alcohol Ads Increase Drinking," Marin Institute, n.v. (August 1997), 1–3.

36. Teoh Mei Mei, "High Point in Liquor Promotion Raises Ire," *New Straights Times,* July 27, 1995; David Jernigan, "Global Alcohol Is Big, Profitable and Powerful," *Institute of Alcohol Studies,* no. 1 (1997), http://www.ias.org.uk/What-we-do/Alcohol-Alert/Issue-1-1997/Global-alcohol-is-big-profitable-and-powerful.aspx; David Jernigan and James O'Hara, "Alcohol Advertising and Promotion," in *Reducing Underage Drinking: A Col- lective Responsibility,* ed. Richard J. Bonnie and Mary Ellen O'Connell (Washington, D.C.: National Academies Press, 2004), 631.

37. "Underage Drinking Rampant in Delhi: Survey," *India Today,* February 1, 2009; Sally Casswell, "Alcohol Harm—The Urgent Need for a Global Response," *Addiction* 106 (2011): 1205–1206; Peter Mehlman, "A Fan Throws in the Towel and Hangs Up His Spikes," *NYT,* January 4, 2004 (rethinking); Peter Evans, "Thirsty for Growth, Liquor Giant Taps Africa," *WSJ,* July 31, 2015; Olabisi A. Odejide, "Alcohol Policies in Africa," *African J. of Alcohol and Drug Studies* 5 (2006):

27–39.

38. WHO, *Global Status on Alcohol and Health, 2014* (Geneva: WHO, 2014), figure 12, http://apps.who.int/iris/bitstream/10665/112736/1/9789240692763_eng.pdf; Ogochukwu Odeigah et al., "Nigeria: A Country in Need of an Alcohol Strategy," *JSAD* 79 (2018): 318.
39. Casswell, "Alcohol Harm," 1206.
40. David T. Courtwright, "Mr. ATOD's Wild Ride: What Do Alcohol, Tobacco, and Other Drugs Have in Common," *SHAD* 20 (2005): 118–120 sketches the history of "gateway" drug literature, to which controlled studies were subsequently added, e.g., Michael T. Lynskey, Jacqueline M. Vink, and Dorret I. Boomsma, "Early Onset Cannabis Use and Progression to Other Drug Use in a Sample of Dutch Twins," *Behavior Genetics* 36 (2006): 195–200. "Enormous": Malcolm C. Hall, "Illicit Drug Abuse in Australia—A Brief Statistical Picture," *J. of Drug Issues* 7 (1977): 316.
41. Virginia Berridge, *Demons: Our Changing Attitudes to Alcohol, Tobacco, and Drugs* (Oxford: Oxford U.P., 2013), 143, 145, 150; William F. McDermott, "McDermott on Smoking," *Cleveland Plain Dealer,* June 23, 1954 (snatched); Larry Collins and Dominique Lapierre, *Is Paris Burning?* (New York: Simon and Schuster, 1965), 324; Diego Armus, "Cigarette Smoking in Modern Buenos Aires," *GAA,* 205; Andrew Lycett, *Ian Fleming: The Man behind James Bond* (Atlanta: Turner Publishing, 1995), 172, 442.
42. Michael Schwalbe, *Smoke Damage: Voices from the Front Lines of America's Tobacco Wars* (Madison, Wisc.: Borderland Books, 2011), 1–7, 67.
43. Robert Proctor, *Golden Holocaust: Origins of the Cigarette Catastrophe and the Case for Abolition* (Berkeley: U. of California Press, 2011)，第21與25章。
44. Nick Sim, "5 Elements of the Original Disneyland That Would Look Weirdly Out of Place Today," *Theme Park Tourist,* December 9, 2014, http://www.themepark-tourist.com/ features/20141209/29726/5-elements-original-disneyland; Allan M. Brandt, *The Cigarette Century: The Rise, Fall, and Deadly Persistence of the Product That Defined America* (New York: Basic, 2007), 496.
45. Barbara Forey et al., *International Smoking Statistics Web Edition: United Kingdom* (March 17, 2016), 21, http://www.pnlee.co.uk/Downloads/ISS/ISS-United-Kingdom_160317. pdf; Patricia A. Mahan to Salem, July 10, 2000, Truth Tobacco Industry Documents, https://www.industrydocumentslibrary.ucsf.edu/tobacco/docs/#id=kgkn0083.
46. Patrick Peretti-Watel et al., "Cigarette Smoking as Stigma: Evidence from France," *International J. of Drug Policy* 25 (2014): 285; Nicholas A. Christakis and James H. Fowler, "The Collective Dynamics of Smoking in a Large Social Network," *NEJM* 358 (2008): 2249–2258; Keith J. Winstein, "Ability to Quit Smoking Is Affected by Friendships," *WSJ,* May 22, 2008 (Christakis); Ronald

Bayer and Jennifer Stuber, "Tobacco Control, Stigma, and Public Health: Rethinking the Relations," *American J. of Public Health* 96 (2006): 47–50; Daniel Buchman, "Tobacco Denormalization and Stigma," Neuroethics at the Core, May 2, 2010, https://neuroethicscanada.wordpress.com/2010/05/02/tobacco-denormalization-and-stigma/; Laura D. Hirschbein, *Smoking Privileges: Psychiatry, the Mentally Ill, and the Tobacco Industry in America* (New Brunswick, N.J.: Rutgers U.P., 2015)。那些精神失調的患者，也非常明顯的比較可能被處方使用鴉片類藥物。Matthew A. Davis et al., "Prescription Opioid Use among Adults with Mental Health Disorders in the United States," *J. of the American Board of Family Medicine* 30 (July–August 2017): 407–414.

47. Heather Wipfli, *The Global War on Tobacco: Mapping the World's First Public Health Treaty* (Baltimore, Md.: Johns Hopkins U.P., 2015), chap. 2; Neil Carrier and Gernot Klantschnig, *Africa and the War on Drugs* (London: Zed Books, 2012), 28; Thomas Bollyky and David Fidler, "Has a Global Tobacco Treaty Made a Difference?" *Atlantic,* February 28, 2015.
48. Marie Ng et al., "Smoking Prevalence and Cigarette Consumption in 187 Countries, 1980–2012," *JAMA* 311 (2014): 186; Proctor, *Golden Holocaust,* 53–54, 540 (4 billion); The Tobacco Atlas: Consumption, https://tobaccoatlas.org/topic/consumption/(5.7 trillion); Paul Geitner, "EU Signs Deal to Resolve Cigarette Smuggling," *Florida Times-Union,* July 10, 2004.
49. United Nations, Department of Economic and Social Affairs, "World Urbanization Prospects, 2018 revision," May 16, 2018, https://www.un.org/development/desa/publications /2018-revision-of-world-urbanization-prospects.html.
50. Anqi Shen, Georgios A. Antonopoulos, and Klaus Von Lampe, "'The Dragon Breathes Smoke': Cigarette Counterfeiting in the People's Republic of China," *British J. of Criminology* 50 (November 2010): 239–258; Michael Eriksen et al., *The Tobacco Atlas,* 5th rev. ed. (Atlanta: American Cancer Society, 2015), 30–31.
51. Wipfli, *Global War,* 132 (Uruguay); Mike Esterl, "America's Smokers: Still 40 Million Strong," *WSJ,* July 16, 2014; Sabrina Tavernise, "A Hot Debate over E-Cigarettes as a Path to Tobacco, or from It," *NYT,* February 22, 2014, and "Use of E-Cigarettes Rises Sharply among Teenagers, Report Says," *NYT,* April 16, 2015。有些公司也開發了「會熱不會燃」的香菸，對那些想要（或需要）菸味但又怕抽到太多尼古丁的人，最是理想。Tripp Mickle, "Reynolds's New Cigarette Will Heat, Not Burn, Tobacco," *WSJ,* November 18, 2014。
52. Jennifer Maloney and Saabira Chaudhuri, "Tobacco's Surprise Rebound," *WSJ,* April 24, 2017; *Credit Suisse Global Investment Returns Yearbook 2015* (Zurich: Credit Suisse AG, 2015), 20, available at https://psc.ky.gov/pscecf/2016-00370/rateintervention%40ky.gov /03312017050856/Dimson_et_al_Credit_Suisse_2015_Investment_Returns_Yearbook.pdf。3 億美元這個數字，是經過通貨膨脹率的調整之後，估計一個最低有效規模廠房所需的成本，參見 Kim

Warren, "A Strategic Analysis of BAT's Tobacco Business" (TS, 1993), 5, Truth Tobacco Industry Documents, https://www.industrydocumentslibrary.ucsf.edu/tobacco/ docs/#id=nhxc0039。

53. Casswell, "Alcohol Harm," 1206; Orville Schell, *Discos and Democracy: China in the Throes of Reform* (New York: Pantheon, 1988), 380; Daniel Southerl, "Capitalist Chicken Goes to Beijing," *WP,* November 13, 1987.

54. George Wehrfritz, "Joining the Party," *Newsweek* 127 (April 1, 1996): 46–49; David Eimer, "The Sexual Revolution Sweeps across China," *The Independent,* December 11, 2005; "Nation Becomes World's Biggest Sex-Toy Producer," *People's Daily Online,* July 10, 2010, http://en.people.cn/90001/90778/90860/7060276.html; Mian Mian, *Candy,* trans. Andrea Lingenfelter (New York: Little, Brown, 2003).

55. Rebecca MacKinnon, "Flatter World and Thicker Walls? Blogs, Censorship and Civic Discourse in China," *Public Choice* 134 (2008): 32 (鄧小平); Liu Qian, "Guangdong Declares War against Drugs," *Hong Kong Liaowang Overseas Edition,* September 9, 1991, and "Casinos, Brothels Prohibited in Shenzhen," *Hong Kong Hsin Wan Pao,* June 27, 1985, both in FBIS; Shaozhen Lin and Yong-an Zhang, "Risk Control and Rational Recreation: A Qualitative Analysis of Synthetic Drug Use among Young Urbanites in China," *International J. of Drug Policy* 25 (2014): 772–773 (上海)。

56. Austin Ramzy, "China Cracks Down on Golf, the 'Sport for Millionaires,'" *NYT,* April 18, 2015; Simon Zekaria and Ruth Bender, "Liquor Makers Warn of Drier Sales in Asia," *WSJ,* April 19, 2013.

57. "68 Drug Traffickers Hanged Nationwide," IRNA news bulletin, February 14, 1989, FBIS.

58. Nazila Fathi, "As Liquor Business Booms, Bootleggers Risk the Lash," *NYT,* April 4, 2006 ("hard"); D. Khatinoglu, "Three Consuming Alcohol Iranians Sentenced to Death [sic]," Trend News Agency (Azerbaijan) brief, June 24, 2012; Marketa Hulpachova, "Tehran—The Secret Party Town," *Guardian,* April 17, 2014 ("life"). Islamists fared just as poorly in Tunisia, a country with ancient traditions of viticulture and brewing and the highest per capita alcohol consumption in the Maghreb. "WHO: Tunisians, Heaviest Alcohol Drinkers in the Region," *Morocco World News,* December 24, 2014, https://www.moroccoworldnews.com/2014/ 12/148071/who-tunisians-heaviest-alcohol-drinkers-in-the-region/.

59. N. Umid, "Iran to Inaugurate Alcohol Addiction Treatment Centre," Trend News Agency (Azerbaijan) brief, August 25, 2013; Youssef M. Ibrahim, "Iran Puts Addicts in Its Labor Camps," *NYT,* July 22, 1989; Ramita Navai, "Breaking Bad in Tehran: How Iran Got a Taste for Crystal Meth," *Guardian,* May 13, 2014; "The Latest Scourge Plaguing Iran's Youth—Meth Addiction," *Jerusalem Post,* April 10, 2017; United Nations Office on Drugs and Crime, *Transnational Organized*

Crime in East Asia and the Pacific: A Threat Assessment (April 2013), 68, http://www.unodc.org/res/cld/bibliography/transnational-organized-crime-in-east-asia-and-the-pacific-a-threat-assessment_html/TOCTA_EAP_web.pdf。伊朗的偽麻黃鹼進口量，從 2006 年的 5 立方噸，增加到 2012 年 55 立方噸。

60. Jeffrey D. Sachs, "Twentieth-Century Political Economy: A Brief History of Global Capitalism," *Oxford Review of Economic Policy* 15 (Winter 1999): 90–101; Ortiz-Ospina and Roser, "International Trade," using upper-bound estimates.

61. Christopher Walker, "Opponents Unite to Outlaw Sex-Aid Pill," *The Times,* May 27, 1998; Monica Rohr, "Nearly Undetectable Cocaine Found," *Chicago Tribune,* June 27, 1991; Valentina Pop, "Busy Belgian Port Becomes Cocaine Gateway," *WSJ,* March 2, 2018; Misha Glenny, *McMafia: A Journey through the Global Criminal Underworld* (New York: Vintage, 2009), "Route" p. xviii; "DEA Sensitive: Pakistan" (TS, 1999), 21–22, "Paki- stan," VF; John F. Burns, "Heroin Becomes Scourge for 1.5 Million in Pakistan," *NYT,* April 5, 1995; Sam Quinones, *Dreamland: The True Tale of America's Opiate Epidemic* (New York: Bloomsbury, 2015), 103–104; Mark Schoofs, "As Meth Trade Goes Global, South Africa Becomes a Hub," *WSJ,* May 21, 2007。根據 Glenny 的估計，犯罪交易佔全球 GDP 的 15 至 20%。從 2009 年至 2016 年底，百元美鈔的流通量增加了 79%，由此觀之，犯罪交易所佔的 GDP 的比例，很可能已經比 Glenny 的研究出版時更高了。Adam Creighton, "Despite Global Curbs, Cash Still Rules," *WSJ,* April 10, 2017。

62. Johannes P. Jütting and Juan R. de Laiglesia, "Forgotten Workers," *OECD Observer,* no. 274 (October 2009), http://oecdobserver.org/news/archivestory.php/aid/3067/ Forgotten_workers.html (half); "Troops Quit Rio Drug Slums after Weekend of Searches," *International Herald Tribune,* November 22, 1994; William Finnegan, "Silver or Lead," *New Yorker* 86 (May 31, 2010): 39–51; *Cartel Land,* documentary directed by Matthew Heineman, 2015 (quotes).

63. U.S. State Department, *Trafficking in Persons Report* (June 2012), 7–10, https://www.state.gov/documents/organization/210737.pdf; International Labour Organization, "Forced Labour, Modern Slavery and Human Trafficking," March 2017, http://www.ilo.org/global/topics/forced-labour/lang—en/index.htm; United Nations Office on Drugs and Crime, *Global Report on Trafficking in Persons* (New York: United Nations, 2012), 7, https:// www.unodc.org/documents/data-and-analysis/glotip/Trafficking_in_Persons_2012_web.pdf; Carolyn Nordstrom, *Global Outlaws: Crime, Money, and Power in the Contemporary World* (Berkeley: U. of California Press, 2007), 186–187; Harold Heckle, "Spanish Police Arrest 'Bar Code Pimps' Gang," *Oakland News,* March 24, 2012; "Sex Trafficker Used African Witchcraft to Smuggle Children for Prostitution," *Telegraph,* October 29, 2012.

64. Iain Gately, *Tobacco: The Story of How Tobacco Seduced the World* (New York:

Grove, 2001), 358 (one-third); Albert Stridsberg to Ellen Gartrell, January 29, 2001, letters folder, box 4, Albert B. Stridsberg Papers, JWT (blue seal); Nordstrom, *Global Outlaws,* xv–24.

65. Nuria Romo-Avilés, Carmen Meneses-Falcón, and Eugenia Gil-García, "Learning to Be a Girl: Gender, Risks, and Legal Drugs amongst Spanish Teenagers," in *Gendered Drugs and Medicine,* ed. Ortiz-Gómez and Santesmases, 224 (quotes); Nadja Vietz, "Marijuana in Spain: Our On the Ground Report," Canna Law Blog, March 10, 2016, http://www.cannalawblog.com/marijuana-in-spain-our-on-the-ground-report/.
66. Toine Spapens, "Illegal Gambling," in *The Oxford Handbook of Organized Crime,* ed. Letizia Paoli (New York: Oxford U.P., 2014), 408; Phil Williams, "Organizing Transnational Crime: Networks, Markets and Hierarchies," in *Combating Transnational Crime: Concepts, Activities and Responses,* ed. Phil Williams and Dimitri Vlassis (London: Frank Cass, 2001), 66–67.

第 6 章　食物成癮

1. Alan I. Leshner, "Addiction Is a Brain Disease, and It Matters," *Science* 278 (1997): 45–47.
2. Bill Snyder, "Nora Volkow: Two Paths to the Future," *Lens* (February 2006), http:// www.mc.vanderbilt.edu/lens/article/?id=129&pg=0; John Gregory, "Dr. Nora Volkow of the National Institute on Drug Abuse," Kentucky Educational Television, May 9, 2016, https://www.ket.org/opioids/dr-nora-volkow-of-the-national-institute-on-drug-abuse/ (alcoholism); Stanton Peele, "Why We Need to Stop Nora Volkow from Taking Over the World," *Substance.com,* January 17, 2015, http://www.substance.com/stop-nora-volkow-late/2720/.
3. Nora Volkow, "Why Do Our Brains Get Addicted?" TEDMED 2014, https:// www.tedmed.com/talks/show?id=309096。有關對證據的正式檢驗，參見 Volkow et al., "Addiction: Beyond Dopamine Reward Circuitry," *PNAS* 108 (2011): 15037–15042。
4. Paul Bloom, *How Pleasure Works: The New Science of Why We Like What We Like* (New York: Norton, 2010), chap. 6, "lite" p. 169; Fyodor Dostoevsky, *The Gambler,* trans. Victor Terras (Chicago: U. of Chicago Press, 1972), 188; Martin Lindstrom, *Buyology: Truth and Lies about Why We Buy* (New York: Doubleday, 2008), 14–15 (labels); Alfred R. Lindesmith, *Addiction and Opiates* (1968; repr., New Brunswick, N.J.: Aldine, 2008), 34–38; Peter Gzowski, "How to Quit Smoking in Fifty Years or Less," in *Addicted: Notes from the Belly of the Beast,* ed. Lorna Crozier and Patrick Lane, 2nd ed. (Vancouver: Greystone, 2006), 81.
5. Volkow, "Why Do Our Brains Get Addicted?".

6. Mark Lawrence Schrad, *Vodka Politics: Alcohol, Autocracy, and the Secret History of the Russian State* (New York: Oxford U.P., 2014), 218 (Trotsky).
7. Judit H. Ward et al., "Re-Introducing Bunky at 125: E. M. Jellinek's Life and Contributions to Alcohol Studies," *JSAD* 77 (2016): 375–383; Nancy Campbell, *Discovering Addiction: The Science and Politics of Substance Abuse Research* (Ann Arbor: U. of Michigan Press, 2007), chap. 3.
8. Solomon H. Snyder, "Historical Review: Opioid Receptors," *Trends in Pharmacological Sciences* 24 (2003): 198–205; Teresa Pollin and Jack Durell, "Bill Pollin Era at NIDA (1979–1985)," *Drug and Alcohol Dependence* 107 (2010): 88–91; David T. Courtwright, "The NIDA Brain Disease Paradigm: History, Resistance, and Spinoffs," *BioSocieties* 5 (2010): 137–147; Campbell, *Discovering Addiction,* 211 (Kuhar).
9. Campbell, *Discovering Addiction,* 213 ("beyond"); Michael J. Kuhar, *The Addicted Brain: Why We Abuse Drugs, Alcohol, and Nicotine* (Upper Saddle River, N.J.: Pearson, 2012), 74–77.
10. Adrian Meule, "Back by Popular Demand: A Narrative Review of the History of Food Addiction Research," *Yale J. of Biology and Medicine* 88 (2015): 296–297; Emily Aronson, "Renowned Psychologist Bart Hoebel . . . Dies," press release, Princeton University, June 14, 2011, https://www.princeton.edu/news/2011/06/14/renowned-psychologist-bart-hoebel-who-studied-addiction-behavior-dies; Linda Bartoshuk, "Addicted to Food: An Interview with Bart Hoebel," APS *Observer* (November 2009), https://www.psychologicalscience.org/observer /addicted-to-food-an-interview-with-bart-hoebel; "Yale Hosts Historic Conference on Food and Addiction," *Yale News,* July 9, 2007; *Food and Addiction: A Comprehensive Handbook,* ed. Kelly D. Brownell and Mark S. Gold (New York: Oxford U.P., 2012).
11. David A. Kessler, *The End of Overeating: Taking Control of the Insatiable American Appetite* (New York: Rodale, 2009); Michael Moss, *Salt Sugar Fat: How the Food Giants Hooked Us* (New York: Random House, 2013); Cécile Bertrand, "Êtesvous 'Addict' au Sucre? Les Signes qui Doivent Vous Alerter," *Madame Figaro,* January 25, 2017, http:// madame.lefigaro.fr/bien-etre/etes-vous-addict-au-sucre-les-signent-qui-doivent-vous-alerter-230117-129301; Mark S. Gold, "Introduction," in *Eating Disorders, Overeating, and Pathological Attachment to Food: Independent or Addictive Disorders?* ed. Mark S. Gold (Binghamton, N.Y.: Haworth Press, 2004), 3; Oprah Winfrey, "How Did I Let This Happen Again?" *Oprah.com* (January 2009), http://www.oprah.com/spirit/Oprahs-Battle-with-Weight-Gain-O-January-2009-Cover/2.
12. "Food Addicts in Recovery Anonymous," Shaw TV Lethbridge, January 16, 2014, https://www.youtube.com/watch?v=t0CIbYqYdVk; "A Conversation with Margaret Bullitt-Jonas about Her Memoir, *Holy Hunger,*" Reviving Creation, http:// re-

vivingcreation.org/holy-hunger/; Caitlin Moran, "I Know Why the Fat Lady Sings," *WSJ,* June 16–17, 2012。至少還有兩個跟匿名戒酒團體（AA）型態類似的食物成癮組織：過食者匿名團體（ Overeaters Anonymous），成立於 1960 年，以及食物成癮匿名團體（Food Addicts Anonymous），成立於 1987 年。

13. Béatrice Lauby-Secretan et al., "Body Fatness and Cancer—Viewpoint of the IARC Working Group," *NEJM* 375 (2016): 794–798; Markku Peltonen and Lena M. S. Carlsson, "Body Fatness and Cancer," *NEJM* 375 (2016): 2007–2008; Rory Jones, "Diabetes 'Disaster' Jolts Persian Gulf," *WSJ,* February 11, 2014; Jesus Alegre-Díaz et al., "Diabetes and Cause-Specific Mortality in Mexico City," *NEJM* 375 (2016): 1961–1971; The GBD 2015 Obesity Collaborators, "Health Effects of Overweight and Obesity in 195 Countries over 25 Years," *NEJM* 377 (2017): 13–27.
14. "Obesity among Adults . . . ," NCHS Data Brief, December 4, 2007, https://www.cdc.gov/nchs/data/databriefs/db01.pdf; Eric A. Finklestein et al., "Annual Medical Spending Attributable to Obesity: Payer- and Service-Specific Estimates," *Health Affairs* 28 (2009): 822–831（以 2008 年調整後的美元價格計算）。有關四分之一的估算，本章最後有加以解釋。
15. Kevin Helliker, "Food May Be Addicting for Some," *WSJ,* April 5, 2011; Gene-Jack Wang et al., "Similarity between Obesity and Drug Addiction as Assessed by Neurofunc- tional Imaging," *J. of Addictive Diseases* 23 (2004): 39–53; Marcia Levin Pelchat, "Food Addiction in Humans," *J. of Nutrition* 139 (2009): 620–662; Scott Vrecko, "'Civilizing Technologies' and the Control of Deviance," *BioSocieties* 5 (2010): 36–51; Kessler, *End of Overeating*, 31–41, 143.
16. Mark S. Gold, Kimberly Frost-Pineda, and William S. Jacobs, "Overeating, Binge Eating, and Eating Disorders as Addictions," *Psychiatric Annals* 33 (February 2003): 117–122; Katie Kleiner et al., "Body Mass Index and Alcohol Use," *J. of Addictive Diseases* 23 (2004): 105–117; Mark S. Gold, "From Bedside to Bench and Back Again: A 30-Year Saga," *Physiology and Behavior* 104 (2011): 157–161; "Jelly Belly Jelly Beans and Ronald Reagan," Ronald Reagan Presidential Library and Museum, January 2013, https://www.reaganlibrary.gov/ sreference/jelly-belly-jelly-beans-and-ronald-reagan; David Carr, *The Night of the Gun: A Reporter Investigates the Darkest Story of His Life. His Own* (New York: Simon and Schuster, 2008), 196.
17. Bill Moyers對George Koob 所進行的訪問，見 "The Hijacked Brain," *Moyers on Addic- tion: Close to Home*, March 29, 1998, edited transcript at http://www.thetherapist.com/PBS_Article_03.html; Roy A. Wise and George F. Koob, "The Development and Maintenance of Drug Addiction," *Neuropsychopharmacology* 39 (2014): 254–262; Markus Heilig, *The Thirteenth Step: Addiction in the Age of Brain Science* (New York: Colum- bia U.P., 2015)，第 8 章。

18. Wendy C. King et al., "Prevalence of Alcohol Use Disorders before and after Bariatric Surgery," *JAMA* 307 (2012): 2516–2525; Gold, "From Bedside to Bench," 157–158.
19. Abigail Zuger, "A General in the Drug War," *NYT,* June 13, 2011 (move together); Kenneth Blum et al., "'Liking' and 'Wanting' Linked to Reward Deficiency Syndrome (RDS): Hypothesizing Differential Responsivity in Brain Reward Circuitry," *Current Pharmaceutical Design* 18 (2012): 113–118; Heilig, *Thirteenth Step,* 73; David J. Linden, *The Compass of Pleasure* (New York: Viking, 2011), 78–82; Gene-Jack Wang, Nora D. Volkow, et al., "Brain Dopamine and Obesity," *Lancet* 357 (2001): 354–357. Melissa A. Munn-Chernoff et al., "A Twin Study of Alcohol Dependence, Binge Eating, and Compensatory Behaviors," *JSAD* 74 (2013): 664–673，發現用遺傳率估算酗酒及飲食失序佔 38 至 53%。
20. Caroline Davis, "Maternal Diet and Offspring Development," *Addiction* 106 (2011): 1215–1216; G. H. Gudjonsson et al., "An Epidemiological Study of ADHD Symptoms among Young Persons and the Relationship with Cigarette Smoking, Alcohol Consumption and Illicit Drug Use," *J. of Child Psychology and Psychiatry* 53 (2012): 304–312; Ju-Yu Yen et al., "The Comorbid Psychiatric Symptoms of Internet Addiction: Attention Deficit and Hyperactivity Disorder (ADHD), Depression, Social Phobia, and Hostility," *J. of Adolescent Health* 41 (2007): 93–98。有關基因和表觀遺傳學因素較詳細的討論，請參見 *Food and Addiction,* ed. Brownell and Gold，第 3 至 4 章。2013 年 4 月 25 日，在與作者訪談時，Gold 推測早期暴露於成癮性食物和藥物，已經成為現代生活很奇特且不健康的一個面向，他認為問題不見得是在雙親的基因，而在透過暴露於大量生產之物質（例如果糖和尼古丁）的情況下，「子宮內環境及早期童年環境所改變的基因」。
21. Davis, "Maternal Diet," 1216。最近的證據顯示，原始的胎兒範圍失調——酒精——很可能比原先預期的散布更廣，傷害性更強。Philip A. May et al., "Prevalence of Fetal Alcohol Spectrum Disorders in 4 US Com- munities," *JAMA* 319 (2018): 474–482。
22. 我從上面已經引用過有關食物成癮的材料整理出各種論述，也借助了多位思想精闢的評論家及其著作，包括：Gene M. Heyman, *Addiction: A Disorder of Choice* (Cambridge, Mass.: Harvard U.P., 2009)，第 6 章；Bennett Foddy, "Addiction and Its Sciences—Philosophy," *Addiction* 106 (2010): 25–31; Howard I. Kushner, "Historical Perspectives of Addiction," in *Addiction Medicine: Science and Practice,* ed. Bankole A. Johnson, vol. 1 (New York: Springer, 2011), 75–93; Sally Satel and Scott O. Lilienfeld, *Brainwashed: The Seductive Appeal of Mindless Neuroscience* (New York: Basic Books, 2013)，第 3 章，以及 Satel and Lilienfeld, "Calling It a 'Brain Disease' Makes Addiction Harder to Treat," *Boston Globe,* June 22, 2017; Rachel Hammer et al., "Addiction: Current Criticism of the Brain Disease Paradigm," *American J. of Bioethics Neuroscience* 4

(2013): 27–32; Suzanne Frazer, David Moore, and Helen Keane, *Habits: Remaking Addiction* (New York: Palgrave Macmillan, 2014)，第 6 至 7 章；Wayne Hall, Adrian Carter, and Cynthia Forlini, "The Brain Disease Model of Addiction: Is It Supported by the Evidence and Has It Delivered on Its Promises?" *Lancet Psychiatry* 2 (2015): 105–110; and Maia Szalavitz, *Unbroken Brain: A Revolutionary New Way of Understanding Addiction* (New York: St. Martin's Press, 2016)。有關此對話的稍早版本已出現於 "Food as a Drug: How Good Is the Analogy?" Addictions Old and New Conference, University of Richmond, October 23, 2015, https://www.youtube.com/watch?v=QOfYwHkCIZA。

23. 除了上面引用的材料之外，我也從下面的文獻取得了插圖、數據，以及引用文句：Tara Parker-Pope, "Craving an Ice-Cream Fix," *NYT,* September 20, 2012 (Cheetos); Victorino Matus, "Taste the Science in Every Bite," *WSJ,* May 23–24, 2015 (Doritos); Robert Lustig, "The Sugar-Addiction Taboo," *Atlantic,* January 2, 2014 (fructose); Charles Duhigg, *The Power of Habit: Why We Do What We Do in Life and Business* (New York: Random House, 2014), 92–93 (overcome); Maia Szalavitz, "Can Food Really Be Addictive?" *Time,* April 5, 2012 (20 percent); Mark A. R. Kleiman, Jonathan P. Caulkins, and Angela Hawkin, *Drugs and Drug Policy: What Everyone Needs to Know* (New York: Oxford U.P., 2011), 29 (10 percent); Ashley Gearhardt, "Addiction," in *The Oxford Companion to Sugar and Sweets,* ed. Darra Goldstein (New York: Oxford U.P., 2015), 1–4 (subclinical); "Obesity and Overweight," WHO Fact Sheet, February 16, 2018, http://www.who.int/news-room/fact-sheets/detail/obesity-and-overweight (more than half); John E. Blundell and Graham Finlayson, "Food Addiction Is Not Helpful: The Hedonic Component—Implicit Wanting—Is Important," *Addiction* 106 (2011): 1216–1217 (culture); Warren Belasco, *Food: The Key Concepts* (Oxford: Berg, 2008), 88–96 (multiple sources of obesity); Stanton Peele, "The Meaning of Addiction: Is Eating Addictive?" *Huffington Post,* September 12, 2011 ("fulfill"); A. Agrawal et al., "The Genetics of Addiction—A Translational Perspective," *Translational Psychiatry* 2 (2012), e140, doi:10.1038 / tp.2012.54; Jacqueline M. Vink, "Genetics of Addiction: Future Focus on Gene x Environment Interaction," *JSAD* 77 (2016): 684–687; Jesse J. Prinz, *Beyond Human Nature: How Culture and Experience Shape the Human Mind* (New York: Norton, 2012), 24–29 (genes and environment); Timothy P. Condon, "Reflecting on 30 Years of Research . . . ," *Behavioral Healthcare* 26, no. 5 (2006): 14, 16; Xiaoyun Shen et al., "Anti-Addiction Vaccines," *F1000 Medicine Reports* 3 (2011), https://f1000.com/prime/reports/m/3/20, and Douglas Quenqua, "An Addiction Vac- cine, Tantalizingly Close," *NYT,* October 3, 2011 (limitations); Kent C. Berridge and Morten L. Kringleback, "Pleasure Systems in the Brain," *Neuron* 86 (2015): 646–664, and Aldo Badiani et al., "Addiction Research and Theory: A Commentary on the Surgeon General's Report on Alcohol, Drugs, and Health,"

Addiction Biology 23 (2017): 3–5 (etiological debates); and “Definition of Addiction,” April 12, 2011, American Society of Addiction Medicine, https://www.asam.org/quality-practice/definition-of-addiction，強調處是我加上去的。

24. 有關批判性文獻的摘要、評論及回顧，參見 David T. Courtwright, “Addiction and the Science of History,” *Addiction* 107 (2012): 486–492，以及下文中的答辯：“Addiction, History, and Historians: A Symposium,” Points blog, March 2, 2012, https://pointsadhsblog.wordpress.com/2012/03/02/addiction-and-historians-a-symposium/。有關顏色，參見 Timothy A. Hickman, “Target America: Visual Culture, Neuroimaging, and the ‘Hijacked Brain’ Theory of Addiction,” *Past and Present* 222, suppl. 9 (2013): 213。
25. Nora D. Volkow and George Koob, “Brain Disease Model of Addiction: Why Is It So Controversial?” *Lancet Psychiatry* 2 (2015): 677–679.
26. Richard A. Rawson et al., “The Globalization of Addiction Research: Capacity Building Mechanisms and Selected Examples,” *Harvard Review of Psychiatry* 23 (2015): 147–156; Leshner, “Addiction,” 46; Griffith Edwards, *Matters of Substance: Drugs—And Why Everyone's a User* (New York: St. Martin's Press, 2004), xxxvii–xxxviii; Judit H. Ward and William Bejarno, “Broad Thinking: An Interview with Harold Kalant,” *JSAD* 78 (2017): 161.
27. Michelle M. Mello, Eric B. Rimm, and David M. Studder, “The McLawsuit: The Fast-Food Industry and Legal Accountability for Obesity,” *Health Affairs* 22 (2003): 207–216; Kessler, *End of Overeating,* 242 (Puck); Bart Hoebel, “Sugar Addiction: Binge- ing, Withdrawal, and Craving,” conference presentation, Obesity and Food Addiction Summit, Bainbridge Island, Washington. April 25, 2009, http://foodaddictionsummit.org/webcast/hoebel.html; Moss, *Salt Sugar Fat,* “mouthfeel” 154, burst, 287; Annie Gasparro and Jesse Newman, “The New Science of Taste: 1,000 Banana Flavors,” *WSJ,* October 31, 2014.
28. Steve Steinberg, “Industry Turns Flavor into a Science,” *Chicago Tribune,* January 30, 1986 (one in ten); Moss, *Salt Sugar Fat,* 311 (Lin)。基因改造過的酵母菌也可以用來將糖轉化成類鴉片，進一步模糊了食物與藥物之間的界線。Stephanie Galanie et al., “Complete Biosynthesis of Opioids in Yeast,” *Science* 349 (2015): 1095–1100。
29. Michael Pollan, *The Botany of Desire: A Plant's Eye View of the World* (New York: Random House, 2001)，第 4 章，and Daniel Akst, *We Have Met the Enemy: Self-Control in an Age of Excess* (New York: Penguin, 2011), 23 (potatoes); Moss, *Salt Sugar Fat,* 60 (Mortimer); Michael Specter, “Freedom from Fries,” *New Yorker* 91 (November 2, 2015): 56–65 (cheap food); Sarah Tracy, pers. comm., September 14, 2017 (Lay's)。成癮性從此成為食品行銷一項普遍的計策，例如 Firehouse Subs' 宣傳標語：「咬一口，嚐一下，你就被鉤住了。」
30. Charles Spence, “Auditory Contributions to Flavour Perception and Feeding Be-

haviour," *Physiology and Behavior* 107 (2012): 507–508.

31. Nicola Twilley, "Accounting for Taste," *New Yorker* 91 (November 2, 2015): 50–55 (coffee, sodas); Moss, *Salt Sugar Fat,* 320, and "25 Unique Potato Chip Flavors from around the World You Probably Never Heard Of," October 12, 2014, http://list25.com/25-unique-potato-chip-flavors-from-around-the-world-you-probably-never-heard-of/; Harry Rothschild, pers. comm., September 18, 2017 (extensions).
32. Bert C. Goss confidential memorandum, January 10, 1956, p. 4, folder 4, box 93, John W. Hill Papers, State Historical Society of Wisconsin, Madison (Coca-Cola); "New Croissan'wich TV Scripts and Storyboards" (TS, 1984), "general" folder, box 2, Burt Manning Papers, JWT; David Segal, "Grilled Chicken, That Temperamental Star," *NYT,* October 8, 2011 ("Pavlovs").
33. Charles Spence, "From Instagram to TV Ads: What's the Science behind Food Porn?" *Guardian,* March 19, 2017.
34. Kessler, *End of Overeating,* 243 ("happy," citing unpublished Heath McDonald paper); Hal Friedman to Burger King Creative Team, December 17, 1986, "general" folder, box 2, Burt Manning Papers, JWT ("music"); Rumy Doo, "Silent Mukbang Brings Focus Back to Food," *Korea Herald,* August 18, 2016; "'Meokbang' Emerges as New Way to Relieve Stress," *Korea Times,* February 17, 2017; Euny Hong, "Why Some Koreans Make $10,000 a Month to Eat on Camera," *Quartz,* January 16, 2016, https://qz.com/592710/why-some-koreans-make-10000-a-month-to-eat-on-camera/。有關韓語「吃貨」飲食廣播何時首度出現，資料來源的訊息各有差異。
35. "Creative Direction: Children's Advertising" (TS, 1976), 1, 4, Advertising to Children, box 2, Burt Manning Papers, JWT; Paul M. Fischer et al., "Brand Logo Recognition by Children Aged 3 to 6 Years," *JAMA* 266 (1991): 3145–3148; Amanda S. Bruce et al., "Branding and a Child's Brain: An fMRI Study of Neural Responses to Logos," *Social Cognitive and Affective Neuroscience* 9 (2014): 118–122; Harry Varley, "Dealing in Futures," *Printer's Ink* 108 (August 14, 1919): 162–172; Moss, *Salt Sugar Fat,* 77–80.
36. John Willem to Robert Urban et al., August 8, 1955, Anheuser-Busch, box 18B, Dan Seymour Papers (Budweiser); "Thompson T-Square" (TS, 1966), 5, Miscellaneous Reports, box 4, Albert B. Stridsberg Papers, JWT (heavy users). Representative product analyses and surveys are in Chunky Chocolate Corp. (whence "gustatory"), box 18; Mrs. Butterworth's Syrup minutes and attachments, box 19; Liggett and Meyers—Chesterfield, box 19 ("full satisfaction"); and United States Brewers Association, box 32, Review Board Records, all in JWT. "Lift" from Goss confidential memorandum, p. 3, box 93, John W. Hill Papers, State Historical Society of Wisconsin, Madison.
37. David W. Ellwood, *The Shock of America: Europe and the Challenge of the Cen-*

tury (Oxford: Oxford U.P., 2012), 404–405; Albert Stridsberg, "The Next Thirty Years of American Advertising . . ." (TS, December 18, 1969), 1, 4, international marketing folder, box 4, Stridsberg Papers, JWT (Kraft, quotation); Lawrence Wallack and Kathryn Montgomery, "Advertising for All by the Year 2000: Public Health Implications for Less Developed Countries," *J. of Public Health Policy* 13 (1992): 205; Barbara Sundberg Baudot, *International Advertising Handbook* (Lexington, Mass.: Lexington Books, 1989), 11, 15–16n20 (percentages).

38. Andrew Jacobs and Matt Richtel, "How Big Business Got Brazil Hooked on Junk Food," *NYT,* September 16, 2017; Michele Simon, "Nestle Stoops to New Low, Launches Barge to Peddle Junk Food on the Amazon River to Brazil's Poor," *Alternet,* July 8, 2010, http://www.alternet.org/story/147446/nestle_stoops_to_new_low,_launches_barge_to_peddle_junk_food_on_the_amazon_river_to_brazil's_poor/.

39. April Fulton, "McDonald's Goes Vegetarian—In India," NPR, September 4, 2012, http://www.npr.org/sections/thesalt/2012/09/04/160543754/mcdonalds-goes-vegetarian-in-india; Ronald A. Lukens-Bull, "Ronald McDonald as a Javanese Saint and an Indonesian Freedom Fighter: Reflections on the Global and the Local," *Crossroads* 17 (2003): 114–117.

40. *McDonaldization: The Reader,* 2nd edition, ed. George Ritzer (Thousand Oaks, Calif.: Pine Forge, 2006)，提供了介紹性與代表性的研究。

41. Coca-Cola, "Per Capita Consumption of Company Beverage Products," https://www.coca-colacompany.com/annual-review/2011/pdf/2011-per-capita-consumption.pdf; Amy Guthrie et al., "Companies Brace for Mexican Food Fight," *WSJ,* October 19–20, 2013; Margot Sanger-Katz, "Sales Fall Again in Mexico's Second Year of Taxing Soda," *NYT,* February 22, 2017; Bartow J. Elmore, *Citizen Coke: The Making of Coca-Cola Capitalism* (New York: Norton, 2015), 187.

42. Victoria de Grazia, *Irresistible Empire: America's Advance through Twentieth-Century Europe* (Cambridge, Mass.: Harvard U.P., 2005), 469–471 (McDonald's) and Mark Bittman, "The True Cost of a Burger," *NYT,* July 15, 2014 (emissions). Elmore, *Citizen Coke,* and James Walvin, *Sugar: The World Corrupted: From Slavery to Obesity* (New York: Pegasus, 2018) 對環境與其他的外部性做了全面回顧。

43. Ashley N. Gearhardt, William R. Corbin, and Kelly D. Brownell, "Preliminary Validation of the Yale Food Addiction Scale," *Appetite* 52 (2009): 430–436. One quarter or more / 150 million: Caroline Davis et al., "Evidence That 'Food Addiction' Is a Valid Phenotype of Obesity," *Appetite* 57 (2011): 711–717; Nicole M. Avena et al., "Tossing the Baby Out with the Bathwater after a Brief Rinse? The Potential Downside of Dismissing Food Addiction on Limited Data," *Nature Reviews Neuroscience* 13 (2012): 514; and WHO, "Obesity and Overweight." Steve Sussman, *Substance and Behavioral Addictions: Concepts, Causes, and Cures*

(Cambridge: Cambridge U.P., 2017), 115，提議用一般成人人口的 2%，如此便使 2014 年的總數接近一億人。不過 Sussman 也警告我們說，這個百分點只是初步的結果，「食物成癮的普遍性可能比這個數字高出很多。」

第 7 章 數位成癮

1. Carol Cling, "Slot Machines City's Most Popular Form of Gaming," *Las Vegas Review- Journal,* April 5, 1994 ("excited"); Marc Cooper, *The Last Honest Place in America: Paradise and Perdition in the New Las Vegas* (New York: Nation Books, 2004), 134 ("trendy").
2. Cooper, *Last Honest Place,* 95, 140 (quotation), 141–142.
3. Lynn Waddell, "Do Locals Gamble? You Bet!" *Las Vegas Sun,* April 9, 1991; Andrés Martinez, *24 / 7: Living It Up and Doubling Down in the New Las Vegas* (New York: Villard, 1999), 239–240.
4. Natasha Dow Schüll, *Addiction by Design: Machine Gambling in Las Vegas* (Prince- ton, N.J.: Princeton U.P., 2012), quotation p. 2.
5. Ibid., 1–19, 223–226, quotation p. 226, original italicized.
6. Gary Rivlin, "The Chrome-Shiny . . . Bandit," *NYT Magazine,* May 9, 2004, 81 ("losers"); Schüll, *Addiction by Design,* 21 ("creative"), 295 ("bomb"), italics in original.
7. M. P. Davis, "A 'Virtual' Success," *Gaming and Wagering Business* 5 (October 1984): 14.
8. Mark Maremont and Alexandra Berzon, "The Real Odds on Gambling," *WSJ,* October 12–13, 2013; Schüll, *Addiction by Design,* 16–18, 69, 293; Patrick Roberts, "Table Dances," *RD&E: Retail, Dining and Entertainment in the Gaming and Hospitality Industry* 2 (2008): 15.
9. Schüll, *Addiction by Design,* 119–120 (Australia), 300–302 (globalization); "What Is Pachinko?" (n.d., ca. 1992–1993), Gambling Vertical File—Games: Pachinko, SC-UNLV; Misha Glenny, *McMafia: A Journey through the Global Criminal Underworld* (New York: Vintage, 2009), 308; Pablo Gorondi, "Hungary's Gambling Issue," *Florida Times-Union,* October 5, 2012; Victoria Coren Mitchell, "A Stupid Gamble on Evil Machines," *Guardian,* August 19, 2017.
10. Schüll, *Addiction by Design,* 119–120; Alexandra Berzon and Mark Maremont, "Researchers Bet Casino Data Can Identify Gambling Addicts," *WSJ,* August 3–4, 2013; Adam Baidawi, "Australians Are the World's Biggest Gambling Losers . . . ," *NYT,* April 4, 2018; Sean Nicholls, "Account Limit Lift to $5000 'Dangerous' for Gamblers," *Sydney Morning Herald,* June 9, 2015.
11. Natasha Dow Schüll, "Addiction by Design: From Slot Machines to Candy Crush," Addictions Old and New Conference, University of Richmond, October

23, 2015, https://www.youtube.com/watch?v=TazssD6L7wc.

12. Hilarie Cash et al., "Internet Addiction: A Brief Summary of Research and Practice," *Current Psychiatry Reviews* 8 (2012): 294。有關藥品語言的相似性（例如：「那是史無前例最強烈的一種空無」；「它把整個醜惡的世界都麻痺掉了」），參見 Gene M. Heyman, *Addiction: A Disorder of Choice* (Cambridge, Mass.: Harvard U.P., 2009), 46–52。
13. Cash et al., "Internet Addiction," 292–298; Aviv Weinstein and Michel Lejoyeux, "Internet Addiction or Excessive Internet Use," *American J. of Drug and Alcohol Abuse* 36 (2010): 277–283; Tiffany Hsu, "Video Game Addiction Tries to Move from Basement to Doctor's Office," *NYT,* June 17, 2018.
14. 格式雖已稍作調整，內容則摘自 International Center for Media and Public Agenda and Salzburg Academy on Media and Global Change, "Going 24 Hours without Media," The World Unplugged, 2011, https://theworldunplugged.wordpress.com/。美國（23%）和中國（22%）學生是最可能提到成癮的群體，阿根廷（12%）和烏干達（14%）學生是最少提到成癮的，調查結果顯示，網路的觸及率會影響媒體成癮程度的自我認知。
15. 毒物興奮效應通常適用於環境介質如游離輻射或化合物的二相劑量反應，但此概念已被延伸應用到飲食與運動這類的行為上面，而我認為同一概念應該也能涵蓋自營性數位行為才對，也就是不經常使用即有利，但如果變成經常性的習慣，則將有害並成為他營性（意指由他者控制了你的情緒和信仰）。有關毒物興奮效應，參見 Mark P. Mattson, "Hormesis Defined," *Ageing Research Reviews* 7 (2008): 1–7。有關有益處的數位使用，參見 Greg Wadley, "Mood-Enhancing Technology," in *OzCHI '16: Proceedings of the 28th Australian Conference on Computer-Human Interaction* (Launceston, Australia, 2016), https://dl.acm.org/citation.cfm?id=3010954。
16. Kimberly S. Young, "A Therapist's Guide to Assess and Treat Internet Addiction," http://www.netaddiction.com/articles/practitioners.pdf; Amanda Lenhardt, "Teens, Social Media and Technology: Overview 2015," *Pew Research Center Report,* April 9, 2015, http://www.pewinternet.org/2015/04/09/teens-social-media-technology-2015/; Donald W. Black, "A Review of Compulsive Buying Disorder," *World Psychiatry* 6 (2007): 1–18.
17. Eric Bellman, "Internet's Next Users: More Video, Less Typing," *WSJ,* August 8, 2017.
18. John C. Burnham, *Bad Habits: Drinking, Smoking, Taking Drugs, Gambling, Sexual Misbehavior, and Swearing in American History* (New York: NYU Press, 1993)，第 8 章；"Trolling," Urban Dictionary, http://www.urbandictionary.com/define.php?term=trolling。
19. Adam Alter, *Irresistible: The Rise of Addictive Technology and the Business of Keeping Us Hooked* (New York: Penguin, 2017), 3 (Harris); Steve Henn, "How Video Games Are Getting Inside Your Head—and Wallet," *Morning Edition,*

NPR, October 29, 2013, http:// www.npr.org/sections/alltechconsidered/2013/10/30/241449067/how-video-games-are-getting-inside-your-head-and-wallet; Sarah E. Needleman, "Game Developers Are Making It Hard for Players to Stop," *WSJ,* August 21, 2018; David Barboza, "Ogre to Slay? Outsource It to Chinese," *NYT,* December 9, 2005; Sarah E. Needleman, "Mobile-Game Makers Hunt for 'Whales,'" *WSJ,* May 11, 2015。到了 2010 年代，賭場老闆和遊戲機設計師們都很擔心，他們的網路對手不受限於紅磚水泥等設備，是否將成功獨霸年輕玩家的時間，或者更可怕的是，如將賭博遊戲全部搬上網路之後，是否將把空盪盪的賭場留給年華老去的戰後嬰兒潮與搖滾世代做為回憶之用了呢？如何因應時代趨勢，業界的看法非常分歧，創新者呼籲如不調適，便將面臨死亡，但屹立不搖者如 Sheldon Adelson 則揚言，傾囊所有都要力抗網路賭博，參見 Hannah Dreier, "Gambling Industry Fights Self on Internet Gambling," *Washington Examiner,* February 10, 2014。

20. Nancy Jo Sales, *American Girls: Social Media and the Secret Lives of Teenagers* (New York: Knopf, 2016), 10 (self-reported addiction), 192 ("no life"), 271 ("porn all day").
21. "Going 24 Hours without Media"; Emily Rauhala, "These Viral Selfie Apps with 1 Billion Downloads Are Shaping China's Start-Up Culture," *WP,* August 3, 2016; Heather Chen, "Asia's Smartphone Addiction," BBC News, September 7, 2015, http://www.bbc.com/news/world-asia-33130567; "Net Addiction a Growing Problem," *Japan Times,* September 3, 2013。我也引用了 Ian Hodder, *Entangled: An Archaeology of the Relations between Human and Things* (Chichester: Wiley-Blackwell, 2012), 103–105，其中有關「緊綁」的素材與社會糾纏導致人類如何陷入困局的論述，非常適用於智慧手機與社交媒體。
22. Amanda Lenhart, "Teens, Social Media and Technology Overview 2015," Pew Research Center, April 9, 2015, http://www.pewinternet.org/2015/04/09/teens-social-media-technology-2015/.
23. Sales, *American Girls,* 240. Brian Y. Park et al., "Is Internet Porn Causing Sexual Dysfunctions? A Review with Clinical Reports," *Behavioral Sciences* 6, no. 3 (2016), https://doi.org/10.3390/bs6030017，回顧國際文獻，並提供個案研究。Gary Wilson's TEDx talk, "The Great Porn Experiment," May 16, 2012, https://www.youtube.com/ watch?v=wSF82AwSDiU，提供色情成癮的入門指南，並論證了食物與藥物成癮在神經病理學上的共通性。
24. Norbert Elias, *The Civilizing Process: Sociogenetic and Psychogenetic Investigations,* rev. ed., trans. Edmund Jephcott (Oxford: Blackwell, 2000); Steven Pinker, *The Better Angels of Our Nature: Why Violence Has Declined* (New York: Viking, 2011)，第 3 章；Mark Regnerus, "Cheap Sex and the Decline of Marriage," *WSJ,* September 29, 2017; Sales, *American Girls,* 197。
25. Anna North, review of *American Girls,* by Nancy Jo Sales, *NYT,* March 25, 2016; Zoë Heller, "'Hot' Sex and Young Girls," *NYRB* 63 (August 18, 2016): 22–23;

Pinker, *Better Angels,* 477.

26. Alter, *Irresistible,* 4.
27. 根據世界衛生組織（WHO），每年有 1620 萬名成年人死於菸草、酒精、飲食過鹹、缺乏運動等造成的結果。在這個數據上，我又添加上兩千七百萬在 2014 年的死亡人口，來源有四：（1）分心駕駛（估計一〇％的交通事故死亡來自於此）；（2）無保護婚外性行為或藥物注射所導致的感染（非常保守地估計，佔五〇％ HIV / AIDS、梅毒、C 型肝炎死亡率）；（3）藥物過量致死；以及（4）直接因糖尿病而死亡，如腎臟衰竭。其結果：在 2014 年，大約有 1890 萬人死亡，大多數的過早死亡都是因為「壞習慣」所造成或加深的條件使然。同一年，因為「惡感、交惡」——戰爭、謀殺——而導致的死亡人數為 62 萬 4 千人，兩者比例為 30 比 1。此一計算有其限制，WHO 數據和我的推估皆非至高無上，而且隨著戰爭的開始與結束，比例每年都在變化。但這個運算的重點是要指出，受到合法及非法企業所鼓勵、促成的不良習慣，已經比全世界的軍隊、暴君、匪徒、鬥毆者每年都殺死了更多人。參見 WHO, *Noncommunicable Diseases,* fact sheet, June 2017 edition, http://www.who.int/mediacentre/factsheets/fs355/en/; "World Rankings—Total Deaths," 2014, http://www.worldlifeexpectancy.com/world-rankings-total-deaths (WHO data); WHO, *Diabetes,* fact sheet, November 2017 edition, http://www.who.int/mediacentre/factsheets/fs312/en/。
28. Kit Smith, "47 Incredible Facebook Statistics and Facts for 2016," *Brandwatch,* May 12, 2016, https://www.brandwatch.com/blog/47-facebook-statistics-2016/; Alter, *Irresistible,* 5, 7, 10; Nir Eyal with Ryan Hoover, *Hooked: How to Build Habit-Forming Products* (New York: Portfolio / Penguin, 2014), 131 ("tribe"); Tamara Lush, "At War with World of Warcraft: An Addict Tells His Story," *Guardian,* August 29, 2011。讀過本章草稿的學校老師們提到了數位強化與有效（教育）方法的相似性，例如 SRA 閱讀實驗室（SRA Reading Labs）也是仰賴六個相同的原則。可見邊緣資本主義盜用的不只是成癮者的大腦，而是學習的過程本身。
29. Nick Bilton, "Instagram Quickly Passes 1 Million Users," *NYT,* December 21, 2010 ("hooked"); Josh Constine, "Instagram's Growth Speeds Up as It Hits 700 Million Users," *TechCrunch,* April 26, 2017, https://techcrunch.com/2017/04/26/instagram-700-million-users/; Ellen McCarthy, "Breaking Up with Your Smartphone . . . ," *WP,* February 8, 2018 (quotation).
30. Eyal with Hoover, *Hooked,* 17, 39 ("unleashed"), 48 ("quell").
31. Kashmir Hill, "10 Reasons Why Facebook Bought Instagram," *Forbes,* April 11, 2012, https://www.forbes.com/sites/kashmirhill/2012/04/11/ten-reasons-why-facebook-bought-instagram/#7366140bd1b1; David Batty, "Instagram Acts after BBC Finds Site Users Are Advertising Illegal Drugs," *Guardian,* November 7, 2013; "1 Million Porn Videos on Instagram Hidden in Arabic Hashtags: Report," *Times of India,* March 15, 2016.

32. Sherry Turkle, *Alone Together: Why We Expect More from Technology and Less from Each Other* (New York: Basic Books, 2011); Nicholas Carr, *The Shallows: What the Internet Is Doing to Our Brains* (New York: Norton, 2010); Nicholas Carr, “How Smartphones Hijack Our Minds,” *WSJ,* October 7–8, 2017; Tamar Lewin, “If Your Kids Are Awake, They’re Probably Online,” *NYT,* January 20, 2010; Matt Richtel, *A Deadly Wandering: A Tale of Tragedy and Redemption in the Age of Attention* (New York: William Morrow, 2014); Leonard Sax, *Boys Adrift: The Five Factors Driving the Growing Epidemic of Unmotivated Boys and Underachieving Young Men* (New York: Basic Books, 2007)，第 2 至 3 章；“Mexico,” The World Unplugged, https://theworldunplugged.wordpress.com/countries/mexico/.
33. Zadie Smith, “Generation Why?” *NYRB* 57 (November 25, 2010): 58; Carl Wilkinson, “Shutting Out a World of Digital Distraction,” *Telegraph,* September 6, 2012 (Franzen); Adrian F. Ward et al., “Brain Drain: The Mere Presence of One’s Own Smartphone Reduces Available Cognitive Capacity,” *J. of the Association for Consumer Research* 2 (2017): 140–154.
34. “Time suck,” Urban Dictionary, https://www.urbandictionary.com/define.php?term=time%20suck; Jean M. Twenge, “Have Smartphones Destroyed a Generation?” *Atlantic* (September 2017), https://www.theatlantic.com/magazine/archive/2017/09/has-the-smartphone-destroyed-a-generation/534198/; Melinda Beck, “The Effects of Chronic Heavy Drinking on Brain Function Are Underdiagnosed,” *WSJ,* December 21, 2015 (Koob).
35. Pinker, *Better Angels*，第 3、5、9、10章。
36. 同上，頁 673、682；Steven Pinker, *Enlightenment Now: The Case for Reason, Science, Humanism, and Progress* (New York: Viking, 2018), 12–13, 83–84; Robert Wright, “Progress Is Not a Zero-Sum Game,” TED talk, February 2006, https://www.ted.com/talks/robert_ wright_on_optimism#t-524840.
37. Nir Eyal, “Opening Remarks,” 2014 Habit Summit, https://www.youtube.com/watch?v=QxD3LQrJpBw; Haley Sweetland Edwards, “The Masters of Mind Control,” *Time* 191 (April 23, 2018): 36.
38. Nir Eyal, “The Promise and Peril of Persuasive Technology,” 2017 Habit Summit, https://www.youtube.com/watch?v=EuAYOhSKOwk.
39. “Tencent Announces 2016 Fourth Quarter and Annual Results,” March 22, 2017, pp. 1, 3–4 (quotations), https://www.tencent.com/en-us/articles/15000591490174029.pdf; Timothy McDonald, “Honour of Kings: China’s Most Vilified Online Game,” BBC News, July 7, 2017, http://www.bbc.com/news/business-40516125.
40. Paul Lewis, “‘Our Minds Can Be Hijacked’: The Tech Insiders Who Fear a Smartphone Dystopia,” *Guardian,* October 5, 2017; “Chamath Palihapitiya . . . on Money as an Instrument of Change,” Stanford Graduate School of Business, Novem-

ber 13, 2017, https://www.youtube.com/watch?v=PMotykw0Slk&feature=youtu.be&t=21m21s.

41. Nick Bilton, "Steve Jobs Was a Low-Tech Parent," *NYT,* September 10, 2014; Alter, *Irresistible,* 2; "Chamath Palihapitiya"; Lewis, "Our Minds Can Be Hijacked."
42. 筆者對 Leonard Stern 在 2013 年 5 月 1 日所做的訪問。
43. Murray Melbin, *Night as Frontier: Colonizing the World after Dark* (New York: Free Press, 1987); Jane Brox, *Brilliant: The Evolution of Artificial Light* (Boston: Houghton Mifflin Harcourt, 2010), 30; "Crimes Related to Awakening Drugs a Worry," *Mainichi Shimbun,* TS translation in "Addiction—Incidence, Countries, 1976–1977," VF.
44. "Fly TWA Las Vegas" ad, "Facts about McCarran" (TS news release, n.d.), and "Aviation History in the Las Vegas Valley" (TS news film transcript, n.d.), p. 3, Aviation Vertical File, SC-UNLV.
45. David T. Courtwright, *No Right Turn: Conservative Politics in a Liberal America* (Cambridge, Mass.: Harvard U.P., 2010), 117–119, 252–256.
46. Bill Tancer, *Click: What Millions of People Are Doing Online and Why It Matters* (New York: Hyperion, 2008), 19–26, 110–114.
47. David T. Courtwright, Herman Joseph, and Don Des Jarlais, *Addicts Who Survived: An Oral History of Narcotic Use in America before 1965* (Knoxville: U. of Tennessee Press, 2012), 257 ("life"); Pinker, *Enlightenment Now,* 260 (Caravaggio, Callas); Google search April 2018.
48. Susan E. Foster et al., "Alcohol Consumption and Expenditures for Underage Drinking and Adult Excessive Drinking," *JAMA* 289 (2003): 989–995 (20 percent); John Carroll, "DOE Symposium" (TS, September 9, 1995), 5, box 1, JKP; Center for Media Education, "ABSOLUTe Web: Tobacco and Alcohol Industries Launch Into Cyberspace," *InfoActive* (Winter 1997): 1–16; Sarah Mart, Jacob Mergendoller, and Michele Simon, "Alcohol Promotion on Facebook," *J. of Global Drug Policy and Practice* 3, no. 3 (2009), http://www.eatdrinkpolitics.com/wp-content/uploads/AlcoholPromotionFacebookSimon.pdf; "How Alcohol Brands Are Advertising with Social Media Influencers," Mediakix, March 17, 2016, http://mediakix.com/2016/03/alcohol-advertising-social-media-influencers/#gs.HwTAiQU; Patricia A. Cavazos-Rehg et al., "'Hey Everyone, I'm Drunk.' An Evaluation of Drinking-Related Twitter Chatter," *JSAD* 76 (2015): 635–639; Sarah A. Stoddard et al., "Permissive Norms and Young Adults' Alcohol and Marijuana Use: The Role of Online Communities," *JSAD* 73 (2012): 968–975; Craig MacAndrew and Robert B. Edgerton, *Drunken Comportment: A Social Explanation* (Chicago: Aldine, 1969).
49. "Commentator [sic] on Pornography, Illegal Publications," *Beijing Renmin Ribao,* November 24, 1995, FBIS; Dan Levin, "In China, Illegal Drugs Are Sold Online in an Unbridled Market," *NYT,* June 21, 2015.

50. Michael Flood and Clive Hamilton, "Youth and Pornography in Australia: Evidence on the Extent of Exposure and Likely Effects," discussion paper no. 52, Australia Institute, February 2003, 53, http://www.tai.org.au/sites/default/files/DP52_8.pdf; "Iceland Considers Pornography Ban," *Telegraph,* February 13, 2013; Jeremiah Kiplangat, "Internet Unlocks a World of Sexual Fantasy," *Standard Digital,* February 9, 2009, https://www.standardmedia.co.ke/article/1144006137/internet-unlocks-a-world-of-sexual-fantasy ("craved").
51. Kit R. Roane, "Prostitutes on Wane in New York Streets but Take to Internet," *NYT,* February 23, 1998; John D. McKinnon, "Web Freedom's Role in Sex Trafficking," *WSJ,* July 12, 2016 (quotations).
52. Robert Weiss, "Hyperstimulation and Digital Media: Sex and Tech Addictions," Addictions Old and New Conference, University of Richmond, October 23, 2015, https:// www.youtube.com/watch?v=0HTtuewZePE; Gardiner Harris, "Cellphones Reshape Prostitution in India, and Complicate Efforts to Prevent AIDS," *NYT,* November 24, 2012.
53. Sabrina Tavernise, "F.D.A. Warns 5 Producers of Powdered Caffeine," *NYT,* September 1, 2015; Zolan Kanno-Youngs and Jeanne Whalen, "Gangs Cut Out Middlemen," *WSJ,* June 9, 2017; Jeff Elder, "Icann, Regulators Clash over Illegal Online Drug Sales," *WSJ,* October 27, 2014 (estimate); Anna Lembke, *Drug Dealer, M.D.* (Baltimore: Johns Hopkins U.P., 2016), 78.
54. Bari Weiss, "Thank You for Smoking—Marijuana," *WSJ,* March 15–16, 2014 (Hartfield)。當我在 2017 年 11 月查看時，Amazon.de 和 Amazon.fr 都有提供 Screeny Weeny 的補充液。
55. David Weinberger, "Criminal Networks and Indoor Cannabis in Europe: Has the Phenomenon Reached France?" *Drugs, International Challenges,* no. 1 (May 2011): 1–5; National Drug Intelligence Center, *Indoor Cannabis Cultivation Operations: An Intelligence Brief* (Washington, D.C.: U.S. Department of Justice, 2000), v, 1–13.
56. Yuval Noah Harari, *Homo Deus: A Brief History of Tomorrow* (New York: Harper- Collins, 2017).

第 8 章　反過量

1. Lydia Leavitt, "69gadget's OhMiBod Freestyle Review," *TechCrunch,* October 24, 2009, https://techcrunch.com/2009/10/24/69gadgets-ohmibod-freestyle-review/.
2. William B. McAllister, pers. comm.
3. Charles E. Rosenberg, "Disease in History: Frames and Framers," *Millbank Memorial Fund Q.* 67 suppl. 1 (1989): 1。批評和問題由謝誌裡的幾位讀者提出。

4. Robin L. Hornung and Solmaz Poorsattar, "Tanning Addiction: The New Form of Substance Abuse," Skin Cancer Foundation, August 2, 2013, https://www.skincancer.org/prevention/tanning/tanning-addiction.
5. Jerod L. Stapleton, Elliot J. Coups, and Joel Hillhouse, "The American Suntanning Association: A 'Science-First Organization' with a Biased Scientific Agenda," *JAMA Dermatology* 149 (2013): 523–524; Steven Reinberg, "1 in 5 Young Women Who Tan Indoors Get Addicted," WebMD, October 19, 2017, https://www.webmd.com/skin-problems-and-treatments/news/20171019/1-in-5-young-women-who-tan-indoors-get-addicted#1 (quotation).
6. "Metallurgy," *London Q. Review* [American ed.] 120 (July 1866): 53–54; Douglas Alan Fisher, *The Epic of Steel* (New York: Harper and Row, 1963)。第 11 至 12 章。
7. Jan Sundin and Sam Willner, *Social Change and Health in Sweden: 250 Years of Politics and Practice* (Solna: Swedish National Institute of Public Health, 2007), 25, https://www.diva-portal.org/smash/get/diva2:17729/FULLTEXT01.pdf.
8. Sully Ledermann, *Alcool, Alcoolisme, Alcoolisation,* vol. 1: *Données Scientfiques de Caractère Physiologique,* Économique *et Social* and vol 2: *Mortalité, Morbidité, Accidents du Travail* (Paris: Presses Universitaires de France, 1956, 1964); M. Craplet, "Policies and Politics in France: 'From Apéritif to Digestif,'" in *From Science to Action? 100 Years Later—Alcohol Policies Revisited,* ed. Richard Müller and Harald Klingemann (New York: Kluwer, 2004), 127; Virginia Berridge, *Demons: Our Changing Attitudes to Alco- hol, Tobacco, and Drugs* (Oxford: Oxford U.P., 2013), 190–191; Alex Mold, "'Everybody Likes a Drink. Nobody Likes a Drunk': Alcohol, Health Education and the Public in 1970s Britain," *Social History of Medicine* 30 (2017): 612–636.
9. Ana Regina Noto et al., "The Hidden Role of the Alcohol Industry in Youth Drinking in Brazil," *JSAD* 76 (2015): 981; Jean Kilbourne to Ace Bushnell, August 7, 1986, box 26, JKP (annuities).
10. Richard H. Thaler and Cass R. Sunstein, *Nudge: Improving Decisions about Health, Wealth, and Happiness,* rev. ed. (New York: Penguin, 2009), introduction and part 1.
11. 同上，頁49；Khushbu Shah, "How Cinnabon Tricks You with Its Cinnamon Smells," Eater, May 21, 2014, https://www.eater.com/2014/5/21/6220567/how-cinnabon-tricks-you-with-its-cinnamon-smells。
12. Robert N. Proctor, *Golden Holocaust: Origins of the Cigarette Catastrophe and the Case for Abolition* (Berkeley: U. of California Press, 2011), 398–403; Alix M. Freedman, "'Impact Booster': Tobacco Firm Shows How Ammonia Spurs Delivery of Nicotine," *WSJ,* October 18, 1995; "Expert: Ammonia Added to Cigarettes," CNN, February 4, 1998, http:// www.cnn.com/US/9802/04/minnesota.tobacco/index.html?_s=PM:US (10 million); Anonymous, "Response to Wall Street

Journal on Ammonia and Nicotine" (TS, Octo- ber 13, 1995), Truth Tobacco Industry Documents, https://www.industrydocumentslibrary.ucsf.edu/ tobacco/docs/#id=kndy0082 ("flavorants," "naturally").

13. National Center for Responsible Gaming, *1998 Annual Report,* Gambling Vertical File—Associations: National Center for Responsible Gaming, SC-UNLV (checks); Brett Pulley, "Study Finds Legality Spreads the Compulsion to Gamble," *NYT,* December 7, 1997; Eliza Strickland, "Gambling with Science," *Salon,* June 16, 2008, https://www.salon.com/2008/06/16/gambling_science/.
14. Cristin E. Kearns, Laura A. Schmidt, and Stanton A. Glantz, "Sugar Industry and Coronary Heart Disease Research: A Historical Analysis of Internal Industry Documents," *JAMA Internal Medicine* 176 (2016): 1680–1685.
15. Amanda Reiman, Mark Welty, and Perry Solomon, "Cannabis as a Substitute for Opioid-Based Pain Medication: Patient Self-Report," *Cannabis and Cannabinoid Research* 2 (2017): 160–166.
16. "Anheuser-Busch Company Profile" (TS, 1997), box 1, JKP.
17. Kathryn Meyer, *Life and Death in the Garden: Sex, Drugs, Cops, and Robbers in Wartime China* (Lanham, Md.: Rowman and Littlefield, 2014), 55.
18. "Investors Win Big with Bet on Chinese Lottery Firm's Shares," *South China Morning Post,* updated ed., January 7, 2014, http://www.scmp.com/business/china-business/article/1399019/investors-win-big-bet-chinese-lottery-firms-shares.
19. *Pursue Perfection* (Copenhagen: Carlsberg Foundation, 2014), 25, 28.
20. "OxyContin Press Release, 1996," TS, reproduced in *Los Angeles Times,* May 5, 2016, http://documents.latimes.com/oxycontin-press-release-1996/, 1, 2, 8, scare quotes in original.
21. 本段敘述來自 Barry Meier, *Pain Killer: An Empire of Deceit and the Origin of America's Opioid Epidemic* (New York: Random House, 2018); Sam Quinones, *Dreamland: The True Tale of America's Opiate Epidemic* (New York: Bloomsbury, 2015); Christopher Glazek, "The Secretive Family Making Billions from the Opioid Crisis," *Esquire,* October 16, 2017, http://www.esquire.com/news-politics/a12775932/sackler-family-oxycontin/; Andrew Kolodny et al., "The Pre- scription Opioid and Heroin Crisis: A Public Health Approach to an Epidemic of Addiction," *Annual Review of Public Health* 36 (2015): 559–574; Harriet Ryan, Lisa Girion, and Scott Glover, "OxyContin Goes Global—'We're Only Just Getting Started,'" *Los Angeles Times,* December 18, 2016; Jeanne Whalen, "U.S. Lifespans Fall Again," *WSJ,* December 21, 2017; and Keith Humphreys, Jonathan P. Caulkins, and Vanda Felbab-Brown, "Opioids of the Masses: Stopping an American Epidemic from Going Global," *Foreign Affairs* 97 (May / June 2018): 118–129。
22. Patrick Radden Keefe, "Empire of Pain," *New Yorker* 93 (October 30, 2017): 34–49, quotation p. 36.

23. 同上，頁43 (whales)。
24. Jeanne Whalen and Laura Cooper, "Private Equity Invests in Rehab Centers," *WSJ,* September 6, 2017; Leslie Scism and Nicole Friedman, "Smartphone Use Lifts Car-Insurance Rates," *WSJ,* February 21, 2017.
25. Micha Berman et al., "Estimating the Cost of a Smoking Employee," *Tobacco Control* 23 (2014): 428–433.
26. Jon Evans, "Drug Testing: Technologies and Global Markets," *BCC Research,* May 2017, https://www.bccresearch.com/market-research/pharmaceuticals/drug-testing-technologies-markets-report-phm013g.html; "Weight Management Market Analysis," *Grand View Research* (February 2017), https://www.grand-viewresearch.com/industry-analysis/weight-management-market.
27. Denise Grady, "Lung Cancer Patients Live Longer with Immune Therapy," *NYT,* April 16, 2018 ($100,000); C. M. Durmand et al., "The Drug Overdose Epidemic and Deceased-Donor Transplantation in the United States: A National Registry Study," *Annals of Internal Medicine* 168 (2018): 702–711; Jeanne Whalen, "After Addiction Comes Families' Second Blow: The Crushing Cost of Rehab," *WSJ,* March 8, 2018; Elisabeth Rosenthal, "The $2.7 Trillion Medical Bill," *NYT,* June 1, 2013.
28. Ronald P. Formisano, *The Tea Party: A Brief History* (Baltimore, Md.: Johns Hopkins U.P., 2012), 87 ("benefits").
29. Salil Panchal, "Ragpickers—Biggest Drug Addicts' Group," *Times of India,* August 20, 1990.
30. Bruce Alexander, *The Globalisation of Addiction: A Study in Poverty of the Spirit* (Oxford: Oxford U.P., 2008), "addictive faith" p. 258。亞歷山大在此進一步闡述並說明他的觀點：http://www.brucekalexander.com/。
31. Quinones, *Dreamland.*
32. *Catechism of the Catholic Church* (Ligouri, Mo.: Ligouri Press, 1994), 551–552.
33. Laurie Goodstein, "Evangelicals Fear the Loss of the Teenagers," *NYT,* October 6, 2006. Ultra-Orthodox Jews face a similar challenge. Yair Ettinger, "Gerrer Hasidim Declare War on Computers," *Haaretz,* May 21, 2007.
34. Ron Dicker, "'Nanny Bloomberg' Ad . . . ," *Huffington Post,* December 6, 2017, https:// www.huffingtonpost.com/2012/06/04/nanny-bloomberg-ad-in-new_n_1568037.html; Lester Wan, Elaine Watson, and Rachel Arthur, "Sugar Taxes: The Global Picture in 2017," Beveragedaily.com, December 20, 2017, https://www.beveragedaily.com/Article/2017/12/20/ Sugar-taxes-The-global-picture-in-2017; Mike Esterl, "Coca-Cola Deepens Its Push into Africa," *WSJ,* February 1, 2016; Andrew Jacobs, "In Sweeping War on Obesity, Chile Slays Tony the Tiger," *NYT,* February 7, 2018.
35. Dusita Maneemuang, "Call to Overturn Ban on E-cigarettes in Thailand," *Asia Times,* http://www.atimes.com/article/call-to-overturn-ban-on-e-cigarettes-in-thai-

land/(thirty); William DeJong and Jason Blanchette, "Case Closed: Research Evidence on the Positive Public Health Impact of the Age 21 Minimum Legal Drinking Age in the United States," *JSAD* supplement no. 17 (2014): 108–115.

36. 治療有效性與最低單位售價的代表性研究包括：Institute of Medicine, *Treating Drug Problems,* ed. Dean R. Gerstein and Henrick J. Harwood, 2 vols. (Washington, D.C.: National Academy Press, 1990, 1992), and Sadie Boniface, Jack W. Scannell, and Sally Marlow, "Evidence for the Effectiveness of Mini- mum Pricing of Alcohol: A Systematic Review and Assessment Using the Bradford Hill Criteria for Causality," *BMJ Open* 7 (2017), http://bmjopen.bmj.com/content/bmjopen/7/5/e013497.full.pdf。
37. Robert J. MacCoun and Peter Reuter, *Drug War Heresies: Learning from Other Vices, Times, and Places* (Cambridge: Cambridge U.P., 2001).
38. Substance Abuse and Mental Health Services Administration, *TEDS Report,* August 13, 2013, https://www.samhsa.gov/data/sites/default/files/MarijuanaAdmissionsAged18 to30EarlyVsAdult/MarijuanaAdmissionsAged18to30EarlyVsAdult/Marijuana%20AdmissionsAged18to30EarlyVsAdult.htm; Jonathan P. Caulkins, "The Real Dangers of Marijuana," *National Affairs,* no. 26 (Winter 2016): 21–34.
39. Simon Chapman, "Civil Disobedience and Tobacco Control: The Case of BUGA UP," *Tobacco Control* 5 (1996): 179–185。有關揶揄的力量，參見 Steven Pinker, *The Better Angels of Our Nature: Why Violence Has Declined* (New York: Viking, 2011), 163–165, 247–248, 633–634。
40. Peter Orszag, "Putin's Other War: Fighting Russian Binge Drinking," *Chicago Tribune,* August 12, 2015; Jon Rogers, "Putin's Plan to Stub Out Smoking," *Express,* January 10, 2017; Mike Ives, "Methamphetamine Abuse Colors Politics in the Philippines," *NYT,* October 13, 2016 ("zombies"); Maya Wang, "China's Dystopian Push to Revolutionize Surveillance," *WP,* August 18, 2017; Shan Li, "Beijing Tightens Screws on Makers of Videogames," "Game Freeze Stretches On," and "Tencent Tells Young Gamers to Hit 'Pause,'" *WSJ,* September 1–2, October 25, and November 6, 2018.
41. Mark A. R. Kleiman, *Against Excess: Drug Policy for Results* (New York: Basic Books, 1992), 19, 69, 387.

圖片出處

P22 Copyright the International Bee Research Association. Reproduced with permission.

P46 Courtesy of the Barnes Foundation, Philadelphia, Pa.

P73 Office of the Commissioners of Patents, no. 2493, November 1, 1859.

P95 Item ID 222-1243, Sidney D. Gamble Photographs, courtesy of the David M. Rubenstein Rare Book & Manuscript Library, Duke University, Durham, N.C.

P113 Courtesy of the Wellcome Collection, London.

P126 Courtesy of the National Library of Medicine, Bethesda, Md.

P133 J. E. "Jimmy" Murphy cartoon, Literary Digest, August 17, 1918, p. 16.

P169 Author photograph.

P177 Courtesy of Special Collections, Lied Library, University of Nevada, Las Vegas.

P200 Courtesy of the Drug Enforcement Administration (DEA) Museum, Arlington, Va.

P202 Used by permission of Victor Juhasz.

P250 Used by permission of Gijsbert van der Wal.

P271 Author photo.

P305 Photo by Brian Robson. Used by permission of BUGA UP.

謝誌

二〇〇一年，我出版了《上癮五百年》（*Forces of Habit*），講述精神興奮藥物使用、商業，以及規範的全球史。接下來的十七年間，我開始深信藥物史是一個更大的大腦獎勵與習慣性商業史之一環，而閱讀丹尼爾・羅德・斯梅爾（Daniel Lord Smail）的《談深歷史與大腦》（*On Deep History and the Brain*，二〇〇八年），以及蓋瑞・克洛斯（Gary Cross）與羅伯・普洛克特（Robert Proctor）的《包裝樂趣：科技與行銷如何徹底改變渴望》（*Packaged Pleasures: How Technology and Marketing Revolutionized Desire*，二〇一四年），更堅定了我的信念。娜塔莎・道・舒爾（Natasha Dow Schüll）的《經過設計之成癮：拉斯維加斯的機器賭博》（*Addiction by Design: Machine Gambling in Las Vegas*，二〇一二年），以及麥可・莫斯（Michael Moss）的《鹽、糖、脂肪：食品巨人如何讓我們上鉤》（*Salt Sugar Fat: How the Food Giants Hooked Us*，二〇一三年）亦復如是。這些和其他論述都清楚說明，數位賭博和高度美味的食品都具有藥物般的效果，此一洞見延伸到了神經科學與行為經濟的研究領域。具有心理學背景的著作如喬治・阿克爾洛夫（George Akerlof）與勞伯・希勒（Robert Shiller）的《釣愚：操縱與欺騙的經濟學》（*Phishing for Phools: The Economics of Manipulation and Deception*，二〇一五年），以及亞當・奧特（Adam Alter）的《欲罷不能：科技如何讓我們上癮？滑個不停的手指是否還有藥醫？》（*Irresistible: The Rise of Addictive Technology and the Business of Keeping Us Hooked*，二〇一七年），都進一步強化了我的認知，相信基本上這就是邊緣資本主義對消費者大腦的故事。

要講述這個故事，我決定得寫一部樂趣、惡習，以及成癮的跨領域史。我從頭開始講起，把敘述定位在一種自然地、然後加速追求改良人類條件的框架裡，而在晚現代的條件之下，此一追求隨之滲入了較為虛假、險惡的面向。寫作過程中，尤瓦爾・諾亞・哈拉瑞（Yuval Noah Harari）的《人類大歷史：從野獸到扮演上帝》（*Sapiens: A Brief History of Humankind*，二〇一五年）引我深思，讓我獲得奢侈陷阱的概念；伊恩・霍德（Ian Hodder）的《糾纏不清：人類與物件關係的考古學》（*Entangled: An Archaeology of the Relationships between Humans and Things*，二〇一二年），幫我更加理解娛樂商品同時具備解放性與奴役性的本質；史迪芬・平克（Steven Pinker）兩部探討人類進步史的著作——《人性中的善天使》（*The Better Angels of Our Nature: Why Violence Has Declined*，二〇一一年），以及《再啟蒙的年代：為理性、科學、人文主義和進步辯護》（*Enlightenment Now: The Case for Reason, Science, Humanism, and Progress*，二〇一八年）——正如我在第三章與第七章所提到過的，我覺得自己的論述有如戴上有色眼鏡的平克，因為我認為人性中的惡天使騎在善天使的背上了。

歷史學家約翰・波爾南姆（John Burnham）賦予我另一個更寬遠視野的靈感。在《壞習慣：喝酒、抽菸、嗑藥、賭博、不當性行為及污言穢語美國史》（*Bad Habits: Drinking, Smoking, Taking*

Drugs, Gambling, Sexual Misbehavior, and Swearing in American History，一九九三年）書中，波爾南姆解釋了副標題惡習的政治衰落與商業復興，但他只提到了美國，而且書籍的出版是在加工食品和數位科技被納入成癮討論之前，因此我看到了更新並將波爾南姆作品全球化的契機，遂決定將本書當成續集來寫，不只是《上癮五百年》的續集，也是大師之作《壞習慣》的續集，並以新書的副標題向其致敬。

另外一個良機的出現，是歷史學家普里利（Jessica R. Pliley）、克萊姆（Robert Kramm）、菲斯卻爾提內（Harald Fischer-Tiné）及時合編了《全球反惡習行動主義，一八九〇—一九五〇：對抗酒精、藥品，以及「不道德」之戰》（*Global Anti-Vice Activism, 1890–1950: Fighting Drinks, Drugs, and "Immorality"*，二〇一六年），第四章受益於該書作者們甚多，第五章更延伸了他們的研究，進一步闡述第二次世界大戰之後的支持惡習行動主義，因為我認為每一個理論都有反理論，尤其當反理論似乎正佔上風時，更不容忽視。

第六章與第七章若合符節地觸探、拓寬酒精暨藥物歷史學會（Alcohol and Drugs History Society，簡稱 ADHS）的界線。該學會成立於一九七九年，是一個有關酒精和節制歷史的研究團體，後來 ADHS 衍生成一個國際性學術組織，宗旨包含了合法及非法藥品在內，而我認為還應該加上習慣性物質及行為，並曾在 ADHS 會議中發表論文倡議。現在我在本書裡，再度將酒精和藥物重新置入一個更大的樂趣、惡習、與成癮的歷史架構中。

第八章受到了馬克·克萊門斯（Mark Kleiman）的影響，我一邊重讀他的《反過量：發揮作用的藥物政策》（*Against Excess: Drug Policy for Results*，一九九二年），一邊苦苦思索「可以怎麼辦」的問題，結果發現他很多「勉強忍受」藥物政策的提議，都能適用於更大的商業惡習與設計成癮議題上。此一見解應不會讓羅伯・麥坎（Robert MacCoun）及彼得・路透（Peter Reuter）感到驚訝，他們合著的《異端藥物戰：從其他惡癮、時代與地方學習之教訓》（*Drug War Heresies: Learning from Other Vices, Times, and Places*，二〇〇一年）一書，探索了藥物規範及活動（如賭博、娼妓）規範間的異同。強納森・考金斯（Jonathan Caulkins）是另一位具有歷史感的分析家，我願借用他的話指出，我們面對的不只是藥物的問題，而是「有造成習慣傾向之誘人商品」的問題，這些商品形成了一個統一的場域，這便是本書跨領域鑽研理解的中心論述。

我不知道自己是否成功地說服了任何人，我只能說，在我努力嘗試的過程中，獲得了不少協助：Michael Acord、Peter Andreas、Daniel Berg、Alison Bruey、Claire Clark、Andrew Courtwright、Keith Humphreys、David Jaffee、Chau Kelly、Jennifer Lieberman、William 與 David McAllister、Shelby Miller、Eric Moller、James P. Olsen、Harry Rothschild、Deborah Rudacille、Daniel Lord Smail，以及 Greg Wadley，他們都對不同的草稿給過意見，另有好幾位研究生們也是：Kara Barker、Nick Iorio、Victoria Jones、Roberta Miller、Kyle Morgan、Courteney Papczynski、Will Pate、Imani Phillips、Kyle Reagan、Jamie Smith、Stephanie Smith、Taylor Youngling，以及 Andrea Zabala。我的編輯 Kathleen McDermott，在整個過程的每一階段均予以輔助；Louise E. Robbins 做了細密的審稿工作；Michael Russem 負責全書的內頁設計。

本研究的外界贊助來自國家人文公共學者獎勵基金（National Endowment for the Humanities Public

Scholar Award），以及 UNLV 的電子遊戲研究中心計畫（UNLV Center for Gaming Research Fellowship）。丹尼爾・薩克（Daniel Sack）幫我申請到獎勵基金，大衛・淑華茲（David G. Schwartz）助我申請了中心計畫。第二、五、六章的構想植基於我在 UNLV 發表的第一篇報告——“Learning from Las Vegas: Gambling, Technology, Capitalism, and Addiction,” *UNLV Center for Gaming Research: Occasional Paper Series* no. 25 (May 2014)。能有機會在那篇報告中開始研究這些概念，我萬分感激。

里奇蒙大學（University of Richmond）道格拉斯・薩斯沃・夫里曼講座教授（Douglas Southall Freeman Professorship）的職位提供了額外的支援，包括慷慨贊助了一個「新與舊的成癮」會議，於二〇一五年十月廿二至廿三日舉辦。我援用了數篇該會議上發表的演說報告，並在威斯特（Hugh West）、高夫洛克（Deborah Govoruhk），以及考列克（Mark Kwolek）等人的協助下，編輯了會議手冊：https://history.richmond.edu/addiction-conference/。

我自己的學校——北佛羅里達大學（University of North Florida）——給我研究經費和一份研究員津貼；David Fenner、Charles Closmann、David Sheffler 和 George Rainbolt 在我休假時幫忙代課；Marianne Roberts 幫我安排旅行細節；Elizabeth Curry 和 Jennifer Bibb在卡本特圖書館（Carpenter Library）為我安排處所；Alisa Craddock 替我從遠處收集研究資料；Michael Boyles 則協助提供插圖。我感謝他們，以及許多在我的追尋過程中給過我一臂之力的其他行政人員、同事、檔案管理員、圖書館員和學生。很令人驚訝的是，撰寫樂趣的歷史本身，並沒有很多快感，不過有一點：能夠向他人的友善與慷慨由衷體會到純真的感恩之情，便是最大的喜悅。

內容簡介

本書為《上癮五百年》作者大衛．柯特萊特（David T. Courtwright）最新力作。作為著名的成癮史專家，柯特萊特循著歷史沿革的軌跡，為我們解析這段充滿挑釁的、獨特的權威歷史，講述複雜的全球企業如何以人類大腦的獎勵中心作為目標，驅使我們上癮，從止痛藥到大麥克，從電玩遊戲到社群軟體，並帶來驚人的社會後果。

本書同時也記錄了「邊緣資本主義」的勝利，這是個不斷增長的競爭性企業網絡，其目標即是針對負責感情、動力和長期記憶的大腦。隨著全球貿易及跨國工業、複雜營銷，甚至在政府同謀和犯罪組織的幫助下，誘惑大腦的型式變得廉價而成倍增長。

生活在一個成癮的時代，面對無所不在的強迫性遊戲、購物、暴飲暴食和藥物濫用，我們還能做些什麼，才能抵制那些陰險而刻意纏繞我們大腦的誘惑呢？作者明白地指出，除非我們了解創造並迎合我們壞習慣的全球企業的歷史及其特點，否則一切都難以達成。

作者簡介

大衛．柯特萊特 David T. Courtwright

美國北佛羅里達大學（University of North Florida）歷史學教授，著作包括《上癮五百年》（*Forces of Habit*）（立緒文化）、《暴力之地：從邊境到內地城市的單身男人與社會失序》（*Violent Land: Single Men and Social Disorder from the Frontier to the Inner City*）、《黑暗樂園：美國鴉片毒癮的歷史》（*Dark Paradise : A History of Opiate Addiction in America*）等。

譯者簡介

蔡明燁 Ming-Yeh T. Rawnsley

高雄市人，台大圖書館系畢業後，曾任劇場導演、報社記者、電視編劇等職，並於英國里茲大學取得傳播學博士學位，在英國諾丁漢大學、寧波諾丁漢大學、里茲大學任教多年，曾任歐洲台灣研究協會（European Association of Taiwan Studies）祕書長（2012–2018），現為倫敦大學亞非學院台灣研究中心兼任研究員，以及《台灣研究國際學刊》（International Journal of Taiwan Studies）總編輯。除個人中英文作品外，譯著包括《媒體與政治》（2001年，木棉出版）、《推銷台灣》（2003年，揚智文化）、《英國製造：國家如何維繫經濟命脈》（2017年，立緒出版）等書。

年度好書在立緒

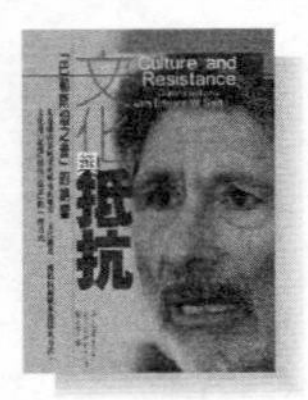

文化與抵抗
- 2004年聯合報讀書人最佳書獎

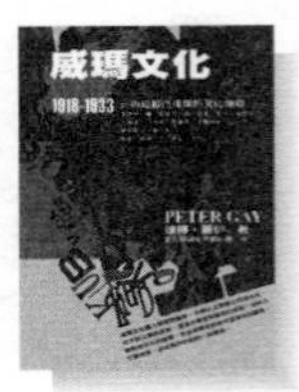

威瑪文化
- 2003年聯合報讀書人最佳書獎

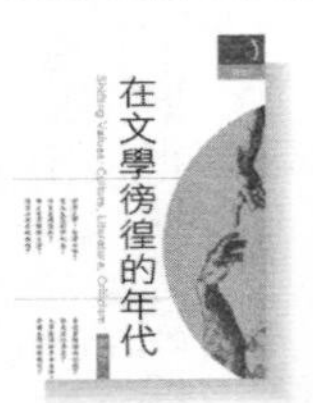

在文學徬徨的年代
- 2002年中央日報十大好書獎

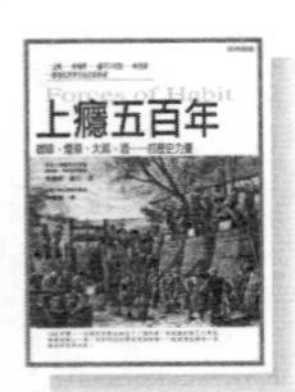

上癮五百年
- 2002年中央日報十大好書獎

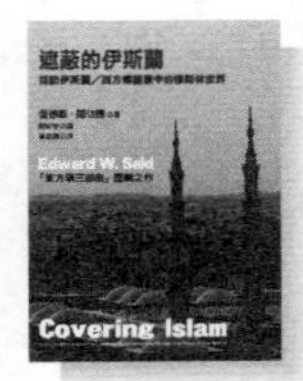

遮蔽的伊斯蘭
- 2002年聯合報讀書人最佳書獎
- News98張大春泡新聞2002年好書推薦

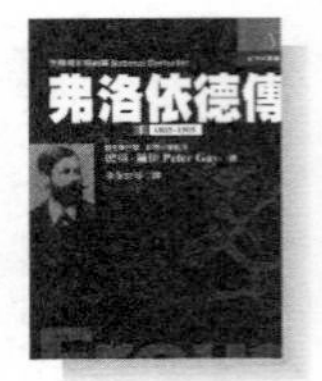

弗洛依德傳
（弗洛依德傳共三冊）
- 2002年聯合報讀書人最佳書獎

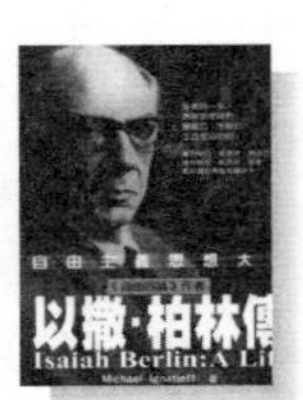

以撒・柏林傳
- 2001年中央日報十大好書獎

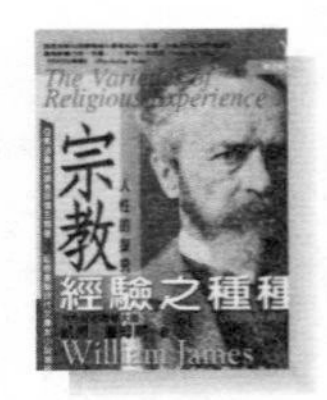

宗教經驗之種種
- 2001年博客來網路書店年度十大選書

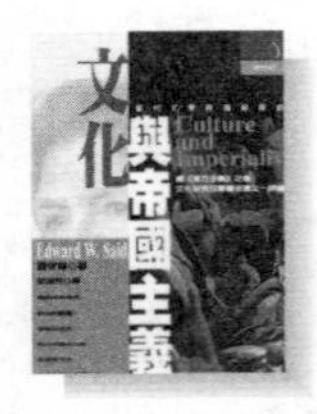

文化與帝國主義
- 2001年聯合報讀書人最佳書獎

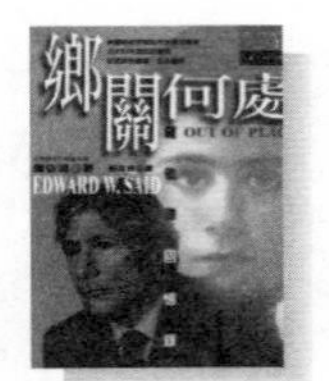

鄉關何處
- 2000年聯合報讀書人最佳書獎
- 2000年中央日報十大好書獎

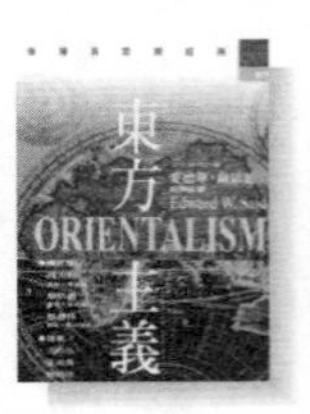

東方主義
- 1999年聯合報讀書人最佳書獎

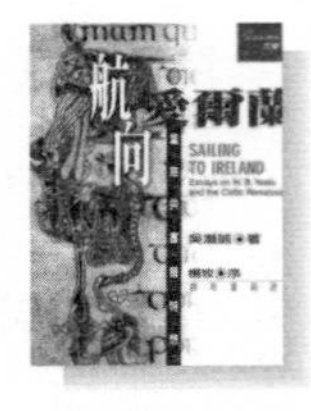

航向愛爾蘭
- 1999年聯合報讀書人最佳書獎
- 1999年中央日報十大好書獎

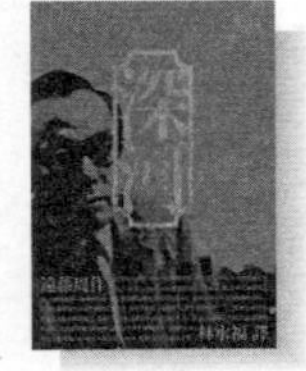

深河(第二版)
- 1999年中國時報開卷十大好書獎

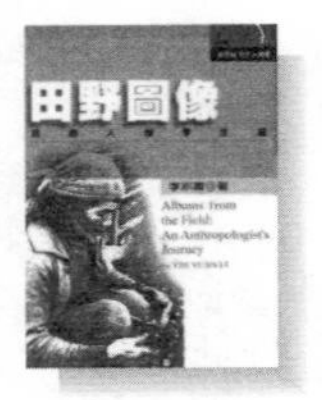

田野圖像
- 1999年聯合報讀書人最佳書獎
- 1999年中央日報十大好書獎

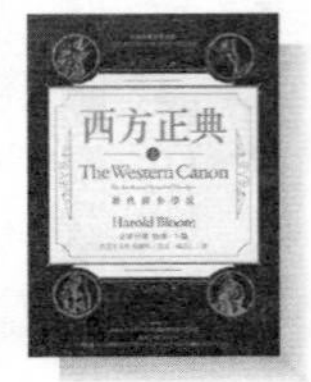

西方正典(全二冊)
- 1998年聯合報讀書人最佳書獎

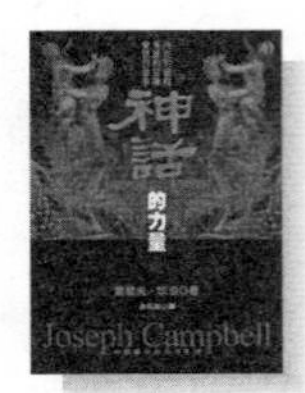

神話的力量
- 1995年聯合報讀書人最佳書獎

大旗文化 閱讀卡

姓　名：

地　址：□□□

電　話：(　　)　　　　　　傳 眞：(　　)

E-mail:

您購買的書名：________________

購書書店：________市（縣）________書店

■您習慣以何種方式購書？

□逛書店 □劃撥郵購 □電話訂購 □傳真訂購 □銷售人員推薦
□團體訂購 □網路訂購 □讀書會 □演講活動 □其他________

■您從何處得知本書消息？

□書店 □報章雜誌 □廣播節目 □電視節目 □銷售人員推薦
□師友介紹 □廣告信函 □書訊 □網路 □其他________

■您的基本資料：

性別：□男 □女　婚姻：□已婚 □未婚　年齡：民國______年次

職業：□製造業 □銷售業 □金融業 □資訊業 □學生
□大眾傳播 □自由業 □服務業 □軍警 □公 □教 □家管
□其他 ________________

教育程度：□高中以下 □專科 □大學 □研究所及以上

建議事項：

愛戀智慧 閱讀大師

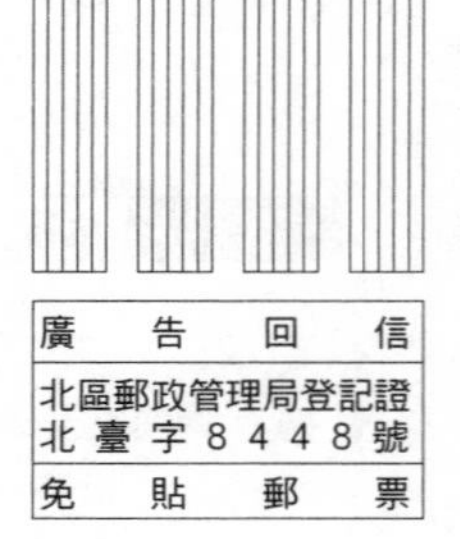

立緒文化事業有限公司　收

新北市231

新店區中央六街62號一樓

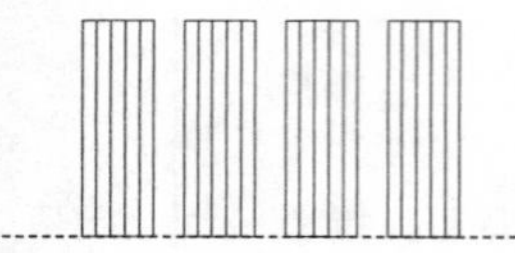

請沿虛線摺下裝訂，謝謝！

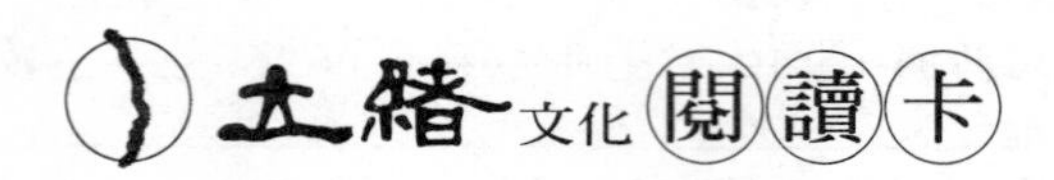

感謝您購買立緒文化的書籍

為提供讀者更好的服務，現在填妥各項資訊，寄回閱讀卡（免貼郵票），或者歡迎上網http://www.facebook.com/ncp231即可收到最新書訊及不定期優惠訊息。

立緒文化事業有限公司　信用卡申購單

■信用卡資料

信用卡別（請勾選下列任何一種）

□VISA　□MASTER CARD　□JCB　□聯合信用卡

卡號：______________________________

信用卡有效期限：________年________月

訂購總金額：______________________________

持卡人簽名：______________________________（與信用卡簽名同）

訂購日期：________年________月________日

所持信用卡銀行______________________________

授權號碼：______________________________（請勿填寫）

■訂購人姓名：______________________________性別：□男□女

出生日期：________年________月________日

學歷：□大學以上□大專□高中職□國中

電話：______________________________　職業：______________________________

寄書地址：□□□

____

■開立三聯式發票：□需要　□不需要（以下免填）

發票抬頭：______________________________

統一編號：______________________________

發票地址：______________________________

■訂購書目：

書名：______________、______本。書名：______________、______本。

書名：______________、______本。書名：______________、______本。

書名：______________、______本。書名：______________、______本。

共__________本，總金額______________________元。

⊙請詳細填寫後，影印放大傳真或郵寄至本公司，傳真電話：(02)2219-4998

國家圖書館出版品預行編目 (CIP) 資料

成癮時代：壞習慣如何變成大生意 / 大衛 . 柯特萊特 (David T. Courtwright) 著 ; 蔡明燁譯 .
-- 新北市 : 立緒文化，民 109.09
面 ;　公分 . --（新世紀叢書）
譯自：The age of addiction : how bad habits became big business
ISBN 978-986-360-161-6（平裝）

1. 成癮 2. 欲望 3. 資本主義

411.8　　109011808

成癮時代：壞習慣如何變成大生意

The Age of Addiction: How Bad Habits Became Big Business

出版——立緒文化事業有限公司（於中華民國 84 年元月由郝碧蓮、鍾惠民創辦）
作者——大衛・柯特萊特 David T. Courtwright
譯者——蔡明燁

發行人——郝碧蓮
顧問——鍾惠民

地址——新北市新店區中央六街 62 號 1 樓
電話——(02) 2219-2173
傳真——(02) 2219-4998
E-mail Address —— service@ncp.com.tw
Facebook 粉絲專頁—— https://www.facebook.com/ncp231
劃撥帳號—— 1839142-0 號 立緒文化事業有限公司帳戶
行政院新聞局局版臺業字第 6426 號

總經銷——大和書報圖書股份有限公司
電話——(02) 8990-2588
傳真——(02) 2290-1658
地址——新北市新莊區五工五路 2 號
排版——菩薩蠻數位文化有限公司
印刷——祥新印刷股份有限公司

法律顧問——敦旭法律事務所吳展旭律師

分類號碼—— 411.8
ISBN —— 978-986-360-161-6
出版日期——中華民國 109 年 9 月初版　一刷（1～1,500）

定價◎ 420 元　立緒